Shalila Sharamon und Bodo J. Baginski

Kosmobiologische Empfängnisplanung

Die Mond-Methode zur Empfängnis und Verhütung

Mondkalender bis 2035

AF628048

WINDPFERD

Die hier vorgestellte Methode ist nach bestem Wissen und Gewissen recherchiert und dargestellt.
Die Autoren und der Verlag können selbstverständlich keine Haftung für Folgen aus dem richtigen oder unrichtigen Gebrauch der dargestellten Berechnungsmethode übernehmen.

17. Auflage 2026
© Windpferd Verlagsgesellschaft mbH

ISBN 978-3-86410-313-1

Alle Rechte vorbehalten
Wir behalten uns die Nutzung unserer Inhalte für
Text- und Data Mining im Sinne von § 44b UrhG ausdrücklich vor.

Umschlaggestaltung: Kuhn Communication Design, Amden (CH)
unter Verwendung einer Illustration von Thinkstock
Layout und Satz: Marx Grafik & ArtWork
Druck und Bindung: CPI books GmbH, Leck
Printed in Germany

MIX
Papier | Fördert gute Waldnutzung
FSC® C083411

Bei Fragen und Anmerkungen zum Produkt wenden Sie sich bitte an:
info@windpferd.de, Gutenbergstr. 33, 50823 Köln

Dieses Buch widmen wir

in Dankbarkeit
Dr. med. Eugen Jonas,
der durch seinen unermüdlichen Forscherdrang
die Grundlagen dazu legte,

sowie

allen Frauen,
die den Wunsch in sich tragen, ihre Liebe und
Empfängnis
im Einklang mit den natürlichen Rhythmen des
Lebens zu gestalten,

und

der großartigen Natur,
die uns durch ihre weisen Gesetzmäßigkeiten
immer wieder Staunen und Respekt abverlangt.

Inhalt

Vorwort zur Neuausgabe

Seit das vorliegende Buch 1988 zum ersten mal erschien, haben unzählige Frauen von der kosmobiologischen Methode zur Verhütung und Empfängnis profitiert. Besonders haben wir uns über Rückmeldungen gefreut, bei denen es mit diesem einfachen, natürlichen Verfahren nach oft jahrelangen, vergeblichen Versuchen endlich zu einer ersehnten Schwangerschaft kam. Die positive Resonanz hat uns auch gezeigt, wie offen viele Frauen für eine Methode der Empfängnisplanung sind, die im Einklang mit den kosmischen Gesetzmäßigkeiten steht, auch wenn der moderne wissenschaftliche Ansatz diesen Sachverhalt nicht unbedingt bestätigt. Inzwischen sind so viele Nachfragen nach dem Buch eingegangen, dass es nun – in einer überarbeiteten und aktualisierten Form – neu aufgelegt wurde. Der damalige Programmierer des Mondkalenders wurde ausfindig gemacht und war für eine Mitarbeit und Weiterführung der Tabellen gerne bereit. So ist es für uns eine besondere Freude, dass dieses hilfreiche Wissen nun allen interessierten Frauen wieder zur Verfügung steht.

Shalila Sharamon
Bantry, Irland, März 2021

Vorwort

Als Mediziner habe ich in den letzten Jahren ein wachsendes Interesse an alternativer Empfängnisplanung beobachten können. Es scheint, als finde hier fast unbemerkt ein Bewusstseinswandel statt – einerseits die zunehmende Sensibilität gegenüber chemischer Beeinflussung des Körpers und die so motivierte Suche nach natürlichen Wegen der Empfängnisverhütung, andererseits der Wunsch, sich auf ein Kind vorzubereiten, es bewusst und im Einklang mit der Natur zu empfangen, Schwangerschaft und Geburt bewusster und natürlicher zu erleben.

An diesem »anderen Ende« der Empfängnisplanung haben wir in Schledehausen seit etwa 3 Jahren gearbeitet, als wir das Projekt eines Geburtshauses verwirklichten: werdende Eltern sollten hier die Möglichkeiten haben, die Zeit vor, während und nach der Geburt als Fest im Sinne Leboyers positiv zu gestalten. An einem unserer Geburtsvorbereitungskurse nahmen auch die Autoren teil, und so hörte ich von der Idee zu diesem Buch.

Ich konnte bereits auf eigene Erfahrungen mit der kosmobiologischen Methode zurückblicken. Seit mehr als zwei Jahren hatten meine Frau und ich uns ein Kind gewünscht, als wir zum ersten Mal von der Methode Dr. Jonas‘ hörten. Unsere Neugierde war geweckt und so bestellten wir in der Schweiz einen Empfängniskalender zum damaligen Preis von SFR 200,-. Ironie des Schicksals: Als die für ein Jahr berechneten Daten bei uns eintrafen, war gerade eine Schwangerschaft eingetreten ...

Beim Durchsehen stellten wir fest, dass der Zeugungstermin »zufällig« auf einem Tag lag, der im Kalender als optimal für die Empfängnis (eines »Buben«) angegeben wurde. Da wir eine Temperaturkurve geführt hatten, wussten wir, dass zwischen Zeugung und Eisprung ein Zeitraum von 8 Tagen lag. Wir waren daher davon überzeugt, es müsse sich um ein Mädchen handeln – der Theorie zufolge, wonach weibliche Samenzellen eine deutlich größere Ausdauer haben als männliche und daher eine männliche Samenzelle diesen Zeitraum wohl kaum überlebt haben konnte. Unsere Überraschung war daher groß, als unser »Mädchen« geboren wurde, jedoch mit der Luxusausgabe eines kleinen Schniedels versehen war ... Erstaunlicherweise hatte Dr. Jonas also sowohl in Bezug auf den (medizinisch unwahrscheinlichen) Zeitpunkt der Zeugung als auch auf das Geschlecht des Kindes Recht behalten!

Als ich nun von dem Buch hörte, war mein erster Gedanke, dass es hier eine riesige Chance gab für alle, die schon lange nach einer ganzheitlichen, natürlichen Methode der Empfängnisplanung gesucht hatten, nicht nur, weil viel mehr Menschen von Dr. Jonas' Methode erfahren würden, sondern auch, weil die (nicht ganz unerhebliche) finanzielle Hürde wegfallen würde! Kein Buch also für lange theoretische Erwägungen, sondern einfach für die Praxis geschrieben. In diesem Sinne möchte ich allen Lesern Mut machen, nicht beim Lesen zu bleiben, sondern die Anleitungen des Buches in eigene Erfahrungen umzusetzen. Vielleicht ist dies Buch schon bald für viele Menschen ein unentbehrlicher Wegbegleiter zu einer zunächst zwar ungewöhnlichen, in ihrer Einfachheit und Natürlichkeit aber überzeugenden Form der Familienplanung.

Schledehausen, den 31.12.87

(Dr. med. Johannes Christ)
Arzt und Geburtshelfer, Naturheilkunde
Geburtshaus, Schledehausen

Empfängnisregelung im Einklang mit der Natur

Zu allen Zeiten und in allen Kulturen der Welt haben die Menschen versucht, dem Geheimnis der Empfängnis auf die Spur zu kommen, das Geschlecht ihres zukünftigen Kindes vorauszubestimmen, oder Methoden der Verhütung zu erkennen und anzuwenden. In unserer Epoche hat die wissenschaftliche Forschung viele Zusammenhänge von Zeugung und Empfängnis aufgedeckt. Daraus sind etliche gute und hilfreiche Methoden der Empfängnisplanung entstanden. Eine der Folgen jedoch war, dass die chemisch-pharmazeutisch-technische Manipulation der Menschheit, die heute mit immer größeren Schritten voranschreitet, auch in diesen intimsten Bereich des Menschen eingriff. Die inneren Gesetzmäßigkeiten der Natur wurden auch hier vielfach missachtet oder durch künstliche Maßnahmen ersetzt.

So ist es nicht verwunderlich, dass immer deutlicher spürbar eine Gegenbewegung, eine Art Rückbesinnung auf die natürliche Harmonie der mannigfaltigen körperlichen wie auch seelisch geistigen Funktionen einsetzt und immer mehr Befürworter findet. Viele Männer und Frauen reagieren heute zunehmend skeptisch auf die ständig anwachsende künstliche Steuerung und Beeinflussung des Menschen bzw. der Natur, und eine wachsende Anzahl von Frauen sucht nach natürlichen Mitteln der Empfängnisregelung, die nicht störend in das biologische Zusammenspiel der Kräfte in ihren Körper eingreifen.

Das Bewusstsein, dass der Mensch – wie alle Lebewesen – in einen großen, in sich harmonisch arbeitenden Kosmos eingebettet ist, wächst in allen Schichten der Bevölkerung. Und damit wächst auch das Wissen, dass Gesundheit, Wohlbefinden und inneres Glück aufs Engste damit zusammenhängen, inwieweit wir im Einklang mit diesen Kräften leben und sie auf positive und ganzheitliche Weise für uns nutzen.

Alle Erscheinungen in der Schöpfung bewegen sich und reagieren nach festgelegten Grundprinzipien und Maßeinheiten, wobei gleichzeitig eine Weiterentwicklung zu höheren Daseinsstufen erkennbar wird. Seit Jahrmillionen schon halten die Gestirne ihre Bahnen ein, sodass der Mensch in der Lage war, seine Kalender und später seine Uhren exakt danach auszurichten und dies mit der Genauigkeit des Bruchteils einer Sekunde.

Viele der kosmischen Rhythmen sind für uns ganz selbstverständlich, wie z. B. Tag und Nacht, Ebbe und Flut, Sommer und Winter. Der Einfluss der Sonne ist bei den meisten dieser zyklischen Phänomene unübersehbar. Sie ist jenes Himmelslicht, das für uns am deutlichsten wahrnehmbar ist, ein Lebensspender und Tagbringer, der unser Herz öffnet, der die Natur wachsen lässt und Leben im Sinne der Erdennatur überhaupt erst ermöglicht. Der Einfluss des Mondes tritt auf den ersten Blick weniger offensichtlich zutage. Dennoch wird ihm von Kennern der Materie eine ähnlich starke Beeinflussung der Natur zugeschrieben wie der Sonne. Er ist zwar bedeutend kleiner, steht der Erde jedoch sehr viel näher, so dass mit dem bloßen Auge betrachtet sein Umfang fast an den der Sonne heranreicht. Dies mag als ein Hinweis auf die große Wirkung dienen, die er auf unseren Planeten ausübt. Einige Menschen wissen darüber hinaus um den Einfluss der verschiedenen Planeten unseres Sonnensystems auf die Natur und speziell auf Körper, Geist und Seele des Menschen. Weitgehend verloren gegangen ist dagegen das Wissen, dass die größte Empfängnisbereitschaft der Frau einem ebenso konstanten Rhythmus unterliegt wie andere Erscheinungen in der Natur und dass dieser Rhythmus von dem Einfluss der wichtigsten Himmelskörper, von Sonne und Mond, maßgeblich bestimmt wird, und an ihrer Bewegung am Himmel präzise abgelesen werden kann. Erst die Beachtung dieses natürlichen, kosmobiologischen Zyklus vervollständigt jede Methode der natürlichen Empfängnisplanung. Der Einfluss des Mondes auf die Fruchtbarkeits- und Wachstumspotenz bei Tieren und Pflanzen wurde in den letzten Jahren in zunehmendem Maße erforscht. Vielfach ging man dabei von der Beobachtung der Tier- und Pflanzenwelt in den Küstenregionen aus. Dort wusste das einfache Volk seit Jahrhunderten um den Zusammenhang vieler Verhaltensweisen wie Zeugung und Geburt, Nahrungsaufnahme, Wachstumsperioden und Tod mit der Erscheinung von Ebbe und Flut. Dieses Phänomen der Gezeiten wird wiederum zum überwiegenden Teil vom Mond und zu einem geringen Teil von der Sonne bzw. deren Anziehungskräfte ausgelöst. Obwohl wir hierbei keine erkennbar wirkende Kraft wahrnehmen können, werden Milliarden Tonnen von Wasser genau vorausberechenbar bewegt. Die dadurch freigesetzte Energie ist sehr viel größer, als alle Kraftwerke dieser Welt zusammen erzeugen könnten.

Lange Zeit hindurch glaubte man, dass das beobachtete periodische Verhalten bei vielen Tieren mit dem Auftreten von Ebbe und Flut in einem unmittelbaren Zusammenhang stünde, bis vor einigen Jahrzehnten verschiedene Wissenschaftler auf die Idee kamen, einige ausgewählte Meerestiere über 1000 km von der Küste entfernt ins Landesinnere zu bringen und dort ihr Verhalten in einem eigens dafür eingerichteten Aquarium zu studieren. Zur Überraschung aller passten sich ihre Rhythmen nach wenigen Tagen den dortigen Mondpositionen an. Es wurde klar, dass es ganz offensichtlich die Kräfte der Gestirne selbst waren, welche die Reaktionen und periodischen Verhaltensweisen auslösten und erst als zweiter oder gar dritter Faktor die zyklische Bewegung des Wassers.

Durch diese Ergebnisse aufmerksam geworden, begannen mehr und mehr Forscher, sich mit dem Verhalten verschiedener Insekten und Landsäugetiere in Bezug auf die Mondphasen zu befassen. Sie fanden heraus, dass sich bei vielen dieser Tiere insbesondere die Zeiten der Fruchtbarkeit und Zeugung nach den Mondzyklen richteten.

Auch der Einfluss des Mondes auf Wachstum und Gedeihen der Pflanzen wurde in zunehmendem Maße Gegenstand wissenschaftlicher Forschung. Das Wissen darüber hat eine jahrtausendealte, ungebrochene Tradition. So finden sich nun viele alte Bauernregeln nach und nach von der Wissenschaft bestätigt.

In den vergangenen Jahren gab es auch immer wieder Ansätze, den Mondeinfluss auf Psyche und Körper des Menschen zu studieren und in besonderem Maße den Einfluss auf die weibliche Fruchtbarkeit.

Als Bewohner dieses Kosmos und Teil der Natur sind ja auch wir Menschen in ein Zusammenspiel der Kräfte eingebettet, das offensichtlich viel umfassender und tiefgreifender wirkt, als wir es bisher erahnt haben. Es liegt an uns selbst, diese Kräfte sinnvoll zu nutzen oder sie aus Ignoranz oder Nichtwissen zu missachten oder uns gar gegen sie aufzulehnen, weil sie womöglich nicht in unser vorgefertigtes Konzept vom Leben passen.

Eine Nichtbeachtung führt jedoch in jedem Fall zu einer Verringerung der Lebensqualität und oft zu ungewollten und unerwünschten Erscheinungen. Wenn wir z. B. die Nacht zum Tag und den Tag zur Nacht machen, werden wir nicht mehr so frisch, ausgeruht und leistungsfähig sein, wie wir es vielleicht gewohnt sind. Oder wenn wir unsere Pflanzen zu den falschen Zeiten säen oder ernten, werden wir niemals den vollen Nutzen aus ihnen ziehen können.

Ebenso kann die mangelnde Beachtung aller natürlichen Gesetzmäßigkeiten der weiblichen Fruchtbarkeit dazu führen, dass immer wieder ungewollte Schwangerschaften auftreten oder dass sich ein ersehntes Mutterglück nicht erfüllt.

Viele der wichtigen biologischen Abläufe im Zyklus der Frau hat uns die moderne Wissenschaft offenbart. Es gibt jedoch weitere bedeutsame Faktoren, die bisher wenig erforscht wurden und die u. a. für die relativ hohe Unsicherheitsquote bei den sogenannten natürlichen Verhütungsmethoden verantwortlich sind.

Diese Faktoren waren in alten Kulturen bekannt, gerieten im Laufe der Zeit jedoch in Vergessenheit und werden uns erst heute durch die kosmobiologische Methode wieder zugänglich gemacht.

Die historischen Überlieferungen über die frühen Methoden der Empfängnisregelung sind zwar weitgehend fragmentarischer Art, eine immer wieder auftretende Gemeinsamkeit ist jedoch der Hinweis auf den Einfluss des Mondes und seiner Zyklen auf die weibliche Fruchtbarkeit. So gibt es z. B. 30.000 Jahre alte Knochenfunde mit den Einkerbungen der Mondphasen. Viele Hinweise finden sich auch in den Überlieferungen der alten ägyptischen, babylonisch-assyrischen, chinesischen und indischen Kulturen. Sie besaßen offenbar schon in frühester Zeit ein tiefes Wissen und Verständnis der kosmologisch-astrologischen Zusammenhänge zwischen den Mondphasen und der Fruchtbarkeit in der Natur im Allgemeinen, wie auch speziell bei der Frau. Im Mittelmeerraum wurde seit dem 3. Jahrhundert v. Chr. die große Göttin der Fruchtbarkeit verehrt. Sie war bei den semitischen Völkern als Istar (auch Ishtar) bekannt, die Sumerer nannten sie lnnana, bei den Phöniziern hieß sie Astate und im babylonisch assyrischen Raum Ashart. Diese Göttin stellte zugleich das Sinnbild der Fruchtbarkeit sowie die Verkörperung weiblicher sexueller Kraft und erotischer Anziehungskraft dar. Ihr wurden u. a. kleine Tonfiguren geweiht, die mit 29 bis 30 Löchern versehen waren.

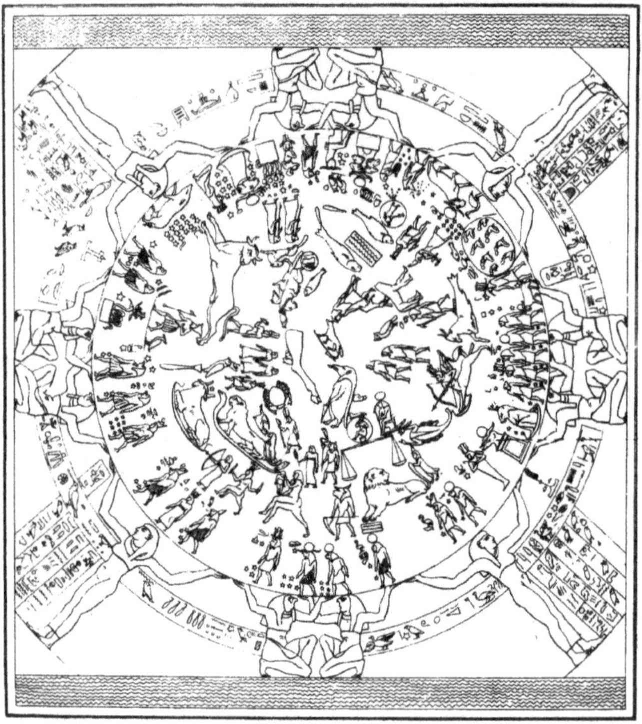

Diese klar differenzierte Tierkreisabbildung stammt aus dem alten Ägypten. Sie wurde 1799 als Deckengemälde des Hathor-Tempels von Dendera (Osiris Kapelle) entdeckt und 1822 von der französischen Regierung in den Louvre gebracht. Die Tierkreisbilder gleichen den uns bekannten außerordentlich, die Dekane (Tierkreiseinteilung in 36 Abschnitte) werden durch die schreitenden Männer und verschiedene Tiere dargestellt.

Namhafte Altertumsforscher erkennen darin einen Fruchtbarkeitssteckkalender, wie er in ähnlicher Form bis ins christliche Mittelalter gebräuchlich war.

Die Anzahl von 29 bis 30 Tagen entspricht der Zeit, die der Mond durchschnittlich für einen Zyklus braucht. Es dauert genau 29,5306 Tage, bis er von einem Neumond zum nächsten gewandert ist. Dieser Zyklus wird der synodische Mondmonat genannt, im Gegensatz zum siderischen Mondmonat, der die Zeit bezeichnet, die der Mond für eine Erdumkreisung benötigt und dessen Dauer genau 27,3217 Tage beträgt.

Unser Begriff Monat leitet sich von dem Wort Mond ab. Im lateinischen heißt Monat Mensis. Es ist der gleiche Begriff, der auch für den Zyklus der Frau verwendet wird und der dem Wort Menstruation zugrunde liegt. (Es ist üblich geworden, die durchschnittliche Länge eines Menstruationszyklus mit 28 Tagen anzugeben. Umfassende Studien zeigen hingegen, dass die tatsächliche mittlere Dauer 29 bis 30 Tage beträgt).

Obwohl die zeitliche Übereinstimmung zwischen dem weiblichen Zyklus und dem Mondzyklus bis in die heutige Zeit sehr augenfällig geblieben ist, forschte man diesen Zusammenhängen nicht weiter nach, da sich auf den ersten Blick darüber hinaus keine Übereinstimmungen ergaben. Weitergehende überlieferte Hinweise wurden in der Regel als Aberglaube abgetan.

So blieb ein wertvolles und nützliches Wissen lange Zeit im Dunkeln, bis es Mitte des 20. Jahrhunderts dem unermüdlichen Forscherdrang des tschechoslowakischen Arztes Dr. Eugen Jonas gelang, die verborgene Verbindung zwischen den Mondphasen und der weiblichen Fruchtbarkeit wieder aufzudecken und in groß angelegten Forschungsarbeiten nachzuprüfen und zu belegen. Seinen langen und oft beschwerlichen Weg der Wiederentdeckung und Bestätigung haben wir nachfolgend beschrieben.

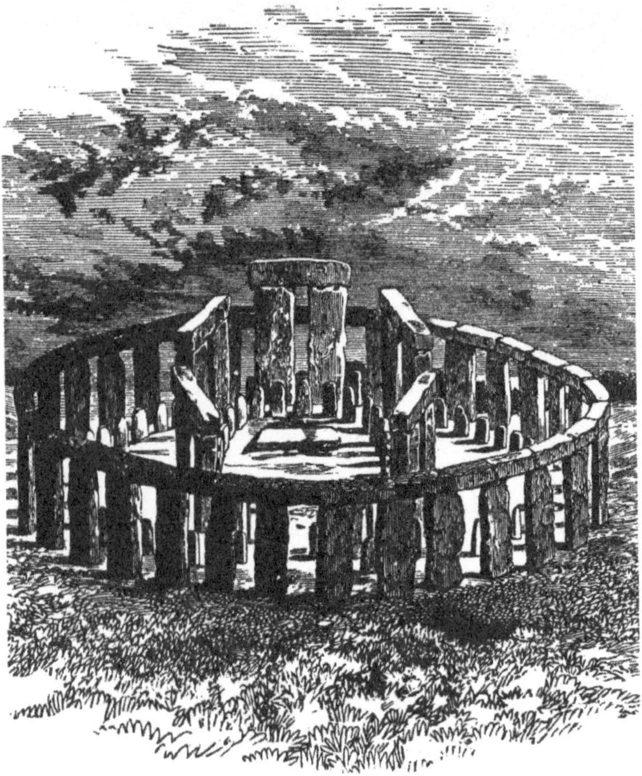

Stonehenge, ein Steinmonument in Großbritannien, gilt als eines der bedeutendsten astronomischen Bauwerke der alten Zeit. Dieses frühzeitliche Observatorium wurde bereits 1900 v. Chr. errichtet. Das hier dargestellte Megalith-Bauwerk ist eine Rekonstruktion aus dem Jahre 1877. Der Durchmesser dieser Anlage beträgt ca. 118 Meter.

Die schulmedizinische Wissenschaft konzentrierte sich indessen vorrangig auf die mechanisch-stofflichen Abläufe im weiblichen Organismus. Die daraus resultierenden Erkenntnisse führten zu vielerlei neuen Methoden der Empfängnisplanung und Verhütung. So unterscheiden wir heute zwischen den natürlichen, mechanischen, chemisch-pharmazeutischen oder operativen Methoden. Teilweise werden auch mehrere Methoden miteinander kombiniert.

Die »Pille« (chemisch-pharmazeutische Methode) ist inzwischen wohl eines der bekanntesten, sichersten und gebräuchlichsten Mittel zur Schwangerschaftsverhütung. Die Vorteile der »Pille« waren zunächst leicht erkennbar: Sie ist einfach in der Anwendung und dazu recht effektiv. Doch nach und nach wurden auch immer mehr Nachteile und Nebenwirkungen bekannt. Der Eingriff in die natürlichen biologischen Abläufe bewirkt offenbar eine gewisse Störung im körperlich-seelischen Gleichgewicht der Frau, und wenn wir heute von »Pillenmüdigkeit« sprechen, so hat dies ganz gewiss hier seine Ursachen. Kaum eine Frau, die wir befragten, war 100%ig mit ihrer Pille zufrieden – wenn die Beschwerden auch sehr verschieden waren.

Weitere häufig angewandte Methoden sind die sogenannten mechanischen Verhütungsmittel, wie z. B. die Spirale oder das . Sie werden jedoch oft als störend empfunden, und es kommt nicht selten zu Gegenreaktionen des Körpers bis hin zur Abstoßung. Auch das Kondom sowie chemische Verhütungsmittel wie Schaum und Vaginaltabletten stellen einen oft unerwünschten Fremdkörper dar.

Es ist nun nicht unsere Absicht, in diesem Buch das Für und Wider der einzelnen Methoden der Empfängnisverhütung erschöpfend zu diskutieren. Dafür gibt es heute genügend Fachliteratur und Aufklärung durch Medien und die Hersteller entsprechender Präparate. Was wir jedoch herausstellen möchten

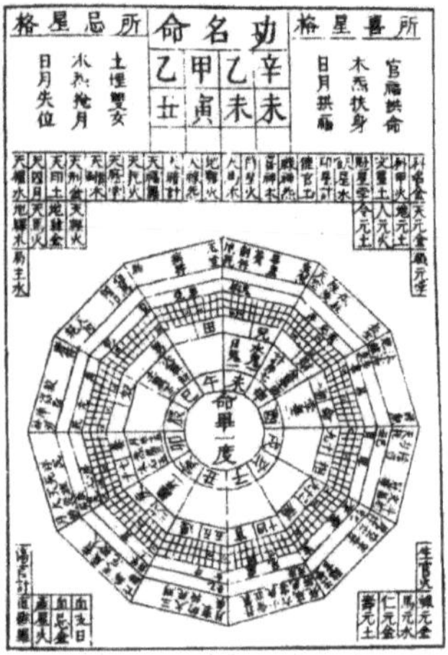

Dieses chinesische Horoskop bezeugt das Wissen der Chinesen über die unterschiedlichen Wirkungsaspekte der Gestirnkonstellationen, auch im Bereich medizinischer Aussagen. Die Abbildung wird in das 14. Jahrhundert datiert.

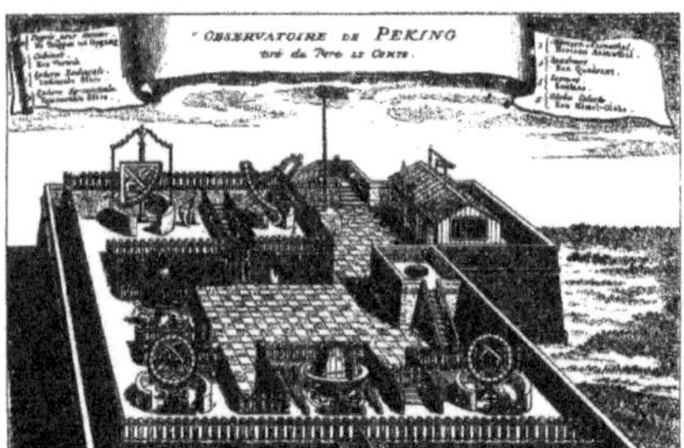

Auch im alten Pekinger Observatorium wurden die exakten Grundlagenforschungen betrieben, welche die Astrologen so dringend für ihre Arbeit benötigen. Maßgebliche Gestirnstandstabellen wurden hier erstellt.
Die Abbildung zeigt einen Kupferstich aus »Histoire de Voyage« von 1747.

ist, dass trotz aller moderner Entwicklungen, vor allem auf dem chemisch-pharmazeutischen Sektor, immer mehr Frauen und Paare nach einer natürlichen, aber zugleich sicheren und praktikablen Methode der Empfängnisverhütung suchen. Offensichtlich ändert auch der Millionen-Werbeaufwand der Industrie nichts an diesem Trend zu mehr Natürlichkeit und Eigenverantwortung. Darüber hinaus führten finanzielle Probleme, vor allem in den Entwicklungsländern, und nicht selten religiöse Begründungen, zu einer begrenzten Verbreitung und Anwendung der bekannten künstlichen Verhütungsmethoden.

Aber auch die natürlichen Methoden der Empfängnisplanung haben ihre Nachteile erkennen lassen. Zwar sind sie frei von Nebenwirkungen und sie kosten auch kein Geld – jedoch behielten alle heute bekannten Methoden den Makel relativ großer Unsicherheit. (Siehe Pearl-Index am Ende dieses Kapitels.)

So wenden z.B. die meisten Frauen in unserem Bekannten- und Patientenkreis natürliche Verhütungsmethoden an – vorwiegend die Temperatur- und Schleimmethode. Dennoch konnten wir in den letzten Jahren beobachten, wie es bei einem recht hohen Prozentsatz dieser Frauen einmal oder sogar mehrmals zu einer ungewollten Empfängnis kam, und das nicht selten in der Phase nach dem Eisprung, also gerade in jener Zeit, die innerhalb des Zyklus als absolut sicher gilt.

Auf der anderen Seite hörten wir immer häufiger von Frauen, die sich seit einigen Jahren nach der kosmobiologischen Methode richteten und die ganze Zeit über empfängnisfrei geblieben waren. Bei anderen war es nach langen, vergeblichen Versuchen zu der ersehnten Schwangerschaft gekommen, nachdem sie diese Methode erst wenige Monate lang angewandt hatten.

Wir hatten von der kosmobiologischen Methode zwar schon vor vielen Jahren gehört, aber erst durch diese gehäuften positiven Erfahrungen wurde unser Interesse ernsthaft geweckt. So begannen wir nachzuforschen. Zunächst befragten wir eine große Anzahl von Frauen und stellten monatelang eigene Berechnungen an, um ein klares Bild und möglichst exakt überprüfbare Daten zu erhalten. Gleichzeitig besorgten wir uns alle verfügbaren Unterlagen und Untersuchungsergebnisse zu diesem Thema.

Schon bald stellte sich die kosmobiologische Empfängnisplanung als eine äußerst zuverlässige Möglichkeit heraus, mittels einer natürlichen Methode einen ähnlichen Sicherheitsfaktor wie mit der Pille zu erreichen – und dies ohne die Nachteile der Chemie – oder aber eine sichere Empfängnis herbeizuführen.

So wuchs in uns allmählich der Wunsch, dieses Wissen auf eine einfache, verständliche und praktikable Weise einer möglichst großen Anzahl von Menschen zugänglich zu machen. Hierbei stießen wir auf das Problem, dass eine genaue Berechnung der fruchtbarsten Tage der Frau bisher nur mit Hilfe eines speziellen Computerprogramms oder durch eine aufwendige, individuelle Berechnung auf der Grundlage der Ephemeriden möglich war. (Die Ephemeriden sind Gestirnstandstabellen, die u. a. von der Weltraumorganisation NASA für viele Jahre im Voraus errechnet werden, und welche die exakten planetarischen Positionen für jeden Tag des Jahres enthalten).

Nach vielen Versuchen und Überlegungen zur technischen Realisierbarkeit erstellten wir schließlich zusammen mit einem Computerspezialisten ein eigens dafür entwickeltes Computerprogramm, welches in eine übersichtliche, grafische Darstellung* in tabellarischer Form umgewandelt werden konnte.

* Alle Daten dieses Kalenders wurden von 3 unabhängigen Gremien überprüft, mit dem übereinstimmenden Ergebnis von jeweils 0,0% Fehlerquote bei allen 3 Überprüfungen. Selbstverständlich wurden auch die jeweiligen Schaltjahre berücksichtigt.

Mit Hilfe dieses Kalenders ist nun jede Frau in der Lage, durch ein einfaches Verfahren in kurzer Zeit ihre fruchtbarsten Tage selbst zu ermitteln und gleichzeitig abzulesen, ob es im Falle einer Empfängnis zu diesem Zeitpunkt zur Zeugung eines Mädchens oder eines Jungen kommen würde.

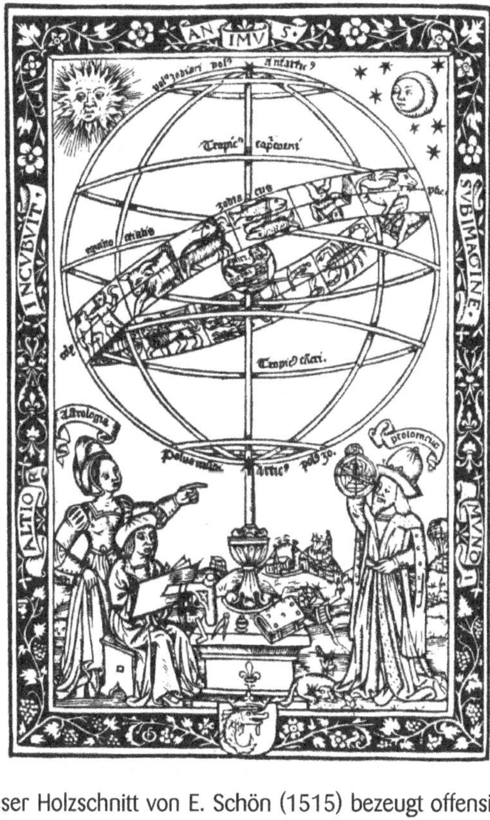

Dieser Holzschnitt von E. Schön (1515) bezeugt offensichtlich den Respekt des Künstlers vor Ptolemäus, dem großen Astronomen der alten Zeit. Interessant ist der Sternkreis, welcher die Erde umspannt.

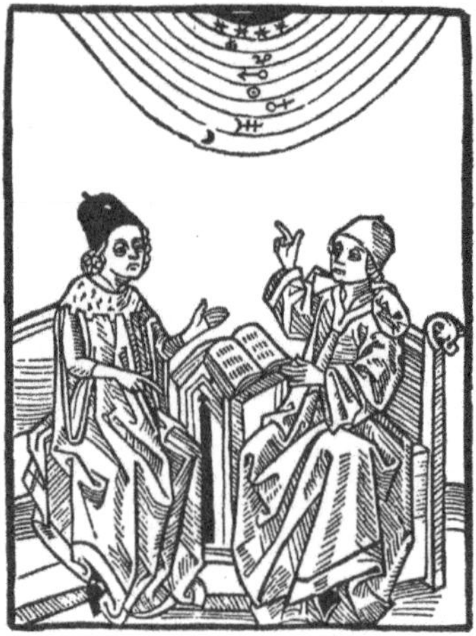

Auch heute ist dies noch ein brisantes Thema: Die Auseinandersetzung zwischen Theologen und Sternkundigen, wie sie durch diesen alten Holzschnitt dargestellt wird.

Der bekannte Kirchenlehrer Thomas von Aquin (1225-1274) traf diesbezüglich folgende Entscheidung: »Wenn einer die Schiedssprüche der Sterne benutzt, um körperliche Auswirkungen vorauszusehen ... das ist keine Sünde; denn alle Menschen beobachten in Hinsicht solcher Auswirkungen irgendwie die himmlischen Körper; so säen und ernten die Bauern zu bestimmter Zeit gemäß der Beobachtung des Sonnenlaufs; die Schiffer meiden die Fahrt bei Vollmond. Die Ärzte beobachten bei den Krankheiten die kritischen Tage, die sich aus dem Lauf der Sonne und des Mondes ergeben. Deshalb ziemt es sich wohl, in gewissen anderen Beobachtungen der Sterne, die nicht offen zu Tage liegen, was die körperlichen Auswirkungen betrifft, den Schiedsspruch der Sterne zu beachten.« (aus Opusculum XXII)
Auch ein Papst, und zwar Papst Sixtus V äußerte sich wie folgt zum Thema Astrologie: »Erlaubt sind aber Urteile und die natürlichen Beobachtungen zur Förderung der Schifffahrt, der Landwirtschaft oder der medizinischen Wissenschaft.« (in seiner Bulle 1586)

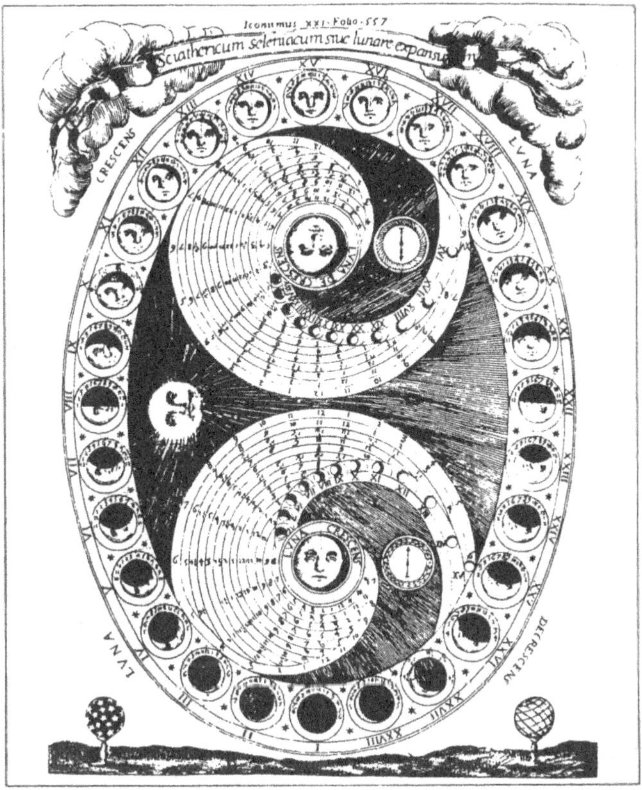

Ein historischer Dauerkalender der Mondphasen in Form arithmetischer Spiralen, erdacht, dargestellt und errechnet von Athanasius Kircher. Diese hervortretende, mathematisch exakte Arbeit stammt bereits aus dem 17. Jahrhundert. Durchschaubar und praktisch anwendbar jedoch war das System nur für die Gelehrten jener Zeit.

Pearl-Index

Der zu erwartende Erfolg, d. h. die Effektivität der verschiedenen Verhütungsmaßnahmen wird im sogenannten Pearl-Index festgelegt. Dieser Berechnungsmodus wurde 1932 von dem amerikanischen Statistiker Raymond Pearl entwickelt und basiert auf der Formel: *»Anzahl ungewollter Schwangerschaften bei hundert Frauen bei der Anwendung einer bestimmten Methode übeer 12 Monate«,* oder einfacher gesagt: Wenn 100 Frauen eine Verhütungsmethode 1 Jahr lang einsetzen, und es kommt bei einer gewissen Anzahl dieser Frauen zu einer ungewollten Schwangerschaft, entspricht diese Zahl dem Pearl-Index dieser Methode.

Damit hatten die Ärzte und Wissenschaftler nun eine Möglichkeit an der Hand, die Wirksamkeit der verschiedenen Verhütungsmethoden zu vergleichen. Doch schon bald kam es zu gravierenden Unstimmigkeiten. Bis heute weisen die angegebenen Daten in den verschiedenen Publikationen bedeutsame Unterschiede auf. Dies hat mehrere Ursachen. So stimmen z. B. die unter klinischen Bedingungen ermittelten Zahlen oft nicht mit der Praxis überein. Bei jeder statistischen Erhebung hängt der Erfolg der gewählten Methode maßgeblich von der konsequenten und richtigen Anwendung ab.

Beispielsweise wurde bei bestimmten Vaginaltabletten in Dänemark eine Versagerquote von 7 % nachgewiesen, in Puerto Rico dagegen von 42 %. Um ein ungefähres Bild zu geben und einen Vergleich zu ermöglichen, möchten wir dennoch an dieser Stelle einen Pearl-Index von den bekanntesten Verhütungsmethoden abbilden.

Pearl-Index der einzelnen Verhütungsmethoden

Hormonspirale	0,16
Pille:	0,1–0,9
Depotspritze:	0,3–0,88
Mini-Pille:	0,5–3
Vaginalring:	0,4–0,65
Verhütungspflaster:	0,72–0,9
Kupferspirale:	0,3–0,8
Hormonimplantat:	0–0,08/→*siehe Kommentar 1*
Symptothermale Methode: (nur wenn kombiniert mit Verzicht auf Geschlechtsverkehr an den fruchtbaren Tagen)	0,4–1,8
Diaphragma:	1–20/→*siehe Kommentar 2*
Kondom:	2–12
Portiokappe:	6/→*siehe Kommentar 2, 3*
Kondom für die Frau	5–25
Chemische Verhütungsmittel:	3–21
Koitus interruptus	4–18
Keine Verhütung	85
Sterilisation der Frau:	0,2–0,3
Sterilisation des Mannes:	0,1
Kalendermethode:	9

Quelle der Zahlenangaben:
Leitlinien der Deutschen Gesellschaft für Gynäkologie und Geburtshilfe Juli 2004, pro familia

Kommentar 1: Wie andere große Studien auch, schätzt eine große australische Studie von 2005 den Pearl-Index auf ca. 0,1 %, wobei ein großer Teil der Versager auf einer fehlerhaften Einlage beruht, siehe dazu: Familienplanungsrundbrief Ausgabe 02/2005 Seite 17.

Kommentar 2: Die Angaben für die sogenannten Barriere-Methoden der Frau, Diaphragma und Verhütungskappen, gelten nur, wenn diese zusammen mit einem Verhütungsgel angewandt werden.

Kommentar 3: Zur einzigen derzeit in Deutschland verfügbaren Portiokappe gibt es keine aussagekräftigen Studien; man muss davon ausgehen, dass die Sicherheit ähnlich der des Diaphragmas liegt.

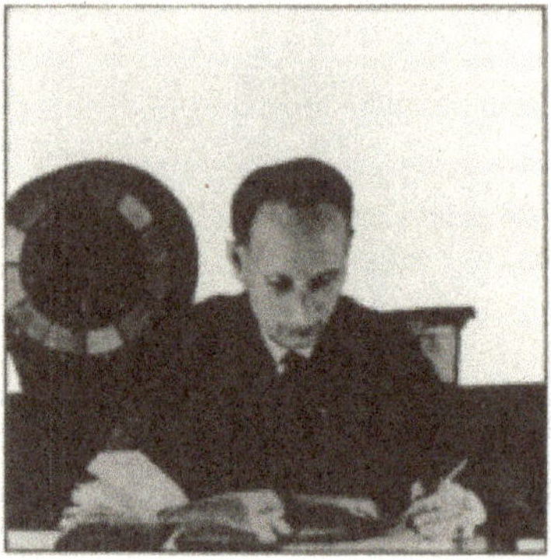

Dr. med. Eugen Jonas, der sein Leben der Erforschung und Verbreitung der kosmobiologischen Methode widmete.

»Ich wünsche mir nur eines und zwar, dass die Erkenntnisse, die ich als Arzt nach 16-jähriger intensiver und verantwortungsvoller Arbeit aus dem großen Buche der Natur gewinnen durfte, auch von anderen begeisterten, aufgeschlossenen und von Vorurteilen unbelasteten Wissenschaftlern und Ärzten mit der gleichen Absicht akzeptiert werden, die ich damals hatte und noch immer habe, als ich zu der Überzeugung kam, dass die Anwendung meiner Methode zum Glück des Einzelnen, der Familie und der ganzen Gesellschaft beitragen kann.«

Dr. med. Eugen Jonas, 1972

Die Wiederentdeckung und Bestätigung der kosmobiologischen Methode

Immer wieder gibt es Menschen, die sich mit den bestehenden Normen, mit dem bekannten Wissen oder den Lebensumständen nicht zufriedengeben. Dr. med. Eugen Jonas, ein gebürtiger Tschechoslowake, ist einer von ihnen.

Seine herausragende Arbeit begann er 1956 als junger Psychiater. In jenem Jahr wurde in seinem Nachbarland Ungarn der Schwangerschaftsabbruch weitgehend legalisiert. Aus seiner Praxis kannte Dr. Jonas die traumatische Wirkung einer Abtreibung auf die betroffenen Frauen. Nicht wenige von ihnen litten noch nach vielen Jahren unter den seelischen Folgen dieses Eingriffs. Er befürchtete, dass es in seinem eigenen Land bald zu einer ähnlichen Gesetzesänderung kommen könnte, und als engagierter Psychiater konnte und wollte er sich mit dieser Situation nicht abfinden.

So begann er nach einer effektiven und gleichzeitig natürlichen und praktikablen Möglichkeit der Geburtenkontrolle zu suchen, die vielen Frauen eine Abtreibung ersparen könnte. Aufgrund seiner wissenschaftlichen Ausbildung wusste Dr. Jonas, dass sich hinter zahlreichen scheinbar zufälligen Ereignissen in der Natur bei näherer Betrachtung ein konstant wirkendes Naturgesetz offenbart und er nahm an, dass sich auch hinter dem Fruchtbarkeitszyklus der Frau ein Naturgesetz verbarg, welches sehr viel exakter und präziser arbeitete, als man es bisher angenommen hatte.

Er erinnerte sich an die alten Lehrsätze einiger babylonischer und assyrischer Ärzte, die anhand der Mondphasen die optimalen Fruchtbarkeitsperioden der Frau genau berechnen konnten. Es wurde jedoch nirgends gesagt, um welche Mondphase es sich handelte. (Die Mondphasen ergeben sich aus dem Winkelabstand zwischen Sonne und Mond innerhalb des Tierkreises und sind am Himmel als Neumond, Halbmond, Vollmond usw. sichtbar.)

Nun waren jene Ärzte, ebenso wie die herausragenden Wissenschaftler und Philosophen in nahezu allen alten Kulturen, gleichzeitig in der Astrologie bewandert. Hippokrates, Sokrates, Platon, Aristoteles wie auch Kepler, Newton und Leibnitz – nur um einige zu nennen – bezogen astrologische Erkenntnisse in ihre Überlegungen und Forschungen mit ein. Von Hippokrates, der häufig als der »Vater der Medizin« bezeichnet wird und dessen Eid noch heute von vielen Medizinern als ethische Berufsgrundlage anerkannt wird, sind folgende Sätze überliefert:

»Unwissend ist der Arzt, der nichts von Astrologie versteht! Der Anteil, den die Sternkunde an der Heilkunde hat, ist nicht ein recht kleiner, sondern ein sehr großer«, und: »Ein Arzt ohne Kenntnis der Astrologie hat nicht das Recht, sich Arzt zu nennen«.

Eine sehr ähnliche Aussage machte der wohl bekannteste Arzt des Mittelalters, Paracelsus: »Ein Arzt, der nichts von Astrologie versteht, ist eher ein Narr zu nennen, denn ein Mediziner.«

Der große Konfuzius kleidete dieses Wissen in folgende Worte: »Wer die Menschen kennen lernen will, muss erst den Himmel kennen, der den Menschen ihre Natur und sein Gesetz gegeben hat.«

Und Thomas von Aquin: »Die Himmelskörper sind die Ursache allen Geschehens in der sublunaren Welt.«

Als unvoreingenommener, aufgeschlossener Arzt war Dr. Jonas offen für das überlieferte, astrologische Wissen und er begann, intensiv in alten Schriften zu forschen. Dabei verdichteten sich die Hinweise über den Zusammenhang zwischen der weiblichen Fruchtbarkeit und den Mondphasen. Diese

Hinweise waren jedoch immer noch zu vage, um praktische Konsequenzen daraus zu ziehen.

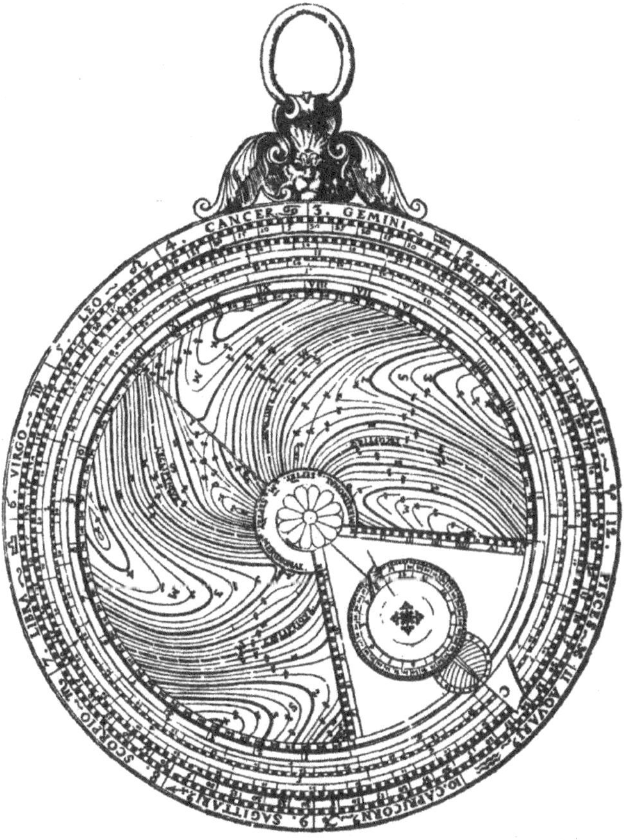

Mit solch einem Astrolabium ermittelten frühere Generationen die verschiedenen Planetenbewegungen. Dieser Holzschnitt stammt aus dem Jahre 1613. Wir bewundern noch heute diese exakte Arbeit der früheren Sternkundigen.

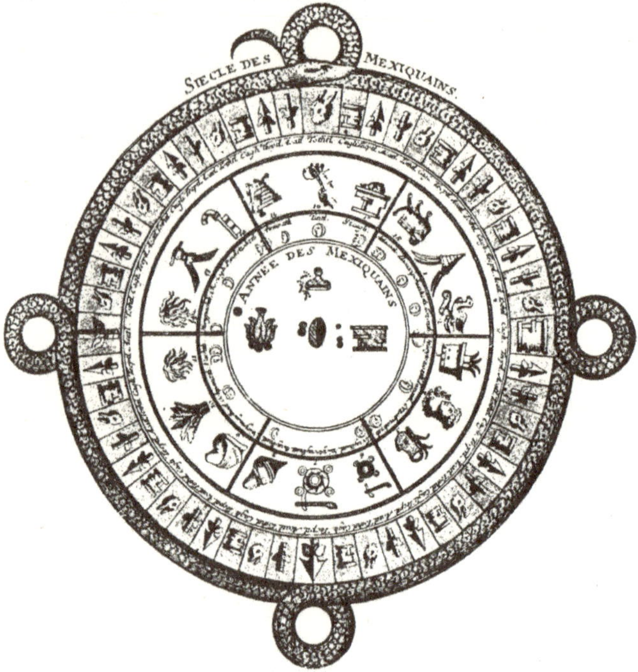

Auch in diesem alten mexikanischen Kalender erkennen wir im Innenkreis sehr deutlich unterschiedliche Mondstellungen. Ganz offensichtlich maßen die Menschen ihnen bestimmte Bedeutungen zu.

In seiner Praxis machte Dr. Jonas die Entdeckung, dass sensible Frauen eine sich zyklisch wiederholende Zeit erhöhten sexuellen Verlangens verspürten. Dieser Höhepunkt lag zwar bei jeder überprüften Frau an einem anderen Tag, er kehrte jedoch konstant und präzise nach knapp 30 Tagen wieder.

Die Tatsache, dass mit dem Eisprung innerhalb des weiblichen Zyklus eine Phase zunehmender sexueller Erregbarkeit einhergeht, ist weitgehend bekannt. Die von Dr. Jonas ermittelten Daten stimmten jedoch häufig nicht mit diesem Zeitpunkt überein. So forschte er weiter. Er begann, alle ihm zur Verfügung stehenden Daten zu sammeln und vertiefte sich in das Studium astronomisch/astrologischer wie auch gynäkologischer Zusammenhänge. Eine Zeit der Berechnung, Tabellierung und Auswertung der ermittelten Ergebnisse folgte. Schließlich machte Dr. Jonas eine nahezu revolutionäre Entdeckung: Offenbar gab es neben dem bekannten Menstruationszyklus einen zweiten, individuellen Fruchtbarkeitszyklus, der bereits mit der Geburt festgelegt wurde und der sich mit absoluter Präzision über die gesamte gebärfähige Zeit einer Frau hinweg fortsetzte. Dieser zweite Zyklus richtete sich nach der Mondphase, die bei der Geburt einer Frau vorherrschend war. Jede Wiederkehr der entsprechenden Mondphase bedeutete eine Zeit größter Empfängnisbereitschaft und Fruchtbarkeit.

Spätere, umfangreiche Untersuchungen ergaben ein überraschendes Ergebnis: Wenn die fruchtbarsten Tage beider Zyklen für eine Empfängnis genutzt werden, fallen 85 % der erfolgten Befruchtungen auf den Mondphasenzyklus und nur 15 % auf den bekannten biologischen Zyklus. Die größte Fruchtbarkeit ist gegeben, wenn sich beide Zyklen zeitlich überschneiden.

Damit hielt Dr. Jonas nun einen Schlüssel in der Hand, mit dem es möglich war, die weitaus fruchtbarsten Tage jeder Frau exakt vorauszuberechnen. Die ermittelten Daten konnten entweder dazu eingesetzt werden, um eine Empfängnis zu verhüten oder um mit größtmöglicher Wahrscheinlichkeit eine solche herbeizuführen. Es ist anzunehmen, dass in einer Zeit, in der die Menschen noch in viel größerem Maß im inneren Einklang mit den kosmischen Rhythmen lebten, der monatliche Eisprung mit der entsprechenden Mondphase zusammenfiel, so dass es damals in der Regel keine zwei Zyklen gab. Bei etlichen Frauen ist das auch heute noch der Fall. Eine Anzahl von Frauen stellte fest, dass sich ihr Menstruationszyklus auf den Mondphasenzyklus einpendelte, nachdem sie eine Zeit lang stärker im Rhythmus der Natur gelebt hatten.

Das gleiche Phänomen nahm man bei Frauen, die seit mindestens 6 Monaten versuchten, schwanger zu werden, wahr, wie eine Studie der »Planetary Eugenics« in Kalifornien zeigte. Auch bei ihnen begann sich der menstruelle Zyklus so zu verschieben, dass sich die Zeit des Eisprungs der fruchtbarsten Phase im Mondzyklus immer mehr anglich. Offenbar kann der starke Wunsch nach einem Kind körperliche Veränderungen hervorrufen, die die Erfüllung dieses Wunsches auf natürliche Weise unterstützen.

Die größere Sensibilität gegenüber dem Mondphasenzyklus zeigt sich auch in folgender Erfahrung: Wenn bei Frauen, die längere Zeit keinen Eisprung hatten, durch eine spezielle Bindegewebsmassage ein Eisprung hervorgerufen werden soll, so ist die Behandlung sehr viel erfolgreicher, wenn einige Tage vor dem errechneten Mondphaseneisprung damit begonnen wird, als wenn sie zu einem beliebigen Termin oder zur Mitte des Menstruationszyklus hin erfolgt.

Aus den Statistiken verschiedener Geburtskliniken in der ganzen Welt geht hervor, dass in erster Linie um die Zeit des Vollmonds und in zweiter Linie um die Zeit des Neumondes die meisten Babys zur Welt kommen. Bei allen Mädchen, die unter diesen Mondphasen geboren werden, tritt die fruchtbarste Zeit im Mondzyklus wiederum um die Vollmond- bzw. Neumondzeit herum auf. Möglicherweise ist auch dies ein natürlicher Rhythmus, von dem wir uns jedoch weitgehend entfernt haben.

Ende 1956 sandte Dr. Jonas seine ersten Ergebnisse und Unterlagen an die Ungarische Akademie der Wissenschaften in Budapest sowie an die Tschechoslowakische Akademie der Wissenschaften in Prag. Dr. Jiri Malek, Vorstand der 1. Gynäkologischen Universitätsklinik in Prag bearbeitete sein Schreiben und lud ihn ein, seine Thesen an der Universitätsklinik praktisch unter Beweis zu stellen. Seine Arbeit dort verlief so erfolgreich, dass er im Jahre 1960 auf Dr. Maleks Empfehlung hin von Dr. Aurel Hudcovic an die Gynäkologische Klinik in Preßburg (Bratislava) geladen wurde. Arbeiten und Berechnungen an vier weiteren Kliniken folgten. In dieser Zeit hatte er die Möglichkeit, viele tausend Erfahrungsberichte zu sammeln und zu vergleichen. Dabei erwies sich seine These als absolut stabil. Und er machte eine weitere, aufsehenerregende Entdeckung: Es war möglich, anhand astrologischer Berechnungen das Geschlecht des zukünftigen Kindes mit annähernd 100 %iger Sicherheit vorauszubestimmen.

Die klassische Astrologie unterscheidet zwischen männlichen und weiblichen Tierkreiszeichen. So ist z. B. der Löwe ein männliches Zeichen, die Jungfrau ein weibliches, Waage wieder ein männliches, der Skorpion ein weibliches Zeichen usw. Bei seiner Wanderung durch den Tierkreis durchläuft der Mond ca. alle zweieinhalb Tage abwechselnd ein weibliches und ein männliches Sternbild. Dr. Jonas stellte fest, dass der Stand des Mondes in einem männlichen oder weiblichen Zeichen zur Zeit der Empfängnis für das Geschlecht des zukünftigen Kindes ausschlaggebend war.

Er arbeitete daraufhin 8.000 Kalkulationen für Frauen aus, die sich ein Kind eines bestimmten Geschlechts wünschten.

Trotz der Möglichkeit, dass sich einige Frauen nicht exakt an den errechneten Zeugungstermin hielten, bekamen 95 % aller Frauen Babys mit dem »bestellten« Geschlecht.

Ein Komitee von Gynäkologen fragte Dr. Jonas nun, ob es ihm auch möglich sei, das Geschlecht eines Kindes rückwirkend zu bestimmen. Er erhielt die Zeugungsdaten von Kindern, die kurz vor der Geburt standen. Auf diese Weise bekam er die Möglichkeit, seine Theorien in kürzester Zeit unter Beweis zu stellen. Dr. Jonas überraschte seine Kollegen mit einer 87 %igen Quote richtiger Voraussagen. Dies ist umso bemerkenswerter, da die Angabe von zurückliegenden Zeugungsdaten eine nicht unerhebliche Fehlerquelle aufweisen kann. Neuere Untersuchungen belegen, dass mit dem Jonas'schen System eine Vorausbestimmung des Geschlechts mit 98 %iger Wahrscheinlichkeit möglich ist.

Das gesamte von Dr. Jonas zusammengetragene Material wurde fortlaufend von einem Team von Fachleuten untersucht und ausgewertet. Einer von ihnen war Prof. Dr. med. Kurt Rechnitz, Gynäkologe und Direktor der Entbindungsklinik in Budapest. Er begann nun auf der Grundlage der Jonas'schen Erkenntnisse eigene Berechnungen und Statistiken zu erstellen. In einem Test errechnete er für 120 Frauen auf ihren Wunsch die empfängnisfreien Zeiten (Jonas-Reichnitz-Methode). Nicht eine von ihnen wurde schwanger. Auch spätere Untersuchungsergebnisse bestätigten ihm immer wieder einen 100 %igen Erfolg.

Mitte der sechziger Jahre hatten die statistischen Unterlagen über das Jonas'sche System zur Geburtenregelung einen beachtlichen Umfang erreicht. Auslandsreisen hatten Dr. Jonas in den vergangenen Jahren immer wieder mit namhaften Gynäkologen, Physikern, Astrologen und Astronomen zusammengeführt, wodurch seine Thesen und Beobachtungen weiterhin untermauert wurden.

In dieser Zeit begannen auch die ersten Zeitungen in der Tschechoslowakei über die Entdeckungen von Dr. Jonas zu berichten. Dies hatte zur Folge, dass sich ihre Auflagen verdoppelten und verdreifachten. Eine Flut von Leserbriefen setzte ein und war nach einem Jahr immer noch nicht versiegt. Tausende baten um Rat und Hilfe. Die Resonanz in der Bevölkerung war in der Tat bemerkenswert. Eine kurze Radiosendung zu diesem Thema löste eine ähnliche Reaktion aus.

Je erfolgreicher die Methode von Dr. Jonas war, desto mehr nahm jedoch auch der Gegenwind von Seiten der etablierten Ärzteschaft zu. So meinte z.B. ein Kollege zu Dr. Jonas: »Sie sollten aufhören, andere Menschen zu behandeln und sich stattdessen selbst untersuchen lassen. Sie werden nicht weiterkommen, wenn sie nicht bereit sind, diese alberne Astrologie aufzugeben.« Als Dr. Jonas versuchte, einen offiziellen Forschungsauftrag zu bekommen, bezeichneten ihn einige seiner Kollegen öffentlich als einen Narren. Gemeinsam machten sie Front gegen ihn und verhinderten, zunächst erfolgreich, dass er zu weiteren von ihm angestrebten Examen zugelassen wurde.

Dr. Jonas besorgte sich daraufhin von einer neutralen Ärztekommission in Ungarn ein Attest, das ihm eindeutig geistige Gesundheit bescheinigte. Es wurde jedoch von seinen Kollegen zunächst einfach ignoriert. Erst nachdem das Gesundheitsministerium der slowakischen Landesregierung eine Bescheinigung über Dr. Jonas' Gesundheit an das Staatsgesundheitsministerium in Prag gesandt hatte, wurde Dr. Jonas angewiesen, seine Forschungsarbeit fortzusetzen, allerdings ohne jegliche finanzielle Unterstützung.

Ein führendes Mitglied des Zentralkomitees der tschechoslowakischen kommunistischen Partei begann sich nun für seinen Fall zu interessieren. Nach einer Überprüfung seiner Forschungsunterlagen sorgte es dafür, dass Dr. Jonas weitere

Examen ablegen konnte, die er allesamt mit Auszeichnung bestand. Allen Anfechtungen seiner medizinischen Kollegen zum Trotz stabilisierten sich Dr. Jonas' Forschungsergebnisse mehr und mehr und erregten nun auch Interesse im Ausland. Im Jahre 1968* wurde für die Fortsetzung seiner Arbeit mit staatlicher Unterstützung in der Stadt Nitra (Neutra) ein neues Forschungsinstitut für natürliche Geburtenregelung unter dem Namen ASTRA eingerichtet. Dr. Jonas erhielt einen eigenen Mitarbeiterstab und die für seine Forschungen notwendige Ausrüstung in Form von Computern und sonstigem technischen Gerät.

Während der nächsten Jahre wurden durch dieses Institut ca. 30.000 Berechnungen erstellt. Alle Ergebnisse wurden von einer unabhängigen Kommission in Budapest analysiert. Sie erkannte offiziell eine Erfolgsquote zwischen 98 und 100% an. Der wissenschaftliche Rat des ASTRA-Instituts bestand aus Wissenschaftlern von internationalem Ruf. Man sprach inzwischen allgemein vom ASTRA-System zur Geburtenregelung. Später wurde die Methode unter der Bezeichnung kosmobiologische Geburtenplanung bekannt. (Die Kosmobiologie ist eine jüngere Wissenschaft, die sich mit dem Einfluss kosmischer Strahlungen auf biologische Systeme befasst.)

Eine Reihe von internationalen Fachzeitschriften veröffentlichte zahlreiche Berichte, Testergebnisse und Abhandlungen über das Jonas'sche System zur Geburtenregelung. Einige seiner Schriften wurden in mehrere Sprachen übersetzt.** Gynäkologen in verschiedenen europäischen Ländern arbeiten erfolgreich mit seiner Methode. In Deutschland bestätigten mehrere Wissenschaftler des Max-Planck-Instituts in Heidelberg die Richtigkeit seiner Entdeckungen, Dr. R. Tomascheck,

* In der Ära der tschechoslowakischen Reformbewegung unter Dubcek.

** So erschien z. B. sein Buch »Vorausbestimmung des Geschlechts« in 6 verschiedenen Sprachen.

ehem. Präsident der Internationalen Gesellschaft für Geophysik in München, sagte Dr. Jonas öffentlich seine Unterstützung zu.

Die Arbeit des ASTRA-Instituts wurde jedoch bereits nach zwei Jahren in der Folge der bekannten politischen Unruhen und Umwälzungen* in der Tschechoslowakei abgebrochen. Eventuell dachten einige ASTRA-Mitglieder zu liberal für die neuen, politischen Machthaber.

Obwohl die Forschungsergebnisse des kosmobiologischen Systems der Geburtenregelung zweifellos für sich sprechen, hat sich die Methode bis heute nicht in großem Rahmen durchgesetzt. Es ergeht ihr hierbei ähnlich wie vielen erfahrungswissenschaftlichen Erkenntnissen, vor allem in der Naturheilkunde. Eine große Anzahl naturheilkundlicher Methoden, wie z. B. die Akupunktur und die Homöopathie, beruhen auf energetischen Informationen und Gesetzmäßigkeiten, die durch das bestehende Instrumentarium der Schulmedizin bisher kaum nachgewiesen werden konnten. Erst die überzeugenden Ergebnisse dieser Methoden über viele Jahrzehnte hinweg und die wachsende Nachfrage von Seiten der Bevölkerung verhalfen ihnen zu einer größeren Verbreitung und teilweisen Anerkennung.

Die kosmobiologische Methode ist indessen noch sehr wenig bekannt. Nach Aussage von Dr. H. Farsky, Zürich, sind es in Europa ca. 60 Ärzte, die an der Verbreitung dieses Systems arbeiten. Auf Anfrage errechnen die entsprechend ausgebildeten Ärzte ihren Patienten einen genauen Jahresplan zur Anwendung der kosmobiologischen Geburtenplanung. Die von uns befragten Frauen bezahlten für eine solche Berechnung zwischen 150,– und 280,–DM. Obwohl sie ohne Ausnahme mit dem Ergebnis sehr zufrieden waren – auch andere Me-

---

* Sowjetischer Einmarsch, nahezu alle Kontakte zum Westen wurden untersagt bzw. verhindert, ca. 320.000 Befürworter des Reformkurses verloren ihren Arbeitsplatz.

thoden kosten ja Geld – mag dieser finanzielle Einsatz einen weiteren Faktor darstellen, der eine größere Verbreitung bisher verhinderte. Es gibt auch mehrere Bücher, die über die Theorie der kosmobiologischen Geburtenregelung berichten. Sie nennen unseres Wissens jedoch keine Adresse, bei denen man eine Berechnung bestellen kann und geben auch keine praktische Anleitung zur Eigenberechnung.

Ein zusätzlicher Grund für die zögernde Verbreitung ist zweifellos die astrologisch/astronomische Komponente dieses Konzepts. Sie hat unter vielen Wissenschaftlern keinen guten Ruf. Dies beruht sicherlich zu einem großen Teil auf Vorurteil oder Unkenntnis, zu einem Teil jedoch auch auf der Unseriosität mancher Astrologen und vor allem der Zeitungsastrologie.

Darüber hinaus fügte sich das Vorhandensein eines zweiten, unabhängigen Fruchtbarkeitszyklus nicht in die bisherigen wissenschaftlichen Erkenntnisse ein. Aufgeschlossene Gynäkologen geben allerdings zu, dass bis heute der Gesamtkomplex des Eisprungs im weiblichen Organismus nicht in allen Einzelheiten geklärt ist. Die amerikanischen Sexualforscher Masters und Johnson behaupten beispielsweise, dass es mehrere Eisprünge gibt und dass es sogar beim Geschlechtsverkehr bzw. beim Orgasmus zu einem Eisprung kommen kann. (Letzteres wurde für Kaninchen nachgewiesen.) Beim Menschen mag dies möglicherweise dann zutreffen, wenn der Geschlechtsverkehr in die Zeit der größten Fruchtbarkeit innerhalb des Mondphasenzyklus fällt.

Die Tatsache, dass es bei einer großen Anzahl von Frauen in der Phase vor, während oder kurz nach der Periode – also in jener Zeit, die als unfruchtbar gilt – zu einer Empfängnis kam, weist ebenfalls daraufhin, dass es einen weiteren, noch unbekannten Faktor geben muss. Nur ein Teil dieser Fälle kann hinreichend damit erklärt werden, dass sich der Eisprung durch eine besondere Stresssituation, Krankheit o. Ä. unbemerkt verschoben hat.

Bereits 1930 fanden Harold Saxton Burr und einige Mitarbeiter von der Yale-Universität heraus, dass es völlig außerhalb der zu erwartenden Zeit zwischen zwei Perioden zu Eisprüngen kommen kann. Diese Erkenntnis basierte auf der Entdeckung, dass die elektrische Spannung auf der Haut (z. B. zwischen den Spitzen der Zeigefinger) zur Zeit des Eisprungs ein Höchstmaß erreicht. Die Spannung konnte mit Hilfe eines hochempfindlichen Vakuumröhren-Millivoltmeters gemessen werden. Bei nur 30 % der getesteten Frauen traten keine Eisprünge außerhalb der »regulären« Zeit auf. Bei 70 % der Frauen war der Eisprung hingegen manchmal zu Zeiten, in denen es gemäß den vorherrschenden Theorien dazu nicht dazu kommen konnte. Später wurde das hoch komplizierte Messgerät durch einen zuverlässigen elektronischen Millivoltmeter ersetzt, der mittels geeigneter Elektroden die Spannung misst und von der Beschaffenheit der Haut unbeeinflusst bleibt. Die Messungen mit diesem neuen Gerät bestätigen die damaligen Entdeckungen.

Leider wurden die biologischen Entsprechungen der kosmobiologischen Methode im Organismus der Frau bisher kaum weiter erforscht. Das mag an der oben erwähnten Voreingenommenheit vieler Forscher gegenüber dieser Methode liegen. Darüber hinaus gibt es wohl auch nur wenige Forscher, die den Mut haben, in Bereiche vorzustoßen, die sich in das etablierte und allgemein anerkannte Wissensgut zunächst nicht einordnen lassen oder diesem sogar widersprechen. Die Geschichte hat hingegen immer wieder gezeigt, dass gerade auf diese Weise viele der wichtigsten und wertvollsten wissenschaftlichen Entdeckungen gemacht wurden. Eine Erforschung der biologischen Grundlagen im gynäkologischen Bereich ist allerdings äußerst kompliziert, da sie nur am lebenden Organismus durchgeführt werden kann.

So stützen sich fast alle vorliegenden Ergebnisse bis heute auf erfahrungswissenschaftliche Untersuchungen. Diese Ergebnisse sind jedoch so überzeugend, dass eine entsprechende Erforschung der körperlichen Zusammenhänge sicherlich lohnend wäre. Es wäre z. B. auch interessant zu erfahren, inwieweit sich bei Tieren ein ähnlicher Mondphasenzyklus zeigt.

Forschung wird in unserer Zeit jedoch hauptsächlich aus wirtschaftlichen Erwägungen heraus betrieben. Wenn das kosmobiologische System allgemein bekannt wäre und genutzt würde, könnte kaum jemand einen finanziellen Gewinn daraus ziehen. Der »Gewinn« käme allein den Benutzern dieser Methode zugute. So hoffen wir, dass mit Hilfe des vorliegenden Buches viel mehr Menschen als bisher die kosmobiologische Methode aufgreifen und zu ihrem Nutzen anwenden werden, und dass auf diesem Weg auch das Interesse einer größeren Anzahl aufgeschlossener Ärzte sowie der gynäkologischen Forschung wächst.

Zum Abschluss dieses Kapitels die Thesen von Dr. Jonas noch mal auf einen Blick:

Unabhängig vom monatlichen Zyklus ist die Zeit der größten Fruchtbarkeit der Frau dann, wenn sich jene Mondphase wiederholt, die zu ihrer eigenen Geburt bestand. (Dieser Zyklus ist lebenslang stabil).

Keine natürliche Verhütungsmethode (Knaus-Ogino, Temperaturmessung, Schleimmethode) ist sicher und zuverlässig, solange nicht auch der Mondphasenzyklus berücksichtigt wird.

Zur Zeit der Befruchtung bestimmt die Stellung des Mondes in einem weiblichen oder männlichen astrologischen Zeichen das Geschlecht des Kindes.

Bei Frauen, die trotz organischer Gesundheit bisher nicht empfangen konnten (primäre Sterilität), beträgt die statistische Wahrscheinlichkeit einer Schwangerschaft bei Anwendung der kosmobiologischen Methode 85 %, gegenüber 15 % bei Anwendung der herkömmlichen Eisprungmethode im gleichen Zeitraum. Eine 100 %ige Wahrscheinlichkeit ist gegeben, wenn sowohl der körperliche als auch der kosmobiologische Fruchtbarkeitszyklus am Tag der Zeugung zusammenfallen, also beide zur gleichen Zeit wirksam werden. (Voraussetzung einer erfolgreichen Empfängnis ist natürlich auch ein gesunder Organismus des Mannes.)

Eine weitere, wichtige Entdeckung, die Dr. Jonas bei seinen Studien machte, betrifft Frauen, die zu Fehl-, Miss oder Totgeburten neigen: Bei der Überprüfung von 8.000 Geburten stellte er zu seiner Überraschung fest, dass im Geburtshoroskop dieser Frauen bereits eine entsprechende Anlage zu erkennen war. Sie bestand aus bestimmten, ungünstigen Konstellationen zwischen dem Mond und anderen Planeten. Dr. Jonas entwickelte daraufhin einen Berechnungsmodus, mit dem es möglich ist, die genannten Risiken abzuwenden. Im Einzelfall kann dies bedeuten, dass nur einige wenige optimale Zeugungstermine im Jahr in Betracht kommen. Im Fall einer Empfängnis zu den berechneten Terminen werden jedoch gleichzeitig Komplikationen während der Schwangerschaft und bei der Geburt ausgeschaltet.

Diese Berechnung ist äußerst kompliziert und muss für jeden individuellen Fall speziell angefertigt werden. Sie kann nicht mittels der aufgeführten Tabellen erfolgen. Im gegebenen Fall ist sie aber sehr lohnend und durchaus zu empfehlen.

So finde ich meine fruchtbarsten Tage

Das Auffinden der fruchtbarsten Tage ist mit Hilfe des folgenden Fruchtbarkeitskalenders denkbar einfach. Für eine genaue Berechnung wäre es gut, wenn du neben deinem Geburtsdatum auch deine Geburtsstunde kennst. Sie kann in der Regel beim Standesamt des Geburtsortes erfragt werden. Auch die Geburtsurkunde enthält oft die Angabe der Geburtsstunde. Sollte die Zeit nicht zu erfahren sein, gehen wir vom Mittelwert, 12:00 Uhr mittags, aus. Bei der Geschlechtsbestimmung musst du in diesem Fall die gesonderten Hinweise in dem entsprechenden Kapitel beachten. Falls dein Geburtsdatum in eine Sommerzeit fällt, ziehe eine Stunde von deiner Geburtszeit ab*

* Die Sommerzeit wurde in Deutschland 1980 eingeführt. Sie beginnt jeweils gegen Ende März und endet gegen Ende Oktober. Falls deine Geburt in diese Zeitspanne fällt, kannst du die genauen Daten im Internet suchen, indem du *Sommerzeit für Deutschland* und dein *Geburtsjahr* eingibst.

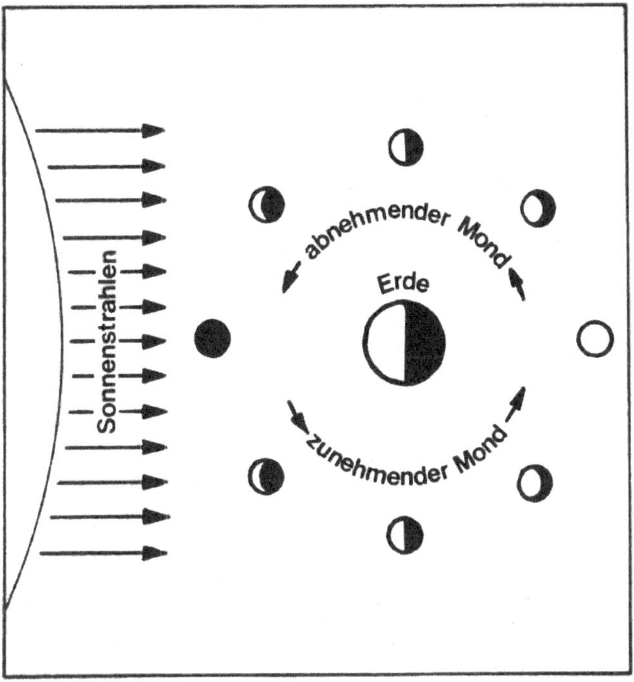

Schematische Darstellung der Mondphasen, wie sie von der Erde aus gesehen werden.

Schlage nun den Fruchtbarkeitskalender auf. Dort findest du senkrechte Streifen von jeweils 29 bis 30 Tagen. Jeder Streifen bildet exakt einen synodischen Mondmonat ab, der von Neumond zu Neumond reicht. Für jeden Tag findest du ein eigenes Feld mit dem entsprechenden Datum. Jedes Tagesfeld hat am linken Rand je 4 Teilstriche, die den Tag in je 6 Stunden-Schritte unterteilen.

Der 1. Teilstrich steht für 6:00 Uhr morgens, der 2. Teilstrich für 12:00 Uhr mittags, und der 3. Teilstrich für 18:00 Uhr abends, die folgende, durchgezogene Linie für 24:00 Uhr Mitternacht.

Links neben jedem Mondmonat findest du einen schmalen Streifen, der abwechselnd weiß und schwarz markiert ist. Er dient der Vorausbestimmung des Geschlechts, und seine Anwendungen wird auf Seite 63ff beschrieben. Suche nun im Fruchtbarkeitskalender das Jahr und den Tag deiner Geburt heraus. Markiere dort mit einem farbigen Stift deine Geburtsstunde mittels einer waagerechten Linie. Wenn du zum Beispiel am 6.2.2003 gegen 19:00 Uhr geboren bist, so bringe deine Markierung kurz hinter dem 3. Teilstrich des entsprechenden Tages an. Falls du deine Geburtsstunde nicht kennst, ziehe deinen Strich bei 12:00 Uhr mittags. Hiermit hast du deinen Geburtspunkt ermittelt.

Am rechten und linken Rand der Buchseite sind die einzel-

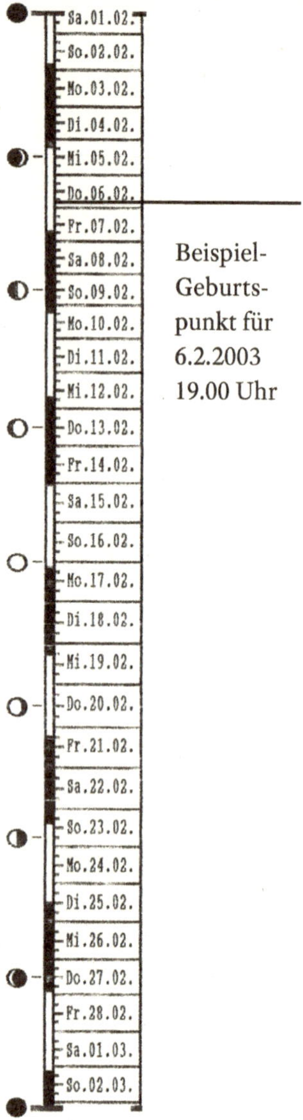

nen Mondphasen abgebildet. Hier kannst du erkennen, in welcher Phase sich der Mond zum Zeitpunkt deiner Geburt befand. Schneide nun den gesamten Mondmonatsstreifen, der deine Markierungen enthält, sorgfältig aus dem Buch heraus. Dieser Streifen dient dir als Schablone für den gesamten Kalender – also gut aufbewahren!

Als nächstes schlage im Fruchtbarkeitskalender den Monat auf, für den du deine fruchtbarste Zeit ermitteln möchtest. Lege deine Schablone an den entsprechenden senkrechten Streifen – oben und unten exakt passend – an und übertrage deinen Geburtspunkt auf diesen Streifen. Nun kannst du den Zeitpunkt deiner größten Fruchtbarkeit in diesem Mondmonat genau ablesen. Die übertragene Markierung dient als Grundlage für alle Kategorien, die in den folgenden Kapiteln beschrieben werden.

Falls du mehrere Monate gleichzeitig kennzeichnen möchtest, lege deine Schablone an den ersten und an den letzten Streifen auf der gewünschten Seite an und übertrage jeweils die Markierung deines Geburtspunktes auf diese Streifen. Indem du nun die beiden so ermittelten Markierungspunkte mit einem waagerechten Strich verbindest, hast du die fruchtbarste Zeit für 5 Monate gleichzeitig gekennzeichnet.

Wer sich die Mühe machen will, kann in wenigen Minuten auf diese Weise gleich mehrere Jahre im Voraus markieren – oder sogar den gesamten Fruchtbarkeitskalender bis zum Jahr 2051. Das dauert nicht einmal eine halbe Stunde und die Schablone wird dann nicht mehr benötigt.

Sicherlich fällt dir auf, dass die Mondmonatsstreifen selten mit einem ganzen Tag beginnen oder enden. Der Grund dafür ist, dass der exakte Zeitpunkt des Neumondes fast nie genau auf den Mitternachtspunkt fällt, sondern auf jede beliebige Tageszeit fallen kann.

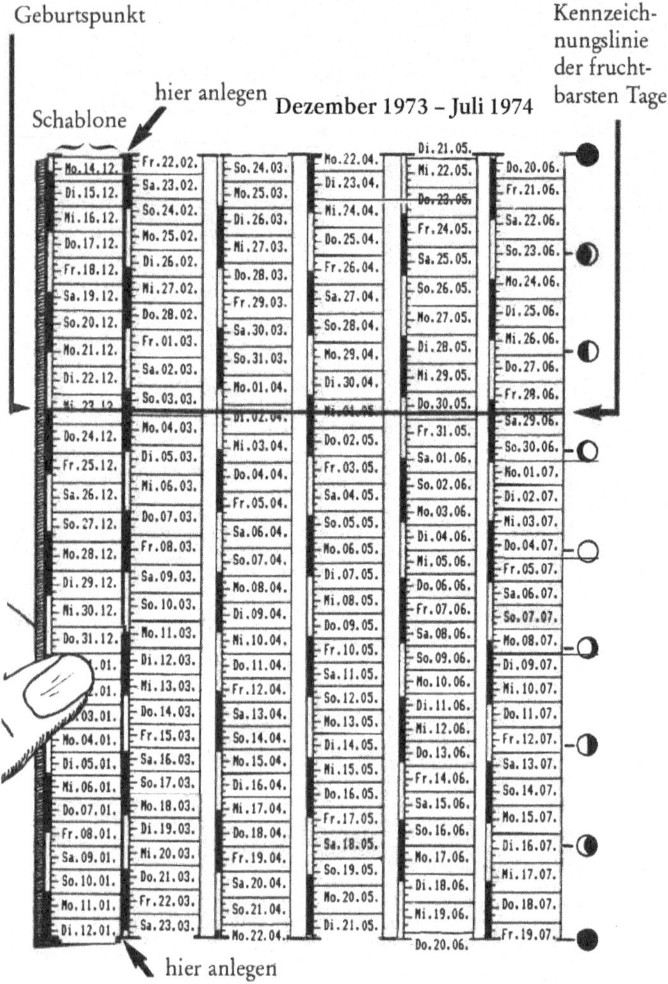

Das Anlegen der Schablone und die Übertragung des Geburtspunktes auf 5 Monate im Fruchtbarkeitskalender. Hierfür folgendes Beispiel: Geburtstag Mittwoch 23.12.1973, Uhrzeit unbekannt.

Auch wirst du bemerken, dass die Felder für die einzelnen Tage unterschiedlich groß sind. Dies ist kein Zufall. Da der Mond in einer ellipsenförmigen Bahn um die Erde kreist, ist er zeitweise der Erde näher und zeitweise weiter von ihr entfernt. Bei Erdnähe wandert er schneller als bei Erdferne. Dabei beeinflussen verschiedene Planeten seine Umlaufbahn. Die unterschiedlich schnelle Wanderung des Mondes wurde computergenau errechnet und durch die unterschiedliche Größe der Felder grafisch dargestellt. Nur so kann die Bestimmung des fruchtbarsten Zeitpunktes mit größter Genauigkeit erfolgen.

Um hier einmal eine etwaige Vorstellung von der mathematisch-physikalischen Komplexität der Berechnung der Umlaufbahn des Mondes und seiner jeweiligen Winkelbeziehung zur Sonne zu geben, folgende Information: Alleine die hierfür benötigte mathematische Formel hat einen Umfang von ca. 4 ausgedruckten DIN A 4 Seiten!

Zur Beachtung: Falls du deinen Geburtsstreifen kopieren möchtest um das Buch nicht zu zerschneiden, solltest du darauf achten, dass der Streifen exakt die gleiche Größe aufweist wie im Buch. Kopierer sind nicht immer maßhaltig und es könnte sonst zu ungenauen Ergebnissen kommen.

Zur Verhütung bitte auch die nächsten beiden Kapitel beachten!

Abweichungen für Länder außerhalb der Mitteleuropäischen Zeitzone

Falls du in einem Land außerhalb der mitteleuropäischen Zeitzone geboren bist oder deine fruchtbarsten Tage für einen Aufenthalt in einem solchen Land ermitteln willst, so ist wegen der Zeitdifferenz ein zusätzlicher kleiner Rechenschritt nötig.

Auf Seite 50 findest du eine Weltkarte, in der die verschiedenen Zeitzonen abwechselnd hell und dunkel eingezeichnet sind. Diese Zeitzonen verlaufen oft parallel zu den Landesgrenzen oder zu natürlichen Grenzen. Die Zahlen am unteren Rand der Karte geben die Zeitdifferenz in Stunden für die jeweilige Zone gegenüber der Mitteleuropäischen Zeit (MEZ) an.

Wenn dein Geburtsland östlich der MEZ-Zone liegt, so ziehe die angegebene Stundenzahl von deiner Geburtszeit ab, bevor du im Fruchtbarkeitskalender deinen Geburtspunkt bestimmst. Liegt dein Geburtsort westlich der MEZ-Zone, so zähle die angegebene Stundenzahl zu deiner Geburtszeit hinzu. Nimm diesen Rechenschritt auch dann vor, wenn du die Uhrzeit deiner Geburt nicht kennst. Gehe in diesem Fall, wie im vorherigen Kapitel erwähnt, von 12:00 Uhr mittags aus.

Beispiel:
Du bist um 8:30 Uhr in New York geboren. In der Zeitzone für New York findest du die Zahl 6. Da New York westlich der MEZ-Zone liegt, zähle 6 Stunden zu 8:30 Uhr hinzu, so dass du auf 14:30 Uhr kommst. Für diese Uhrzeit markiere im Fruchtbarkeitskalender an deinem Geburtsdatum deinen fruchtbarsten Punkt. Übertrage diesen Punkt dann wie zuvor beschrieben auf die Mondmonatsstreifen, für die du deine fruchtbarste Phase bestimmen möchtest.

Wenn du in einem Land der MEZ-Zone geboren bist und deine fruchtbarsten Tage für einen Aufenthalt in einem fernen Land kennzeichnen willst, so gehe folgendermaßen vor:

Ermittle zunächst deinen Geburtspunkt gemäß der Anleitung im vorhergehenden Kapitel für die Uhrzeit deiner Geburt bzw. für 12:00 Uhr mittags, falls du deine Geburtszeit nicht kennst. Da du in der MEZ-Zone die Zahl Null vorfindest, brauchst du bei einer Geburt in diesen Ländern nichts zu deiner Geburtszeit hinzuzählen oder abzuziehen. Übertrage deinen Geburtspunkt sodann auf die Mondmonatsstreifen, für die du deine fruchtbarste Phase bestimmen willst. Diese Markierung gibt das Geschlecht des zukünftigen Kindes an, auch wenn es in einem fernen Land gezeugt wird. Sieh nun nach, in welcher Zeitzone dein Aufenthaltsland liegt. Wenn es sich östlich der MEZ-Zone befindet, so zähle die angegebene Stundenzahl zu der Markierung des fruchtbarsten Zeitpunktes hinzu, befindet es sich westlich der MEZ-Zone, so ziehe sie ab. Kennzeichne die so ermittelte Zeit ebenfalls mit einer waagerechten Linie. Diese Linie zeigt dir an, um wie viel Uhr, gemäß der Zeit in deinem Aufenthaltsland, dein fruchtbarster Zeitpunkt liegt.

Beispiel:
Du planst für August 2022 eine Reise nach Tokio. Die Übertragung deines Geburtspunktes hat ergeben, dass dein fruchtbarster Zeitpunkt auf den 21. August, 18:00 Uhr nachmittags fällt, und es im Falle einer Empfängnis zur Geburt eines Jungen käme. In Tokio ist es jedoch bereits 8 Stunden später als in Mitteleuropa, so dass deine fruchtbarste Phase nach japanischer Zeit am 22. August gegen 2:00 Uhr morgens auftritt. Obwohl sich dieser Zeitpunkt bereits in einem weiblichen Zeichen befindet, käme es auch in Tokio zur Zeugung eines Jungen, da der Fruchtbarkeitskalender nach Mitteleuropäischer Zeit berechnet ist.

Zeitzonen

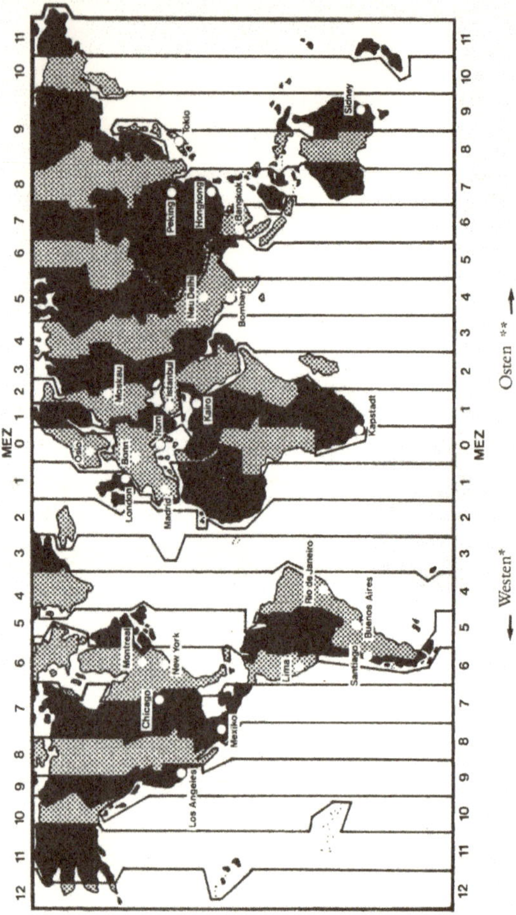

---

* Westen – Falls du in einem Land westlich der MEZ-Zone geboren bist, zähle die angegebene Stundenzahl zu deiner Geburtszeit zu.
Für einen Aufenthalt in einem Land westlich der MEZ-Zone, ziehe die angegebene Stundenzahl vom fruchtbarsten Zeitpunkt des jeweiligen Monats ab.

** Osten – Falls du in einem Land östlich der MEZ-Zone geboren bist, ziehe die angegebene Stundenzahl von deiner Geburtszeit ab.
Für einen Aufenthalt in einem Land östlich der MEZ-Zone, zähle die angegebene Stundenzahl zum fruchtbarsten Zeitpunkt des jeweiligen Monats hinzu.

Natürliche Empfängnisverhütung mittels der kosmobiologischen Methode

Die Anwendung der kosmobiologischen Methode zur Empfängnisverhütung bezieht sowohl den bekannten menstruellen Fruchtbarkeitszyklus als auch den Mondphasenzyklus in die Berechnung der empfängnisbereiten Tage mit ein. Zahlreiche Untersuchungsergebnisse belegen, dass nur auf diese Weise eine größtmögliche Sicherheit bei der natürlichen Empfängnisverhütung gegeben ist.

Der Mondphasenzyklus sollte auch berücksichtigt werden, wenn nach einer Schwangerschaft der menstruelle Zyklus noch nicht wieder eingesetzt hat oder wenn die Periode während der Wechseljahre bereits zeitweilig ausbleibt, damit es auch in dieser Zeit zu keiner ungewollten Schwangerschaft kommt.

Und so gehen wir praktisch vor:

Zuerst ermittle wie im vorherigen Kapitel beschrieben den fruchtbarsten Zeitpunkt innerhalb deines Mondphasenzyklus und kennzeichne ihn mit einem farbigen Stift. Die Lebensdauer des männlichen Samens wird allgemein mit ca. 3 Tagen angegeben. So ist eine Empfängnis an den 3 Tagen vor deiner fruchtbarsten Phase möglich. Wir rechnen sicherheitshalber noch einen Tag hinzu und markieren diese 4 Tage mit dem gleichen Stift, indem wir eine senkrechte Linie hindurchziehen, die wir mit einem kleinen, waagerechten Querstrich abschließen. Zähle nun noch einen halben Tag nach deiner fruchtbarsten Phase dazu und markiere ihn in der gleichen Weise. Wenn der Zeitpunkt deiner größten Fruchtbarkeit z. B. bei 12:00 Uhr mittags liegt, kannst du die Markierung 4 Tage zuvor gegen 12:00 Uhr mittags beginnen und um Mitternacht

des fruchtbarsten Tages enden lassen. An den gekennzeichneten Tagen solltest du enthaltsam sein oder ein Verhütungsmittel benutzen, um eine Empfängnis innerhalb des Mondphasenzyklus zu vermeiden.
Trage nun zusätzlich jeden Monat den Beginn deiner Monatsblutung in den Fruchtbarkeitskalender ein. Du kannst ihn z. B. mit einem Kreuz markieren. Benutze dazu eine andere Farbe.

Der Eisprung findet jeweils ca. 14 Tage vor dem Beginn der folgenden Menstruation statt, unabhängig von der Dauer des individuellen Zyklus. (Die Länge eines Menstruationszyklus wird vom 1. Tag einer Periode bis zum 1. Tag der folgenden Periode berechnet.) Um den Zeitpunkt des Eisprungs in etwa vorauszubestimmen, ziehe also zunächst von der durchschnittlichen Länge deines Zyklus 14 Tage ab. Wenn dein Zyklus z. B. 28-30 Tage dauert, so beträgt der Mittelwert 29 Tage. Ziehst du von diesen 29 Tagen 14 Tage ab, so verbleiben 15 Tage. Das bedeutet, dass dein Eisprung ca. 15 Tage nach Beginn deiner Monatsblutung stattfinden wird. Bei einer durchschnittlichen Zykluslänge von 29 Tagen zählst du daher jeweils 15 Tage zum 1. Tag deiner Periode hinzu, um den voraussichtlichen Zeitpunkt deines Eisprungs zu bestimmen. Bei einer Zykluslänge von 27 Tagen wären jeweils 13 Tage zum 1. Tag der Menstruation hinzuzuzählen, bei einer Länge von 32 Tagen wären es 18 Tage usw. Kennzeichne diesen Tag deines voraussichtlichen Eisprungs wiederum mit einem Kreuz. Als nächstes markiere die 6 davorliegenden Tage und die 4 folgenden Tage wie zuvor mit einer senkrechten Linie, die du mit einem kleinen Querstrich abschließt. Auch an diesen Tagen solltest du enthaltsam sein, um eine Empfängnis zu vermeiden.

Die Mehrzahl der Frauen, die die kosmobiologische Methode zur Empfängnisverhütung anwenden, begnügen sich mit einer Sicherheitsperiode von je 4 Tagen vor und 2 Tagen nach dem voraussichtlichen Eisprungstermin. Auch auf diese

Beispiel, wie ein individuell markierter Monatsstreifen nach Anbringung der Einträge aussehen kann:

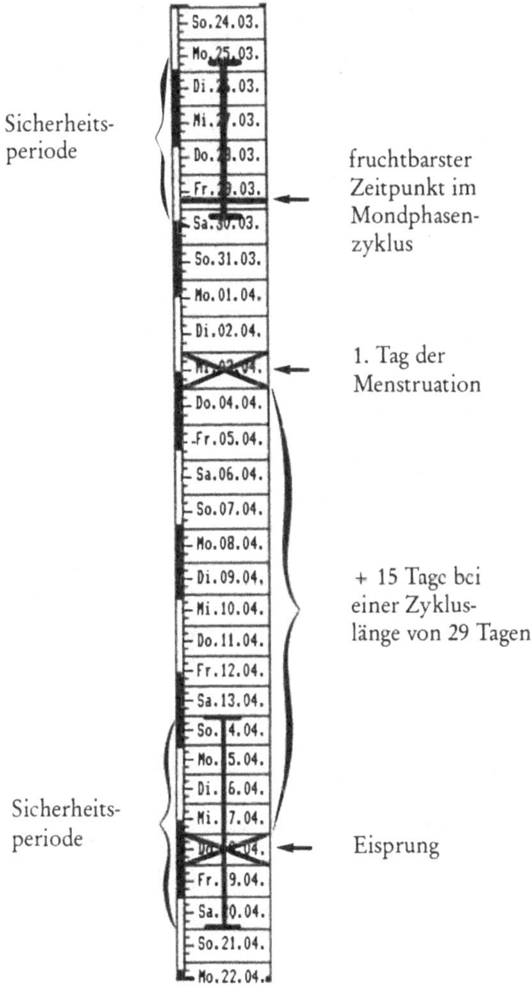

Weise ist gemäß den vorliegenden Untersuchungsergebnissen noch eine Sicherheitsquote von 96 % gegeben, die dem Sicherheitsfaktor mancher Pillenpräparate entspricht.

Einige Frauen spüren den Zeitpunkt ihres Eisprungs recht genau. In diesem Fall kannst du die Phase deiner Enthaltsamkeit weiter verkürzen, indem du für die Zeit nach dem Eisprung nur einen Tag berechnest. Das gleiche gilt, falls du mit Hilfe der Temperaturmethode oder der kombinierten Temperatur-Schleimmethode den Zeitpunkt deines Eisprungs recht exakt ermittelst.

Wie bei jeder natürlichen Methode der Empfängnisverhütung musst du also auch hierbei eine gewisse Zeit der Enthaltsamkeit einhalten, falls du an den empfängnisbereiten Tagen keine künstlichen Verhütungsmittel einsetzen willst. Wir denken aber, dass eine Periode der Enthaltsamkeit auch viele Vorteile bringen kann. In unserer Konsumgesellschaft gilt zwar der sofortige Genuss als eines der höchsten Güter, diese Einstellung hat jedoch in vielen Bereichen des Lebens zu einer Übersättigung geführt und damit zu einer Abnahme der allgemeinen Lebensfreude. In vielen Kulturen – vorwiegend im östlichen Raum – wusste man hingegen seit Jahrtausenden, dass jeder Genuss enorm gesteigert werden kann, wenn ihm eine Zeit der bewussten und freiwilligen Enthaltsamkeit vorausging. Sehr einfach lässt sich dieses Prinzip am Beispiel unserer Essgewohnheiten demonstrieren. Wenn wir einmal so richtig hungrig sind, schmeckt uns das Essen sehr viel besser und ist viel befriedigender, als wenn wir von der letzten Mahlzeit oder von Naschereien zwischendurch noch ganz satt sind. Wer einmal gefastet hat weiß, welch ein Genuss zum Beispiel ein einfacher Apfel sein kann. Ganz ähnlich ergeht es uns, wenn wir von einem geliebten Lebenspartner eine Zeit lang getrennt waren. Beim Wiedersehen können wir ihn häufig wieder viel mehr schätzen. Wir entdecken vielleicht all die liebenswerten kleinen Dinge aufs Neue, die uns am Beginn der Partnerschaft so viel Freude bereitet haben, und wir erleben das Zusammensein viel bewusster und intensiver als zuvor.

Nicht anders verhält es sich auch mit der Sexualität. Eine Phase der freiwilligen Enthaltsamkeit kann das sexuelle Beisammensein mehr vertiefen und erfüllender werden lassen als manches andere Mittel zur Steigerung der sexuellen Empfindsamkeit. Natürlich ist hierbei eine liebevolle Kooperation von Seiten des Partners notwendig.

Wenn nun darüber hinaus bei der sexuellen Vereinigung beide Partner ohne die Anwendung künstlicher Mittel sicher sein können, dass es zu keiner unerwünschten Empfängnis kommt, so ist damit zweifellos eine der wichtigsten Voraussetzungen für eine erfüllende sexuelle Partnerschaft gegeben.

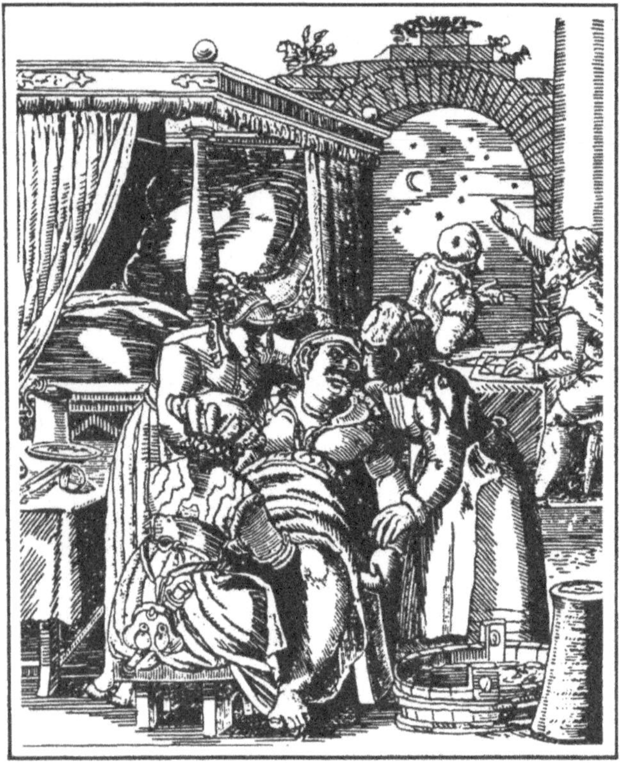

Wie hier in einem Holzschnitt von 1587 dargestellt, spielt die exakte Geburtszeit, bzw. die Gestirnkonstellation zu dieser Zeit für spätere Berechnungen astrologischer Art eine wichtige Rolle. Die Abbildung zeigt zwei Sternkundige, welche den genauen Gestirnsstand zur Zeit der Geburt festlegten, während die Hebammen mit der Geburt des Kindes beschäftigt waren.

Die Anwendung der kosmobiologischen Methode, um eine sichere Empfängnis herbeizuführen

»Kinder sind eine Brücke zum Himmel.«
(Persisches Sprichwort)

Ein Kind zu bekommen bedeutet auch heute noch für viele Menschen die Erfüllung ihrer Partnerschaft. Ein Kind macht aus einer Linie, welche die beiden Pole »Mann« und »Frau« verbindet, ein Dreieck. Es fügt einer Partnerschaft ein drittes Element hinzu, das die Verbindung stabilisieren, bereichern und mit mehr Inhalt füllen kann. Ein Kind weckt Gefühle der Fürsorge, der Selbstlosigkeit und der Liebe in den Eltern, wenn diese sich für die Aufgabe der Elternschaft öffnen und sie bejahen. So kann es entscheidend zur inneren Entwicklung beider Partner beitragen. Auf der anderen Seite können die Eltern der kleinen Seele, die sich ihnen anvertraut hat, auf optimale Weise helfen, ihr inneres Potenzial an Glück und Liebe zu entfalten. Es sind ja gerade die gewollten und erwünschten Kinder, die die größte Chance haben, zu glücklichen, offenen und lebensbejahenden Menschen heranzuwachsen. So ist es für viele Ehepaare ein großer Kummer, wenn sich der ersehnte Nachwuchs nicht einstellt. Aus Statistiken geht hervor, dass dies etwa bei jeder 6. Ehe der Fall ist und es wurden viele, zum Teil recht abenteuerliche Wege beschritten, um kinderlosen Ehepaaren doch noch zu dem erwünschten Baby zu verhelfen – von Leihmüttern bis hin zur Befruchtung im Reagenzglas. Oft werden weder Kosten noch Mühen gescheut bei dem Versuch, der Natur mit künstlichen Mitteln und Eingriffen nachzuhelfen.

In vielen Fällen bleibt der Nachwuchs trotz organischer Gesundheit beider Partner aus. Hier wurden nun mit der kosmobiologischen Methode sehr gute Erfolge erzielt. Durch die einfache Beachtung und praktische Anwendung des Grundsatzes, dass eine Frau dann am fruchtbarsten ist, wenn sich die Mondphase ihrer eigenen Geburt wiederholt, kam es häufig schon in den ersten 3 Monaten zu einer Empfängnis. Nach 8 Monaten war in den allermeisten Fällen ein Baby unterwegs, auch wenn ein Paar bereits mehrere Jahre lang vergeblich versucht hatte, eine Schwangerschaft herbeizuführen.

Gemäß den Untersuchungsergebnissen von Dr. Jonas an tausenden von Frauen fallen ca. 85 % der fruchtbarsten Tage in den Mondphasenzyklus und ca. 15 % in den menstruellen Zyklus.

In seltenen Fällen dauert es jedoch trotz Anwendung der kosmobiologischen Methode länger als ein Jahr, bis es zu einer Empfängnis kommt. Hier liegen zumeist seelische Ursachen vor. Falls du schon lange vergeblich auf Nachwuchs wartest, solltest du dich also auch einmal fragen, ob du innerlich wirklich schon zu einer Schwangerschaft bereit bist oder ob du vielleicht nur die Erwartungen anderer oder der Gesellschaft erfüllen willst. Eventuell fühlst du dich im Innersten noch nicht reif, die Aufgabe einer Mutter zu erfüllen, auch wenn du dies vor dir selbst wie auch vor den anderen nicht zugeben magst. Unbewusste seelische Hemmnisse können eine körperliche Verkrampfung hervorrufen, die wiederum eine Empfängnis verhindern kann.

Vielleicht bist du auch nach vielen vergeblichen Versuchen unter einen gewissen Erfolgsdruck geraten. Zwang und Druck machen uns jedoch eng, und wer eng ist, kann nur schwer empfangen. Nur wenn du dich so weit wie möglich öffnest, kannst du frei entgegennehmen. Und erzwingen lässt sich keine Schwangerschaft. Empfangen ist wie die Empfängnis ein passiver Akt. So lass als erstes von deinem inneren Druck los, der dir sagt, dass du unbedingt schwanger werden musst. Und zweitens: Hab ein wenig mehr Vertrauen in die bestehenden Naturgesetze und wende sie sinnvoll an. Das ganze Universum funktioniert auf der Grundlage natürlicher Gesetzmäßigkeiten, da braucht nichts künstlich manipuliert zu werde – nur die bestehenden Rhythmen wollen eingehalten und beachtet sein.

Es gibt verschiedene wirkungsvolle Möglichkeiten, die dir auf ganz natürliche Weise helfen können, dich auf die inneren Rhythmen einzustimmen, Verkrampfungen zu lösen, dich zu öffnen und empfängnisbereit zu werden. Entspannungsübungen, Meditation oder die natürliche Heilkunst des Reiki sind einige davon. Sie können darüber hinaus dazu beitragen, Schwangerschaft, Geburt und Elternschaft zu einem entspannten und erfüllenden Erlebnis werden zu lassen, wovon auch dein Kind profitieren wird. Oft kommt ja erst dann eine wirksame Hilfe von außen, wenn die innere Bereitschaft dazu gewachsen ist.

Ganz ähnlich erging es z. B. Shalila selbst, die kurz bevor dieses Buch in Druck ging mit knapp vierzig Jahren ihr erstes Baby zur Welt brachte. Niemand hatte mehr damit gerechnet, zumal auch bei ihren älteren Geschwistern kein Nachwuchs kam. Nun sind alle sehr glücklich mit dem kleinen Wesen, und Shalila würde sich sehr freuen, dieses Glück mit vielen anderen Paaren teilen zu können.

Hier nun die Anwendung der kosmobiologischen Methode, um eine sichere Empfängnis herbeizuführen:

Nachdem du wie zuvor beschrieben den Zeitpunkt deiner größten Fruchtbarkeit für jeden Monat gekennzeichnet hast, zähle von diesem Zeitpunkt aus 3 Tage zurück und markiere diese 3 Tage mit einer senkrechten Linie, die du mit einem kleinen Querstrich abschließt. Wenn Ihr in diesem Zeitraum sexuell zusammen seid, wird es mit größter Wahrscheinlichkeit zu einer Empfängnis kommen. Der günstigste Zeitpunkt für eine Zeugung liegt jedoch in den 24 Stunden vor deinem fruchtbarsten Punkt.

Falls dein Partner eine verringerte Anzahl lebensfähiger Spermien besitzt oder seine Spermien in ihrer Beweglichkeit eingeschränkt sind, solltet Ihr Euer Beisammensein für maximal 12 bis 15 Stunden vor dem fruchtbarsten Zeitpunkt einplanen.

Wie zuvor erwähnt ist die größte Chance zu einer Empfängnis dann gegeben, wenn der bekannte, biologische Eisprung zur gleichen Zeit mit dem Mondphaseneisprung auftritt. Wenn dies bei dir einmal der Fall sein sollte, nutze diese Chance.

Es gibt jedoch auch Fälle, in denen die fruchtbarste Phase (nach der kosmobiologischen Methode) immer wieder mit der Monatsblutung zusammenfällt. Da die meisten Paare während der Menstruation keinen Geschlechtsverkehr haben, ist es möglicherweise aus diesem Grund bisher zu keiner Empfängnis gekommen. Falls der Wunsch nach einem Kind in Euch sehr groß ist, solltet Ihr es dennoch einmal während dieser Zeit versuchen.

Wenn es zu einer Schwangerschaft gekommen ist, kannst du den Fruchtbarkeitskalender auch dazu benutzen, den Geburtstermin ziemlich exakt zu bestimmen. Eine normal verlaufende Schwangerschaft dauert im Durchschnitt genau 9 synodische Mondmonate (oder 265,5 Tage) vom Zeitpunkt der Empfängnis an gerechnet. Lege also deine Schablone einfach 9 Mondmonate nach dem Zeugungstermin an und übertrage den Punkt der größten Fruchtbarkeit auf diesen Monat. Nun kannst du den voraussichtlichen Geburtstermin ganz leicht ablesen. Die gleiche Methode kannst du benutzen, wenn es zum Zeitpunkt des bekannten, biologischen Eisprungs zu einer Empfängnis kam. Gehe von diesem Zeitpunkt aus einfach auf der gleichen Höhe 9 Mondmonatsstreifen weiter vor.

Viele Geburten erfolgen heute nicht zu dem vom Arzt errechneten Termin. Dabei wird eine Abweichung von bis zu 10 Tagen noch als normal angesehen. In vielen dieser Fälle ist das Baby wahrscheinlich termingerecht erschienen, nur fand die Zeugung zum fruchtbarsten Zeitpunkt des Mondphasenzyklus statt, und der kann bis zu zwei Wochen von dem menstruellen Zyklus abweichen, auf dessen Grundlage die Ärzte den Geburtstermin errechnen. Es ist anzunehmen, dass schon manche Geburt aus diesem Grund unnötigerweise vorzeitig eingeleitet wurde.

Das Kind weiß in der Regel selbst am besten, wann es zur Welt kommen will, denn es lebt noch viel mehr im Einklang mit den kosmischen Rhythmen und Gesetzmäßigkeiten als wir. Solange keine medizinische Notwendigkeit zu einer vorzeitigen Einleitung vorliegt, solltest du daher dem kleinen Wesen in dir ruhig vertrauen, auch wenn der Arzt einen anderen Geburtstermin errechnet hat.

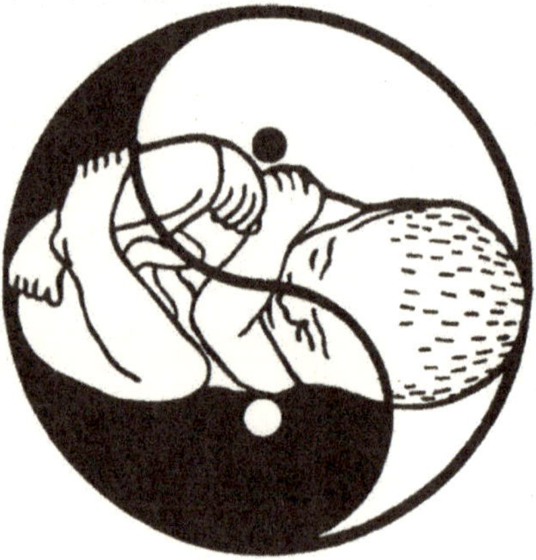

Die Wahl des Geschlechts

Wenn man eine einfache Möglichkeit besitzt, das Geschlecht seines zukünftigen Kindes frei zu wählen, dann stellt sich manchem die Frage, ob dies auch sinnvoll sei. Sollte man das Geschlecht seines Kindes nicht lieber dem »Zufall« bzw. »Mutter Natur« überlassen? Wir denken, wenn einem Ehepaar beide Geschlechter gleichermaßen willkommen sind, ist diese Einstellung richtig und gut. Es gibt jedoch viele Menschen, bei denen der Wunsch, nur einen Jungen oder nur ein Mädchen zu bekommen, sehr ausgeprägt ist. Dies ist besonders bei Ehepaaren verständlich, denen schon eine Anzahl Kinder des gleichen Geschlechts geboren wurden. Der Wunsch nach einem bestimmten Geschlecht kann jedoch unter Umständen so stark sein, dass das Kind sich bereits im Mutterleib abgelehnt fühlt, nur weil es diesem Wunsch nicht entspricht. Auch später wird dieses Kind immer das Gefühl behalten, dass etwas mit ihm »nicht stimmt« oder dass es in irgendeiner Weise versagt hat. Die Tatsache, dass die meisten Eltern sich sehr bemühen, ihre Enttäuschung darüber zu verbergen, dass z. B. das herbeigesehnte Mädchen ein Junge geworden ist, ändert in der Regel wenig an diesem inneren Gefühl. Die seelischen Folgen können sich für das Kind ein Leben lang auswirken. Es kann ein gestörtes Sozialverhalten entwickeln oder sogar eine Unsicherheit gegenüber der eigenen, geschlechtlichen Identität.

Der Psychiater Dr. Thomas Verny stellt in seinem Buch »Das Seelenleben des Ungeborenen« fest, dass die ausgesprochen günstigste Konstellation für eine gesunde Persönlichkeitsentwicklung dann gegeben ist, wenn die Mutter eine positive Einstellung zur Schwangerschaft hatte und wenn das Kind vom gewünschten Geschlecht war.

Manchmal hörten wir auch das Argument, dass bei einer frei bestimmbaren Geschlechtswahl die Anzahl der geborenen Jungen doch bei weitem überwiegen müsse. Umfassende Studien zu diesem Problem zeigen, dass in den Ländern Europas und der USA der Wunsch nach einem Jungen als erstem Kind tatsächlich in einem gewissen Maße überwiegt. Als zweites Kind wird in diesem Fall jedoch fast immer ein Mädchen gewünscht, so dass das Gleichgewicht schnell wieder hergestellt sein würde.

In den sogenannten Entwicklungsländern sieht die Situation etwas anders aus. Dort ist es häufig üblich, dass die Söhne ihre Eltern im Alter versorgen. Ein Mädchen zu verheiraten kostet hingegen oft eine Menge Geld. So ist dort ein Junge in den Augen der meisten Ehepaare sehr viel mehr »wert« und es wird nicht selten als ein Unglück betrachtet, wenn in einer Familie nur Mädchen geboren werden. In China, wo der Staat in strikter Form bis Ende 2015 versuchte, die Ein-Kind-Ehe durchzusetzen, kam es sogar schon zu Kindestötungen, wenn das Neugeborene ein Mädchen war.

Was aber würde geschehen, wenn in einem Land in Zukunft überwiegend Jungen gezeugt würden? Die wenigen Mädchen wären schon bald sehr begehrt und würden in ihrem Ansehen und ihrem sozialen Wert enorm wachsen. Womöglich müsste dann ein junger Mann eine hohe Mitgift zahlen und die Eltern seiner Braut mitversorgen, um überhaupt eines der rar gewordenen Mädchen heiraten zu können. So würde sogar in diesem Fall von »Mutter Natur« bald wieder ein Ausgleich geschaffen sein.

Doch auch wenn einem Ehepaar ein Mädchen ebenso willkommen ist wie ein Junge, kann es von Vorteil sein, das Geschlecht des werdenden Kindes zu kennen. Die Eltern könnten sich innerlich viel besser auf seine geschlechtsspezifische Eigenart einstellen und das Kind wird sich vom ersten Augenblick seines Lebens im Mutterleib an rundum akzeptiert und angenommen fühlen.

So denken wir, dass es in vielen Fällen sinnvoll ist, das Geschlecht des zukünftigen Kindes selbst zu bestimmen oder zumindest zu kennen.

Da jedoch auch die kosmobiologische Methode zur Geschlechtsbestimmung keine 100%ige Sicherheit bietet, ist es beim Auftreten einer Schwangerschaft in jedem Fall klug, weiterhin für beide Geschlechter offen zu sein, um eine Enttäuschung zu vermeiden. Es mag z. B. vorkommen, dass trotz deines großen Wunsches nach einem Jungen aus irgendeinem Grund unbedingt ein kleines Mädchen zu dir kommen will, und dass es sich ungeachtet der besten Vorkehrungen von deiner Seite auf irgendeine Weise »einschmuggelt«, wenn dies auch bei Anwendung der kosmobiologischen Methode nur selten der Fall ist.

Du kannst im angegliederten Fruchtbarkeitskalender sehr einfach ablesen, ob es zu einem bestimmten Zeitpunkt mit 98%iger Wahrscheinlichkeit zur Zeugung eines Jungen oder eines Mädchens kommen wird. Am linken Rand jedes abgebildeten Mondmonats findest du einen schmalen, senkrechten Streifen, der abwechselnd schwarz und weiß gezeichnet ist. Wie bereits beschrieben, wechselt der Mond auf seiner Bahn ca. alle zweieinhalb Tage zwischen einem weiblichen und einem männlichen astrologischen Zeichen. Seine Wanderung durch ein weibliches Sternbild ist in diesem Streifen durch die schwarzen Abschnitte gekennzeichnet (Yin), seine Wanderung durch ein männliches Sternbild durch die weißen Abschnitte (Yang).

Wenn der Zeitpunkt deiner größten Fruchtbarkeit nun in einen schwarzen Bereich des Streifens fällt, so wird es mit 98%iger Wahrscheinlichkeit zur Zeugung eines Mädchens kommen, fällt er hingegen in einen weißen Bereich, kommt es zur Zeugung eines Jungen. Um bei der Geschlechtsbestimmung die größtmögliche Sicherheit zu erreichen, sollte das gewünschte Geschlecht möglichst schon einen Tag vor und noch sechs Stunden nach dem fruchtbarsten Zeitpunkt angezeigt sein.

Wenn die fruchtbarsten Phasen beider Zyklen zeitlich sehr eng zusammenliegen, kann die Geschlechtsbestimmung ungenau werden, da zwischen beiden Phasen das astrologische Zeichen gewechselt haben kann. Dies solltest du bedenken, wenn der Wunsch nach einem bestimmten Geschlecht in dir sehr stark ist. Falls du deine Geburtszeit nicht kennst und daher deinen Geburtspunkt wie zuvor beschrieben auf 12:00 Uhr mittags festgelegt hast, musst du auch dies bei der Geschlechtswahl beachten. Suche dir ein Zeugungsdatum heraus, bei dem deine fruchtbarste Phase möglichst weit im Mittelbereich des gewünschten Geschlechts liegt.

Wenn du die Geschlechtswahl anwendest, solltest du daran denken, dass es die Natur selbst ist, die uns diese Möglichkeit

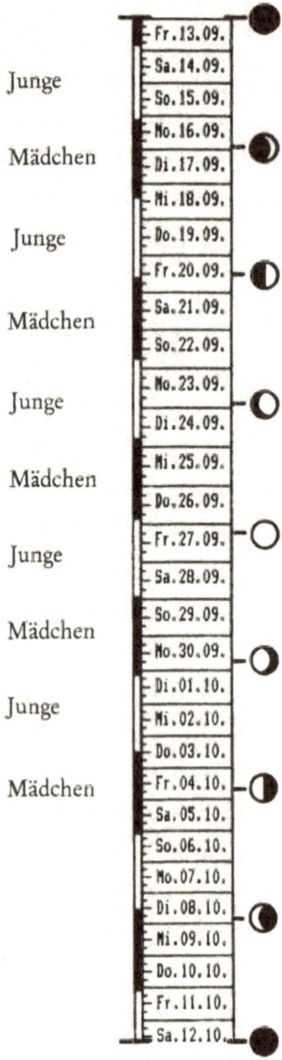

durch die Beachtung ihrer Gesetzmäßigkeiten gegeben hat. Sie ist somit kein künstlicher Eingriff, sondern steht im Einklang mit einer verantwortungsvollen, bewussten Lebensgestaltung in Harmonie mit den kosmischen Rhythmen der Natur. Mit der freibestimmbaren Geschlechtswahl wird dir eine Verantwortung übertragen, die du früher dem sogenannten Zufall überlassen hast und wir wünschen dir, dass diese neugewonnene Verantwortung zu deinem eigenen Glück wie auch zum Glück deines Kindes beitragen wird.

Die Überprüfung – Mädchen oder Junge?

Ist eine Schwangerschaft eingetreten, so möchtest du vielleicht wissen, ob sich die kosmobiologische Methode zur Geschlechtsbestimmung bestätigt hat. Zwar ist die statistische Erfolgsquote von 98 % sehr hoch, gibt aber dennoch keine völlige Gewissheit.

Nun, zunächst gibt es ja, wie allgemein bekannt, die Möglichkeit der Ultraschall-Untersuchung, um das Geschlecht festzustellen. Dieses Verfahren ist jedoch erst ab der 14. Schwangerschaftswoche erlaubt (GenDG).

Wer nicht so lange warten will oder eine natürliche Methode bevorzugt, dem bietet auch hier »Mutter Natur« eine weise Lösung an. Das System benutzten schon die alten Ägypter 1.300 Jahre v. Chr., und auch neuere empirische Untersuchungen bestätigten, dass sich das Geschlecht des Kindes bereits in den ersten beiden Schwangerschaftsmonaten durch den folgenden, einfachen Test bestimmen lässt.

Wir benötigen dazu Weizen und Gerste, möglichst ohne chemische Zutaten, also aus natürlichem Anbau. Sodann füllen wir je ein Stoffteesieb (oder einen ähnlichen Stoffbeutel) mit Weizen und eines mit Gerste und kennzeichnen sie zur späteren Unterscheidung, z. B. durch einen roten und blauen Stofffaden. Die Schwangere setzt dem Gießwasser jeweils ein wenig von ihrem Urin hinzu und beobachtet nun, welches Getreide schneller aufkeimt, bzw. ein stärkeres Wachstum ausweist. Ist es der Weizen, so wird es ein Junge, keimt die Gerste schneller und stärker, so wird es ein Mädchen. Wir können uns merken: »der« Weizen = männlich, »die« Gerste = weiblich.

Diesem Testverfahren wird eine Zuverlässigkeit um 90 % zugeschrieben. Nimmt die Schwangere jedoch eine größere Menge an hormonähnlichen Stoffen auf, wie z. B. über bestimmte Kosmetika, Plastikverpackungen von Lebensmitteln, Umweltchemikalien oder hormonell wirksame Medikamente, mag dieser Test einer Verfälschung unterliegen. Zur Sicherheit kannst du dieses Testverfahren auch mehrmals durchführen, und vielleicht zeigst du später einmal deinem Kind die Stelle, wo nun Jahr für Jahr einige Getreidehalme in deinem Garten wachsen.

Ähnlich wie die kosmobiologische Methode ist auch dieses einfache und natürliche Verfahren kaum bekannt, obwohl es jede Schwangere ohne weitere Kosten durchführen könnte. So darfst du auch dieses Wissen gerne freizügig weitergeben!

Bestimmung der Vaterschaft

Mehrmals wurden wir gefragt, ob es mit Hilfe der kosmobiologischen Methode nicht auch möglich sei, den Vater eines Kindes zu ermitteln, wenn eine Frau mit verschiedenen Männern sexuellen Verkehr hatte. Diese Situation bereitet den betroffenen Frauen oft sehr große Schwierigkeiten und bringt sie nicht selten in allerlei Konflikte.

Tatsächlich bietet uns die kosmobiologische Methode hier eine gewisse Chance, auch wenn die folgende Methode nicht in jedem Falle anwendbar ist. Die beste Voraussetzung wäre eine Tagebuchaufzeichnung über den infrage kommenden Zeitraum, mit genauen Daten »wann mit wem«, und etwaiger Uhrzeit. Ansonsten hilft auch ein sehr gutes Gedächtnis.

Nun markiere im Fruchtbarkeitskalender den betreffenden Zeitraum auf die gleiche Weise, als wolltest du eine Schwangerschaft verhüten. (Dieser Vorgang wurde in den Vorkapiteln klar dargestellt und möglicherweise ist dein Fruchtbarkeitskalender schon entsprechend markiert.) Als nächstes kennzeichne im Fruchtbarkeitskalender möglichst exakt, wann du mit welchem Partner zusammen warst. Nun kannst du ablesen, welcher Geschlechtsverkehr in eine fruchtbare Phase fiel. Hierbei ist jedoch zu beachten, dass die männlichen Spermien ca. 3 Tage lebensfähig und somit befruchtungsfähig sind. Falls du jedoch an einem Tag mehrere Partner hattest, gibt es durch dieses System kaum eine Chance, den Vater zu ermitteln.

Falls du während beider Fruchtbarkeitsphasen Geschlechtsverkehr hattest, z.B. mit Partner A in der fruchtbarsten Zeit des Mondphasenzyklus und mit Partner B um die Zeit des biologischen Eisprungs, kannst du eventuell an dem Geschlecht des geborenen Kindes erkennen, wer der Vater ist: Ist das Geschlecht ein anderes als im Mondphasenzyklus angezeigt, kommt für die Zeugung mit großer Wahrscheinlichkeit Partner B in Frage, mit dem du zur Zeit des biologischen Eisprungs zusammen warst. (Für den Termin des biologischen Eisprungs kommen hingegen beide Geschlechter infrage, da dieser Termin in den seltensten Fällen ganz exakt zu bestimmen ist.) Dies mag zwar etwas kompliziert klingen, dennoch gelang uns hierdurch schon in einigen Fällen eine klare Bestimmung der Vaterschaft. Im juristischen Sinne wird solch eine Berechnung zumindest zurzeit kaum Anerkennung finden. Dennoch mögen diese Tipps so mancher Frau weiterhelfen, den Vater ihres Kindes zu ermitteln.

Symbolerklärung

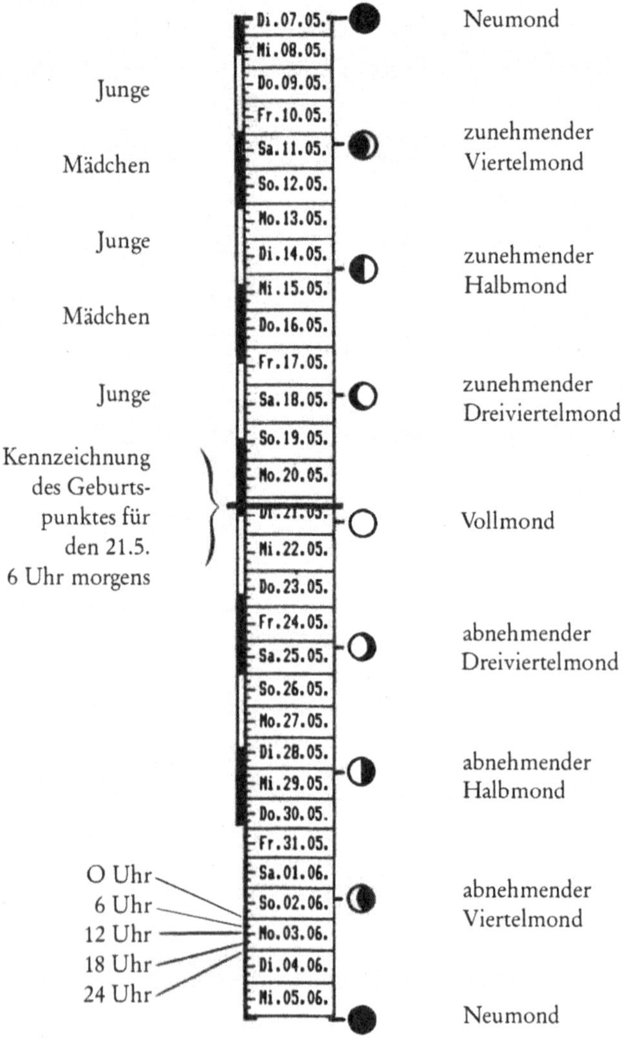

Kosmobiologischer Fruchtbarkeitskalender

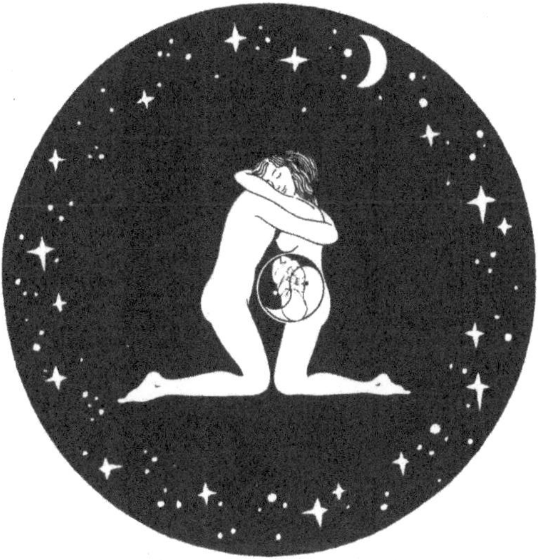

1970 – 2035

Das System dieses Fruchtbarkeitskalenders ist urheberrechtlich geschützt und unterliegt den internationalen Rechtsschutzbestimmungen.

Januar 1970 – Juni 1970

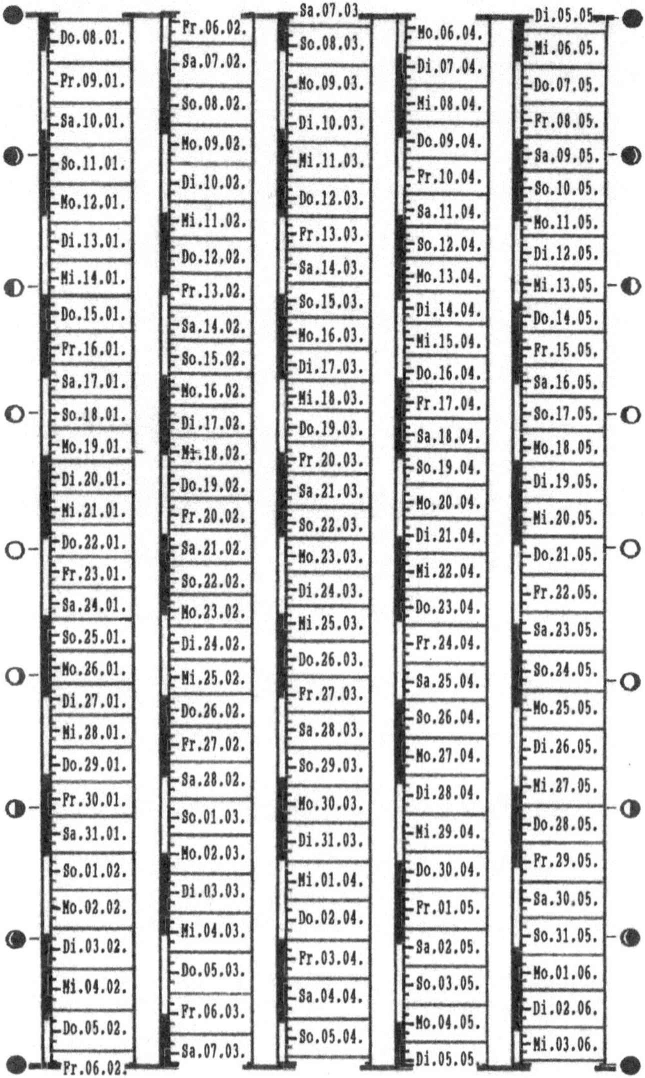

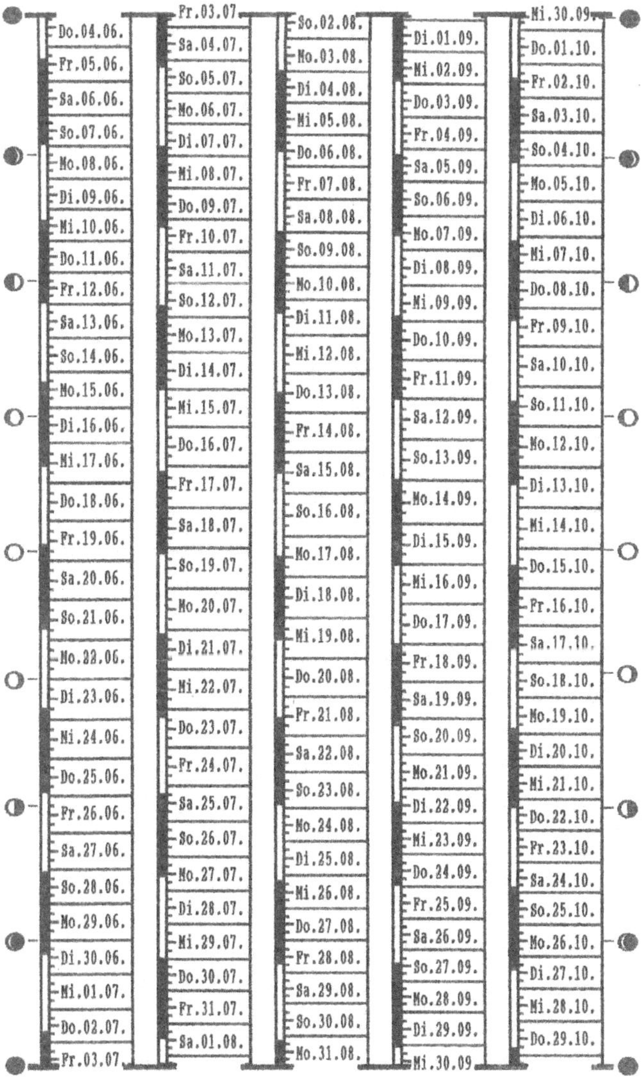
Do.04.06.
Fr.05.06.
Sa.06.06.
So.07.06.
Mo.08.06.
Di.09.06.
Mi.10.06.
Do.11.06.
Fr.12.06.
Sa.13.06.
So.14.06.
Mo.15.06.
Di.16.06.
Mi.17.06.
Do.18.06.
Fr.19.06.
Sa.20.06.
So.21.06.
Mo.22.06.
Di.23.06.
Mi.24.06.
Do.25.06.
Fr.26.06.
Sa.27.06.
So.28.06.
Mo.29.06.
Di.30.06.
Mi.01.07.
Do.02.07.
Fr.03.07
Fr.03.07
Sa.04.07.
So.05.07.
Mo.06.07.
Di.07.07.
Mi.08.07.
Do.09.07.
Fr.10.07.
Sa.11.07.
So.12.07.
Mo.13.07.
Di.14.07.
Mi.15.07.
Do.16.07.
Fr.17.07.
Sa.18.07.
So.19.07.
Mo.20.07.
Di.21.07.
Mi.22.07.
Do.23.07.
Fr.24.07.
Sa.25.07.
So.26.07.
Mo.27.07.
Di.28.07.
Mi.29.07.
Do.30.07.
Fr.31.07.
Sa.01.08.
So.02.08.
Mo.03.08.
Di.04.08.
Mi.05.08.
Do.06.08.
Fr.07.08.
Sa.08.08.
So.09.08.
Mo.10.08.
Di.11.08.
Mi.12.08.
Do.13.08.
Fr.14.08.
Sa.15.08.
So.16.08.
Mo.17.08.
Di.18.08.
Mi.19.08.
Do.20.08.
Fr.21.08.
Sa.22.08.
So.23.08.
Mo.24.08.
Di.25.08.
Mi.26.08.
Do.27.08.
Fr.28.08.
Sa.29.08.
So.30.08.
Mo.31.08.
Di.01.09.
Mi.02.09.
Do.03.09.
Fr.04.09.
Sa.05.09.
So.06.09.
Mo.07.09.
Di.08.09.
Mi.09.09.
Do.10.09.
Fr.11.09.
Sa.12.09.
So.13.09.
Mo.14.09.
Di.15.09.
Mi.16.09.
Do.17.09.
Fr.18.09.
Sa.19.09.
So.20.09.
Mo.21.09.
Di.22.09.
Mi.23.09.
Do.24.09.
Fr.25.09.
Sa.26.09.
So.27.09.
Mo.28.09.
Di.29.09.
Mi.30.09
Mi.30.09
Do.01.10.
Fr.02.10.
Sa.03.10.
So.04.10.
Mo.05.10.
Di.06.10.
Mi.07.10.
Do.08.10.
Fr.09.10.
Sa.10.10.
So.11.10.
Mo.12.10.
Di.13.10.
Mi.14.10.
Do.15.10.
Fr.16.10.
Sa.17.10.
So.18.10.
Mo.19.10.
Di.20.10.
Mi.21.10.
Do.22.10.
Fr.23.10.
Sa.24.10.
So.25.10.
Mo.26.10.
Di.27.10.
Mi.28.10.
Do.29.10.

Oktober 1970 – März 1971

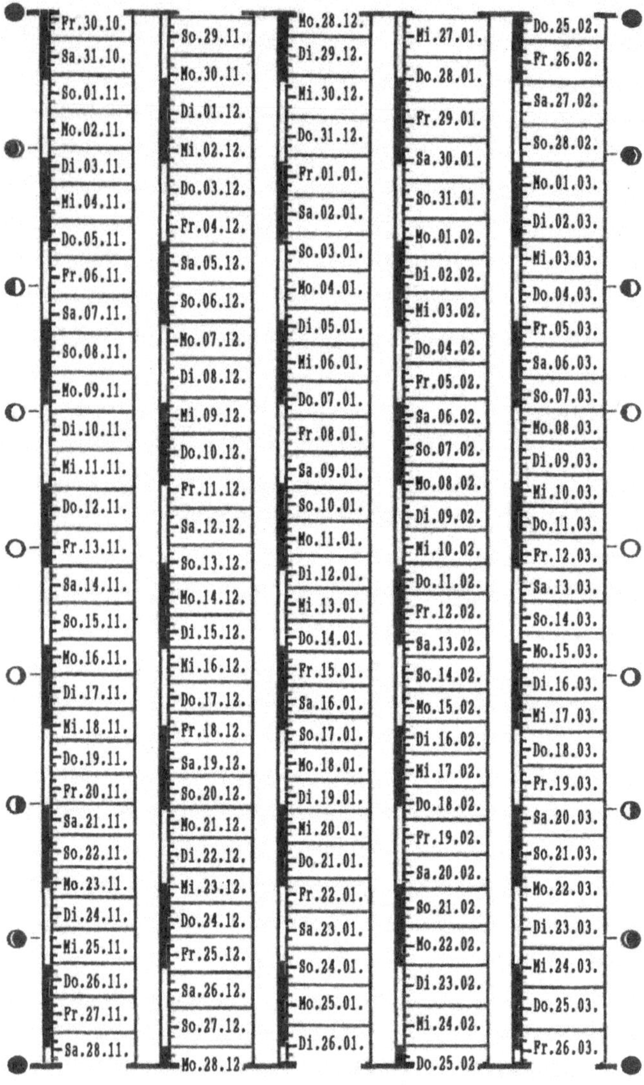

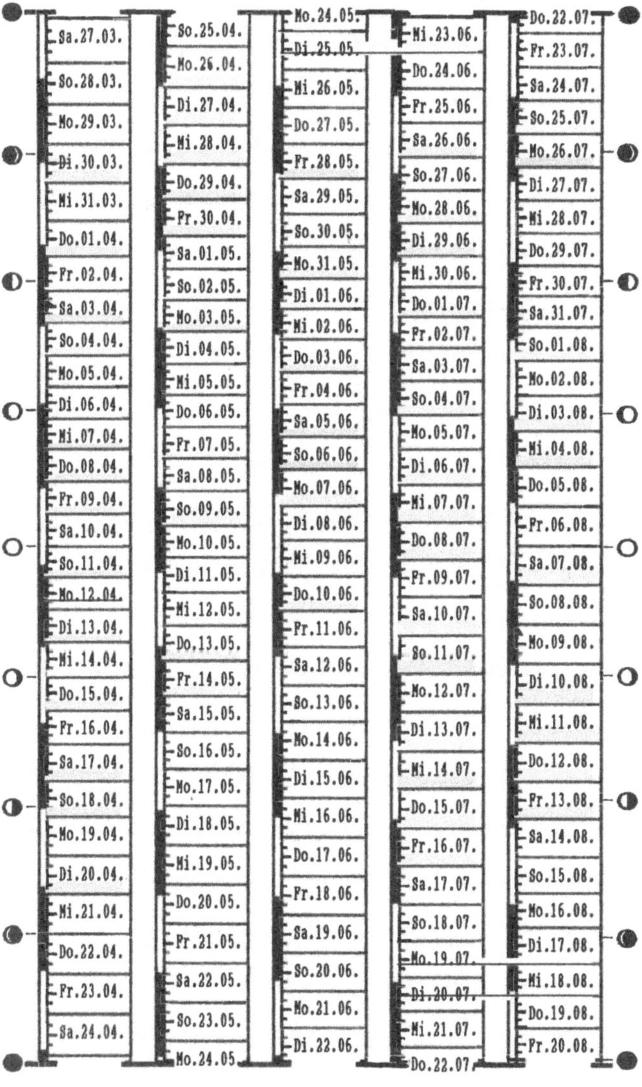
Sa.27.03.
So.28.03.
Mo.29.03.
Di.30.03.
Mi.31.03.
Do.01.04.
Fr.02.04.
Sa.03.04.
So.04.04.
Mo.05.04.
Di.06.04.
Mi.07.04.
Do.08.04.
Fr.09.04.
Sa.10.04.
So.11.04.
Mo.12.04.
Di.13.04.
Mi.14.04.
Do.15.04.
Fr.16.04.
Sa.17.04.
So.18.04.
Mo.19.04.
Di.20.04.
Mi.21.04.
Do.22.04.
Fr.23.04.
Sa.24.04.
So.25.04.
Mo.26.04.
Di.27.04.
Mi.28.04.
Do.29.04.
Fr.30.04.
Sa.01.05.
So.02.05.
Mo.03.05.
Di.04.05.
Mi.05.05.
Do.06.05.
Fr.07.05.
Sa.08.05.
So.09.05.
Mo.10.05.
Di.11.05.
Mi.12.05.
Do.13.05.
Fr.14.05.
Sa.15.05.
So.16.05.
Mo.17.05.
Di.18.05.
Mi.19.05.
Do.20.05.
Fr.21.05.
Sa.22.05.
So.23.05.
Mo.24.05.
Mo.24.05.
Di.25.05.
Mi.26.05.
Do.27.05.
Fr.28.05.
Sa.29.05.
So.30.05.
Mo.31.05.
Di.01.06.
Mi.02.06.
Do.03.06.
Fr.04.06.
Sa.05.06.
So.06.06.
Mo.07.06.
Di.08.06.
Mi.09.06.
Do.10.06.
Fr.11.06.
Sa.12.06.
So.13.06.
Mo.14.06.
Di.15.06.
Mi.16.06.
Do.17.06.
Fr.18.06.
Sa.19.06.
So.20.06.
Mo.21.06.
Di.22.06.
Mi.23.06.
Do.24.06.
Fr.25.06.
Sa.26.06.
So.27.06.
Mo.28.06.
Di.29.06.
Mi.30.06.
Do.01.07.
Fr.02.07.
Sa.03.07.
So.04.07.
Mo.05.07.
Di.06.07.
Mi.07.07.
Do.08.07.
Fr.09.07.
Sa.10.07.
So.11.07.
Mo.12.07.
Di.13.07.
Mi.14.07.
Do.15.07.
Fr.16.07.
Sa.17.07.
So.18.07.
Mo.19.07.
Di.20.07.
Mi.21.07.
Do.22.07.
Do.22.07.
Fr.23.07.
Sa.24.07.
So.25.07.
Mo.26.07.
Di.27.07.
Mi.28.07.
Do.29.07.
Fr.30.07.
Sa.31.07.
So.01.08.
Mo.02.08.
Di.03.08.
Mi.04.08.
Do.05.08.
Fr.06.08.
Sa.07.08.
So.08.08.
Mo.09.08.
Di.10.08.
Mi.11.08.
Do.12.08.
Fr.13.08.
Sa.14.08.
So.15.08.
Mo.16.08.
Di.17.08.
Mi.18.08.
Do.19.08.
Fr.20.08.

August 1971 – Januar 1972

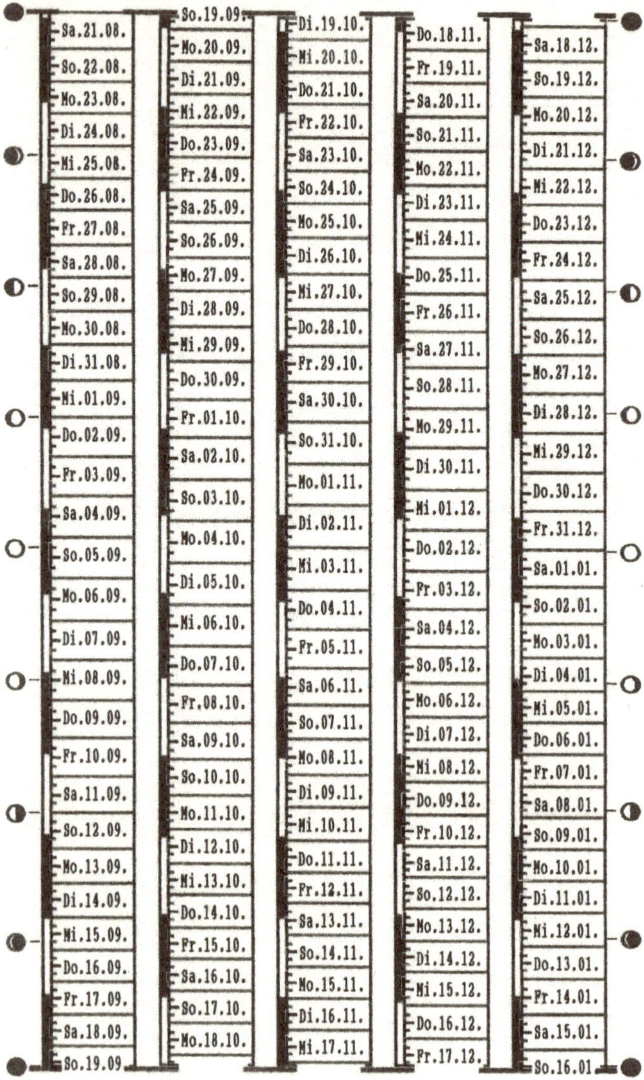

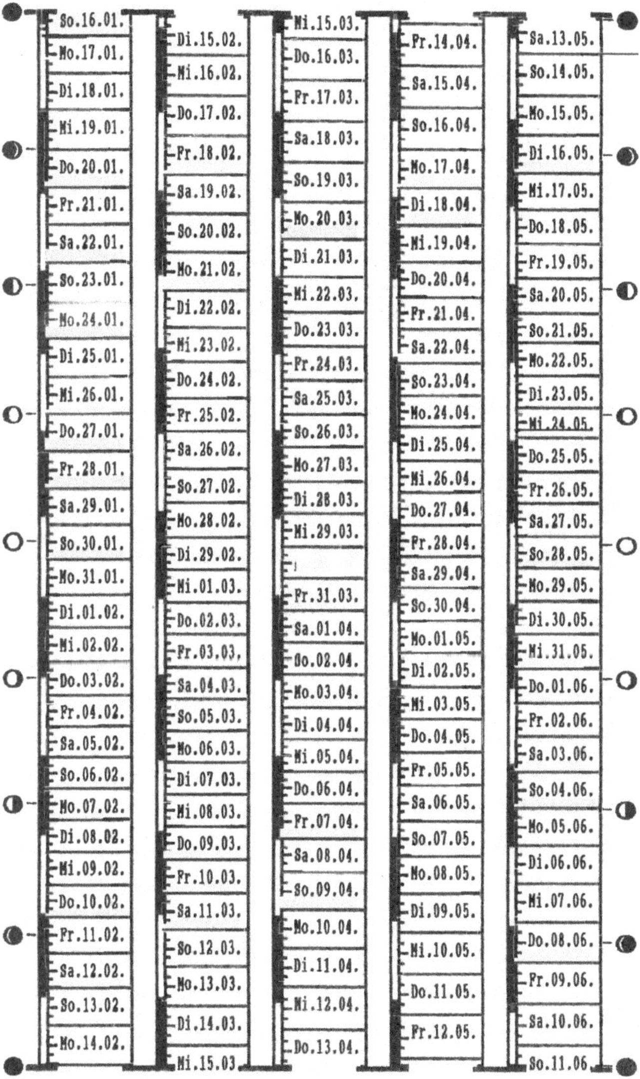
So.16.01.
Mo.17.01.
Di.18.01.
Mi.19.01.
Do.20.01.
Fr.21.01.
Sa.22.01.
So.23.01.
Mo.24.01.
Di.25.01.
Mi.26.01.
Do.27.01.
Fr.28.01.
Sa.29.01.
So.30.01.
Mo.31.01.
Di.01.02.
Mi.02.02.
Do.03.02.
Fr.04.02.
Sa.05.02.
So.06.02.
Mo.07.02.
Di.08.02.
Mi.09.02.
Do.10.02.
Fr.11.02.
Sa.12.02.
So.13.02.
Mo.14.02.
Di.15.02.
Mi.16.02.
Do.17.02.
Fr.18.02.
Sa.19.02.
So.20.02.
Mo.21.02.
Di.22.02.
Mi.23.02.
Do.24.02.
Fr.25.02.
Sa.26.02.
So.27.02.
Mo.28.02.
Di.29.02.
Mi.01.03.
Do.02.03.
Fr.03.03.
Sa.04.03.
So.05.03.
Mo.06.03.
Di.07.03.
Mi.08.03.
Do.09.03.
Fr.10.03.
Sa.11.03.
So.12.03.
Mo.13.03.
Di.14.03.
Mi.15.03
Mi.15.03.
Do.16.03.
Fr.17.03.
Sa.18.03.
So.19.03.
Mo.20.03.
Di.21.03.
Mi.22.03.
Do.23.03.
Fr.24.03.
Sa.25.03.
So.26.03.
Mo.27.03.
Di.28.03.
Mi.29.03.
Fr.31.03.
Sa.01.04.
So.02.04.
Mo.03.04.
Di.04.04.
Mi.05.04.
Do.06.04.
Fr.07.04.
Sa.08.04.
So.09.04.
Mo.10.04.
Di.11.04.
Mi.12.04.
Do.13.04.
Fr.14.04.
Sa.15.04.
So.16.04.
Mo.17.04.
Di.18.04.
Mi.19.04.
Do.20.04.
Fr.21.04.
Sa.22.04.
So.23.04.
Mo.24.04.
Di.25.04.
Mi.26.04.
Do.27.04.
Fr.28.04.
Sa.29.04.
So.30.04.
Mo.01.05.
Di.02.05.
Mi.03.05.
Do.04.05.
Fr.05.05.
Sa.06.05.
So.07.05.
Mo.08.05.
Di.09.05.
Mi.10.05.
Do.11.05.
Fr.12.05.
Sa.13.05.
So.14.05.
Mo.15.05.
Di.16.05.
Mi.17.05.
Do.18.05.
Fr.19.05.
Sa.20.05.
So.21.05.
Mo.22.05.
Di.23.05.
Mi.24.05.
Do.25.05.
Fr.26.05.
Sa.27.05.
So.28.05.
Mo.29.05.
Di.30.05.
Mi.31.05.
Do.01.06.
Fr.02.06.
Sa.03.06.
So.04.06.
Mo.05.06.
Di.06.06.
Mi.07.06.
Do.08.06.
Fr.09.06.
Sa.10.06.
So.11.06.

Juni 1972 – November 1972

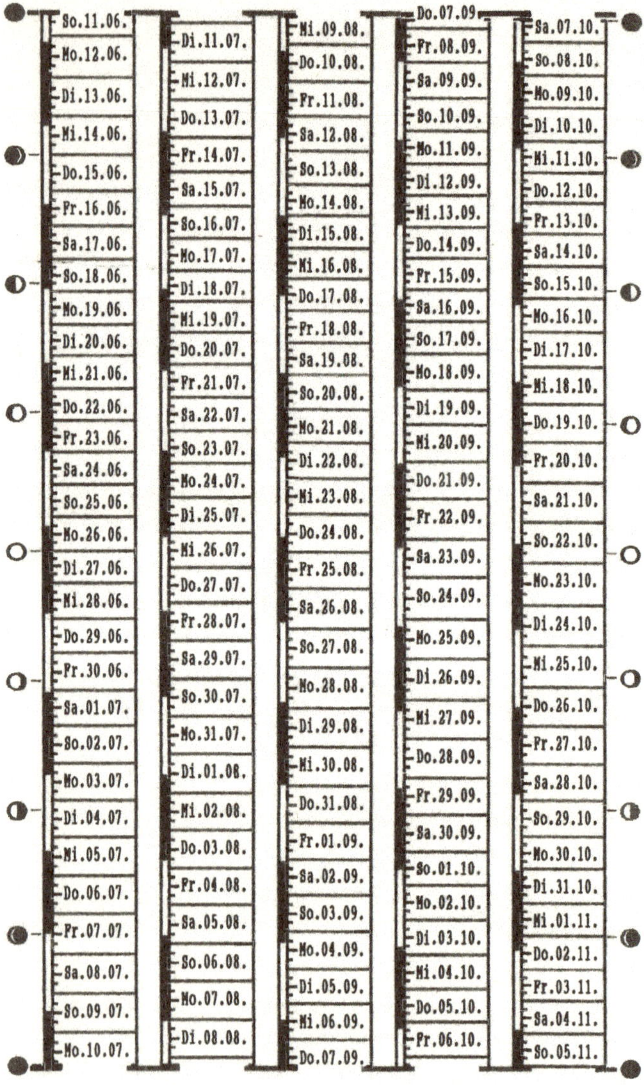

November 1972 – April 1973

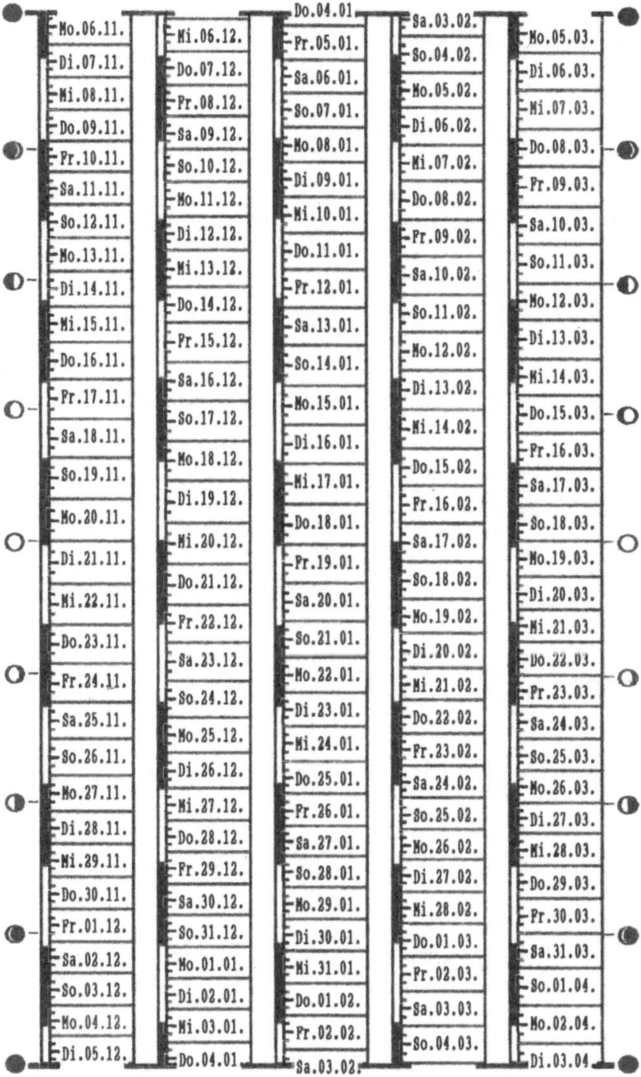

April 1973 – August 1973

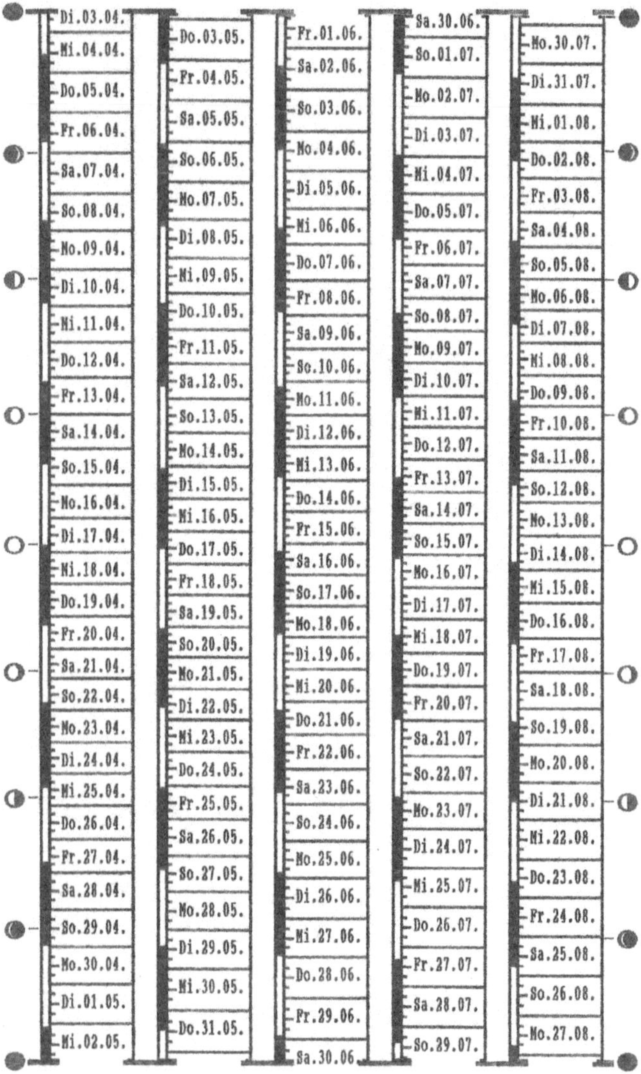

August 1973 – Januar 1974

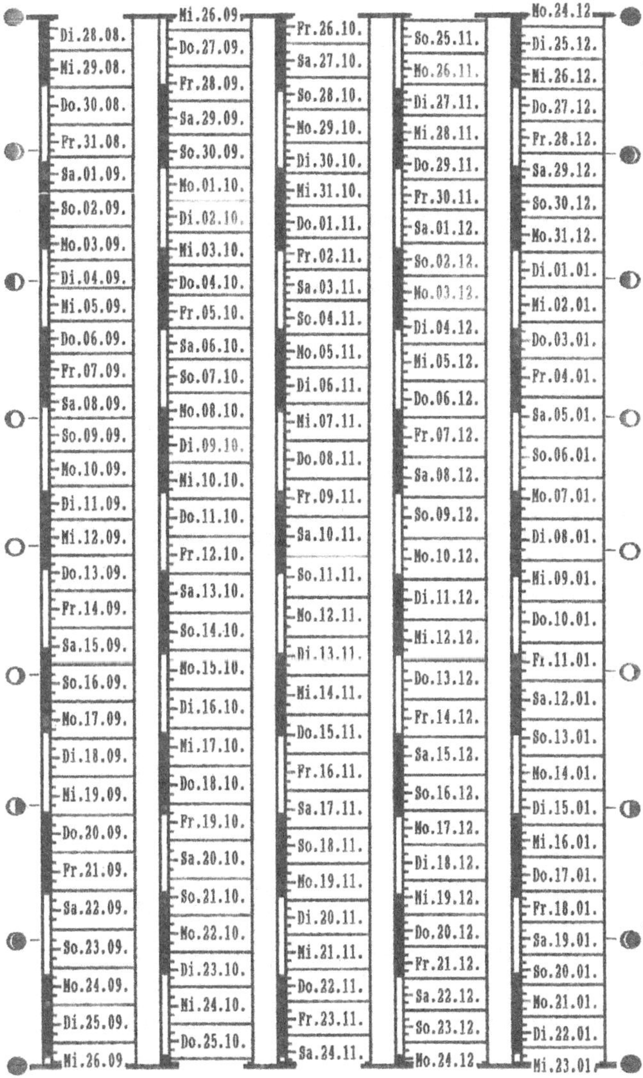

Januar 1974 – Juni 1974

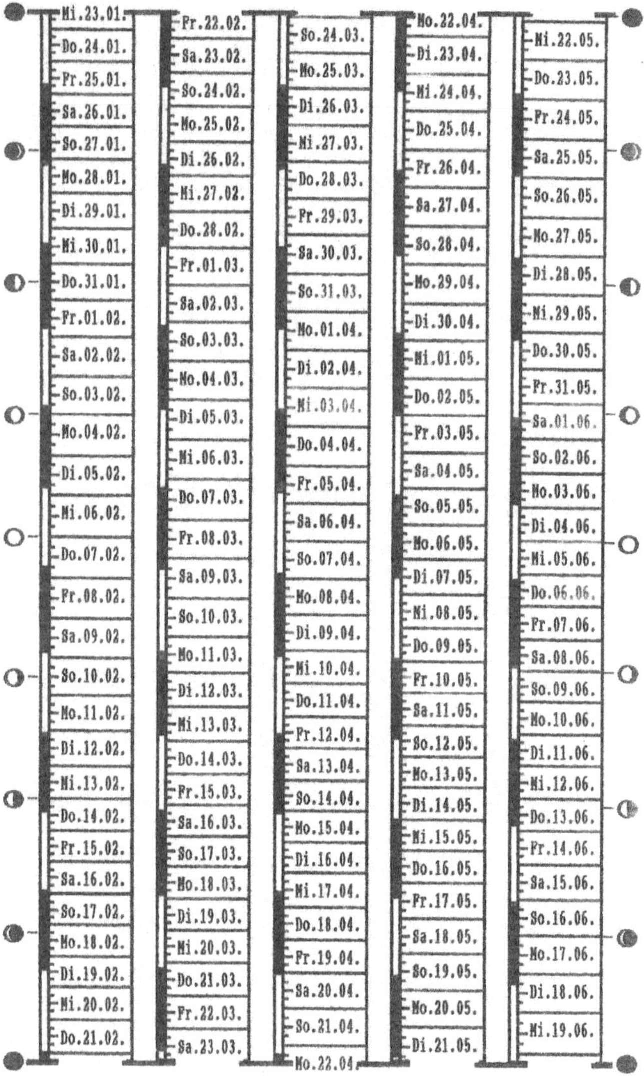

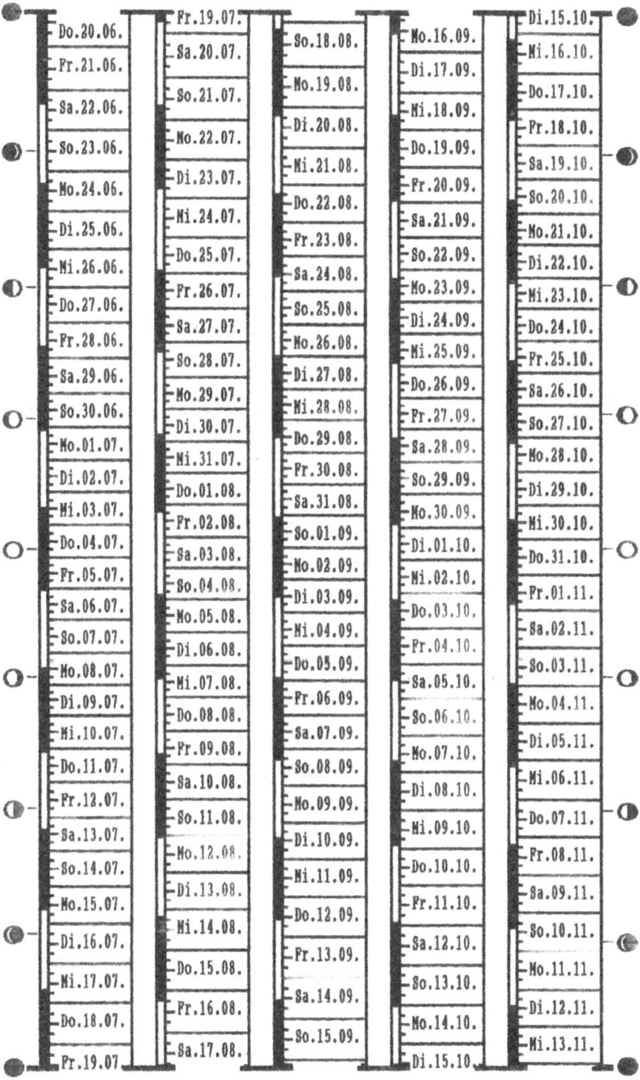
Do.20.06.
Fr.21.06.
Sa.22.06.
So.23.06.
Mo.24.06.
Di.25.06.
Mi.26.06.
Do.27.06.
Fr.28.06.
Sa.29.06.
So.30.06.
Mo.01.07.
Di.02.07.
Mi.03.07.
Do.04.07.
Fr.05.07.
Sa.06.07.
So.07.07.
Mo.08.07.
Di.09.07.
Mi.10.07.
Do.11.07.
Fr.12.07.
Sa.13.07.
So.14.07.
Mo.15.07.
Di.16.07.
Mi.17.07.
Do.18.07.
Fr.19.07
Fr.19.07.
Sa.20.07.
So.21.07.
Mo.22.07.
Di.23.07.
Mi.24.07.
Do.25.07.
Fr.26.07.
Sa.27.07.
So.28.07.
Mo.29.07.
Di.30.07.
Mi.31.07.
Do.01.08.
Fr.02.08.
Sa.03.08.
So.04.08.
Mo.05.08.
Di.06.08.
Mi.07.08.
Do.08.08.
Fr.09.08.
Sa.10.08.
So.11.08.
Mo.12.08.
Di.13.08.
Mi.14.08.
Do.15.08.
Fr.16.08.
Sa.17.08.
So.18.08.
Mo.19.08.
Di.20.08.
Mi.21.08.
Do.22.08.
Fr.23.08.
Sa.24.08.
So.25.08.
Mo.26.08.
Di.27.08.
Mi.28.08.
Do.29.08.
Fr.30.08.
Sa.31.08.
So.01.09.
Mo.02.09.
Di.03.09.
Mi.04.09.
Do.05.09.
Fr.06.09.
Sa.07.09.
So.08.09.
Mo.09.09.
Di.10.09.
Mi.11.09.
Do.12.09.
Fr.13.09.
Sa.14.09.
So.15.09.
Mo.16.09.
Di.17.09.
Mi.18.09.
Do.19.09.
Fr.20.09.
Sa.21.09.
So.22.09.
Mo.23.09.
Di.24.09.
Mi.25.09.
Do.26.09.
Fr.27.09.
Sa.28.09.
So.29.09.
Mo.30.09.
Di.01.10.
Mi.02.10.
Do.03.10.
Fr.04.10.
Sa.05.10.
So.06.10.
Mo.07.10.
Di.08.10.
Mi.09.10.
Do.10.10.
Fr.11.10.
Sa.12.10.
So.13.10.
Mo.14.10.
Di.15.10.
Di.15.10.
Mi.16.10.
Do.17.10.
Fr.18.10.
Sa.19.10.
So.20.10.
Mo.21.10.
Di.22.10.
Mi.23.10.
Do.24.10.
Fr.25.10.
Sa.26.10.
So.27.10.
Mo.28.10.
Di.29.10.
Mi.30.10.
Do.31.10.
Fr.01.11.
Sa.02.11.
So.03.11.
Mo.04.11.
Di.05.11.
Mi.06.11.
Do.07.11.
Fr.08.11.
Sa.09.11.
So.10.11.
Mo.11.11.
Di.12.11.
Mi.13.11.

November 1974 – April 1975

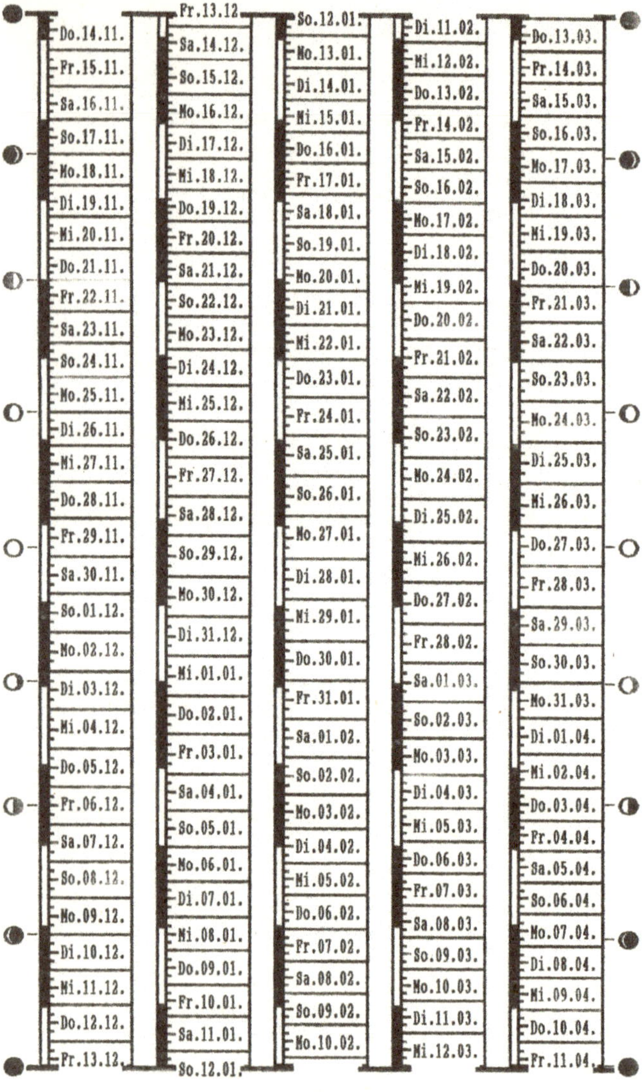

April 1975 – September 1975

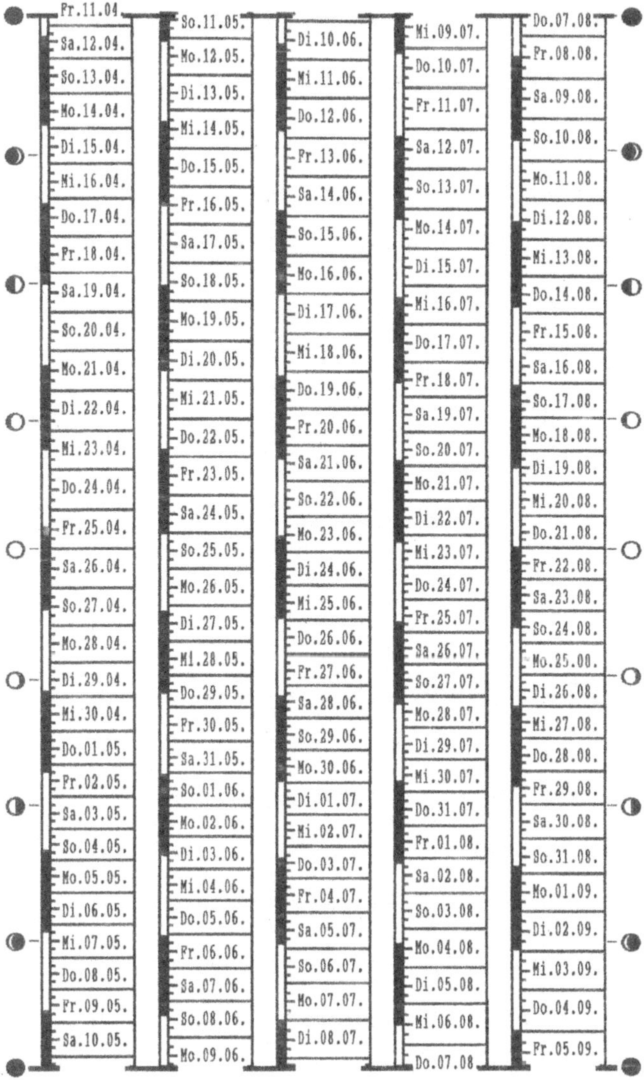

September 1975 – Januar 1976

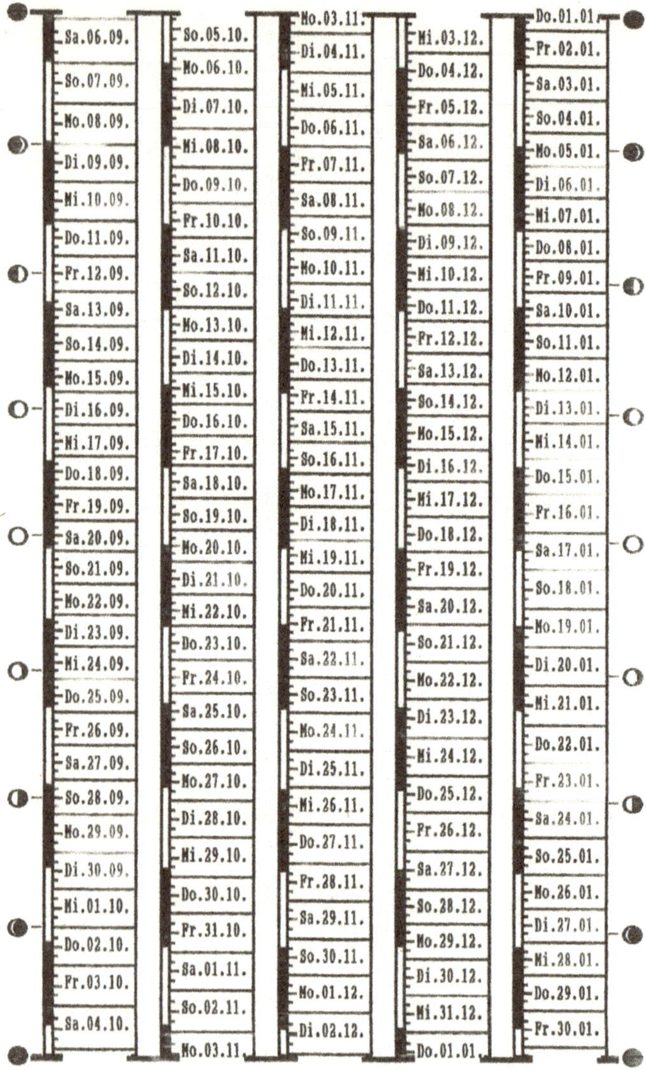

Januar 1976 – Juni 1976

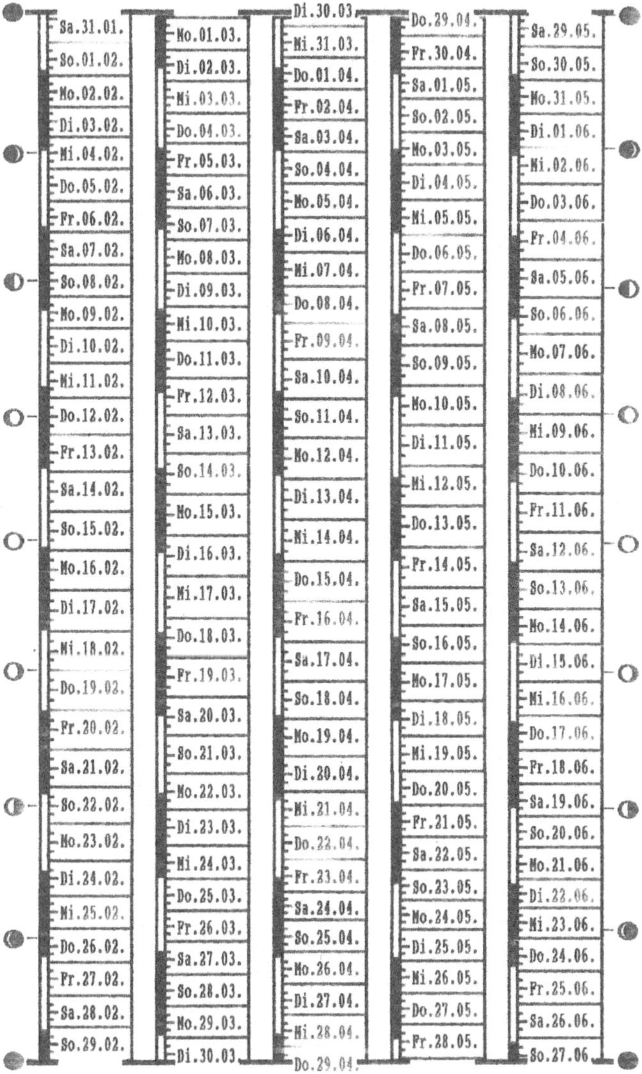

Juni 1976 – November 1976

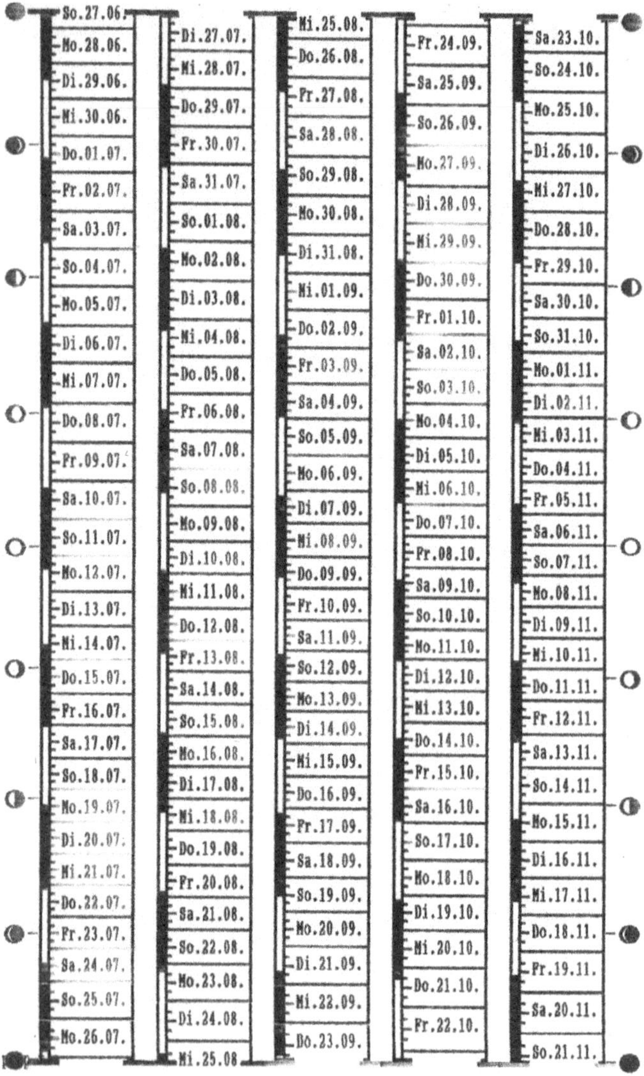

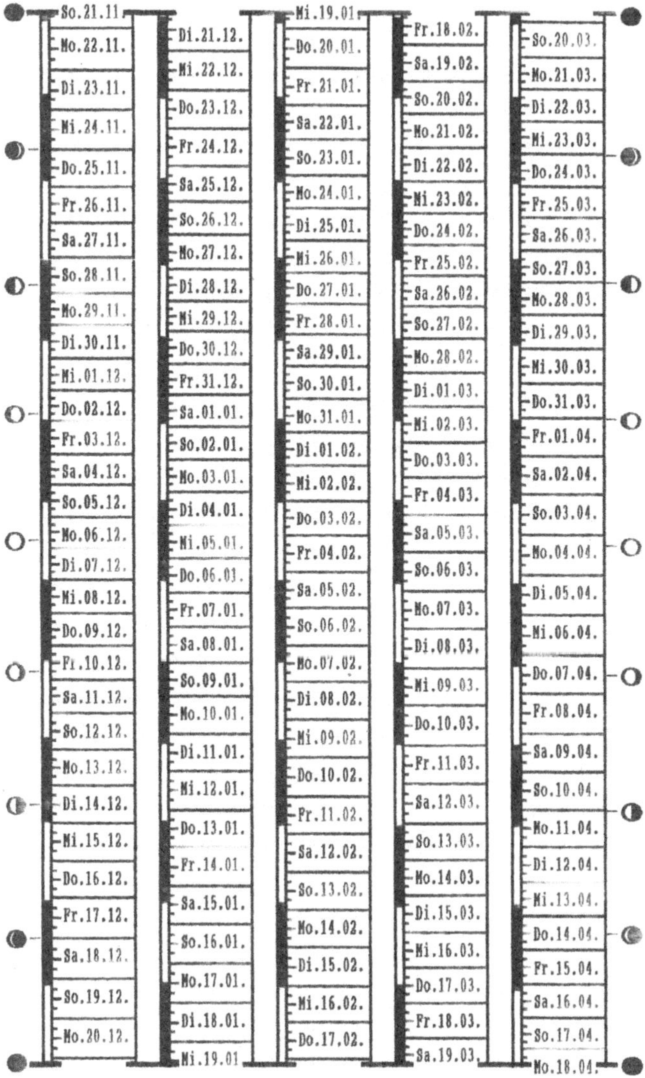
So.21.11
Mo.22.11.
Di.23.11.
Mi.24.11.
Do.25.11.
Fr.26.11.
Sa.27.11.
So.28.11.
Mo.29.11.
Di.30.11.
Mi.01.12.
Do.02.12.
Fr.03.12.
Sa.04.12.
So.05.12.
Mo.06.12.
Di.07.12.
Mi.08.12.
Do.09.12.
Fr.10.12.
Sa.11.12.
So.12.12.
Mo.13.12.
Di.14.12.
Mi.15.12.
Do.16.12.
Fr.17.12.
Sa.18.12.
So.19.12.
Mo.20.12.
Di.21.12.
Mi.22.12.
Do.23.12.
Fr.24.12.
Sa.25.12.
So.26.12.
Mo.27.12.
Di.28.12.
Mi.29.12.
Do.30.12.
Fr.31.12.
Sa.01.01.
So.02.01.
Mo.03.01.
Di.04.01.
Mi.05.01.
Do.06.01.
Fr.07.01.
Sa.08.01.
So.09.01.
Mo.10.01.
Di.11.01.
Mi.12.01.
Do.13.01.
Fr.14.01.
Sa.15.01.
So.16.01.
Mo.17.01.
Di.18.01.
Mi.19.01
Mi.19.01
Do.20.01.
Fr.21.01.
Sa.22.01.
So.23.01.
Mo.24.01.
Di.25.01.
Mi.26.01.
Do.27.01.
Fr.28.01.
Sa.29.01.
So.30.01.
Mo.31.01.
Di.01.02.
Mi.02.02.
Do.03.02.
Fr.04.02.
Sa.05.02.
So.06.02.
Mo.07.02.
Di.08.02.
Mi.09.02.
Do.10.02.
Fr.11.02.
Sa.12.02.
So.13.02.
Mo.14.02.
Di.15.02.
Mi.16.02.
Do.17.02.
Fr.18.02.
Sa.19.02.
So.20.02.
Mo.21.02.
Di.22.02.
Mi.23.02.
Do.24.02.
Fr.25.02.
Sa.26.02.
So.27.02.
Mo.28.02.
Di.01.03.
Mi.02.03.
Do.03.03.
Fr.04.03.
Sa.05.03.
So.06.03.
Mo.07.03.
Di.08.03.
Mi.09.03.
Do.10.03.
Fr.11.03.
Sa.12.03.
So.13.03.
Mo.14.03.
Di.15.03.
Mi.16.03.
Do.17.03.
Fr.18.03.
Sa.19.03.
So.20.03.
Mo.21.03.
Di.22.03.
Mi.23.03.
Do.24.03.
Fr.25.03.
Sa.26.03.
So.27.03.
Mo.28.03.
Di.29.03.
Mi.30.03.
Do.31.03.
Fr.01.04.
Sa.02.04.
So.03.04.
Mo.04.04.
Di.05.04.
Mi.06.04.
Do.07.04.
Fr.08.04.
Sa.09.04.
So.10.04.
Mo.11.04.
Di.12.04.
Mi.13.04.
Do.14.04.
Fr.15.04.
Sa.16.04.
So.17.04.
Mo.18.04.

April 1977 – September 1977

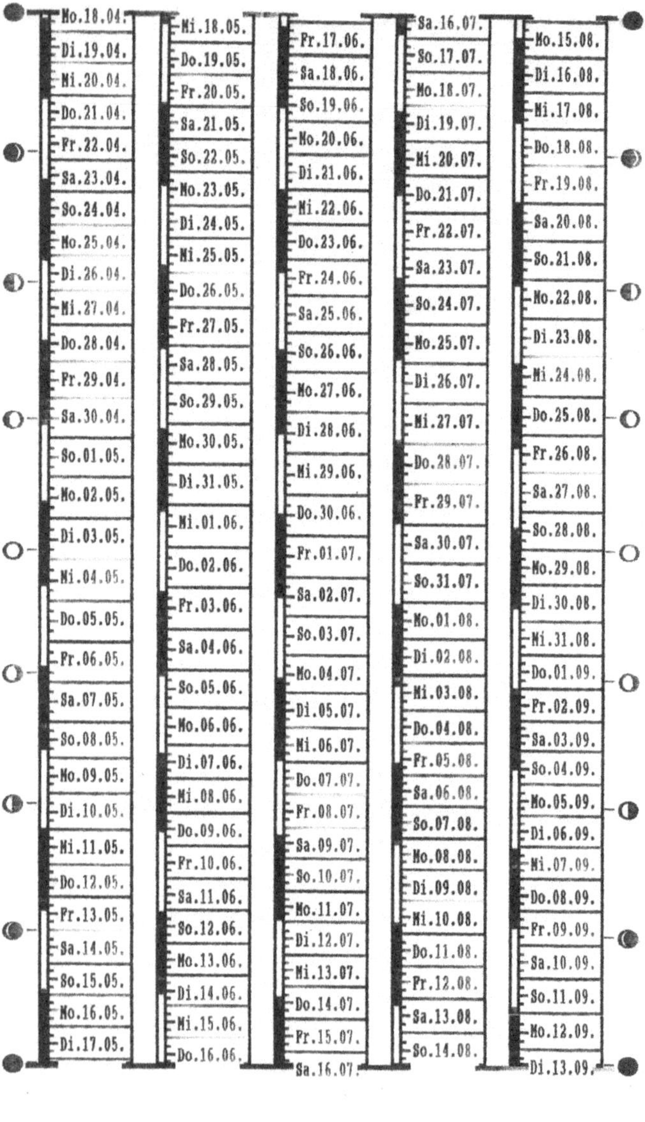

September 1977 – Februar 1978

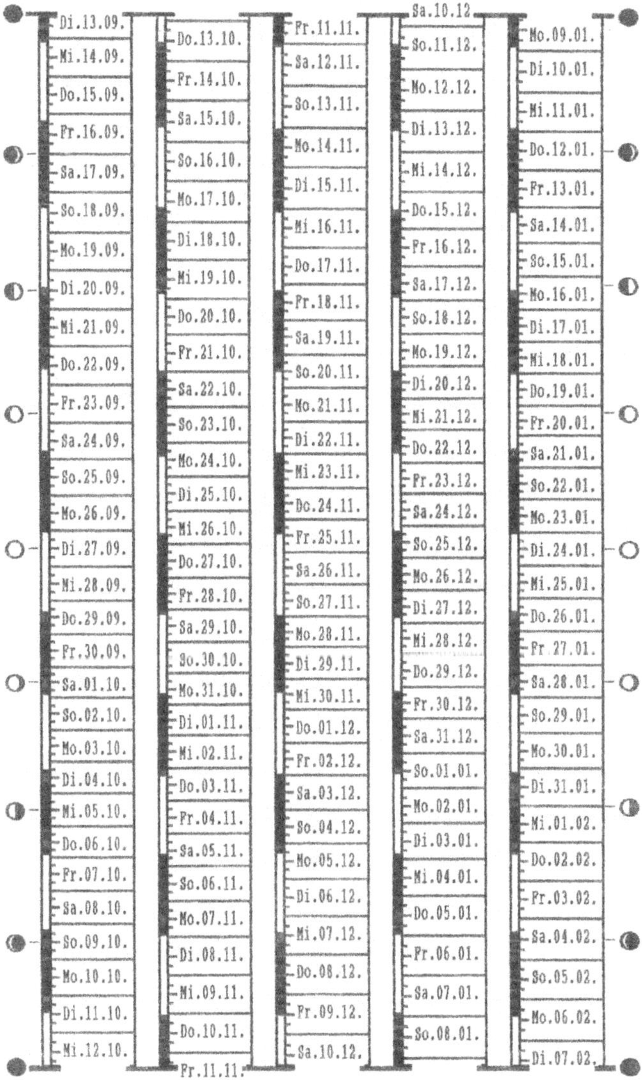

Februar 1978 – Juli 1978

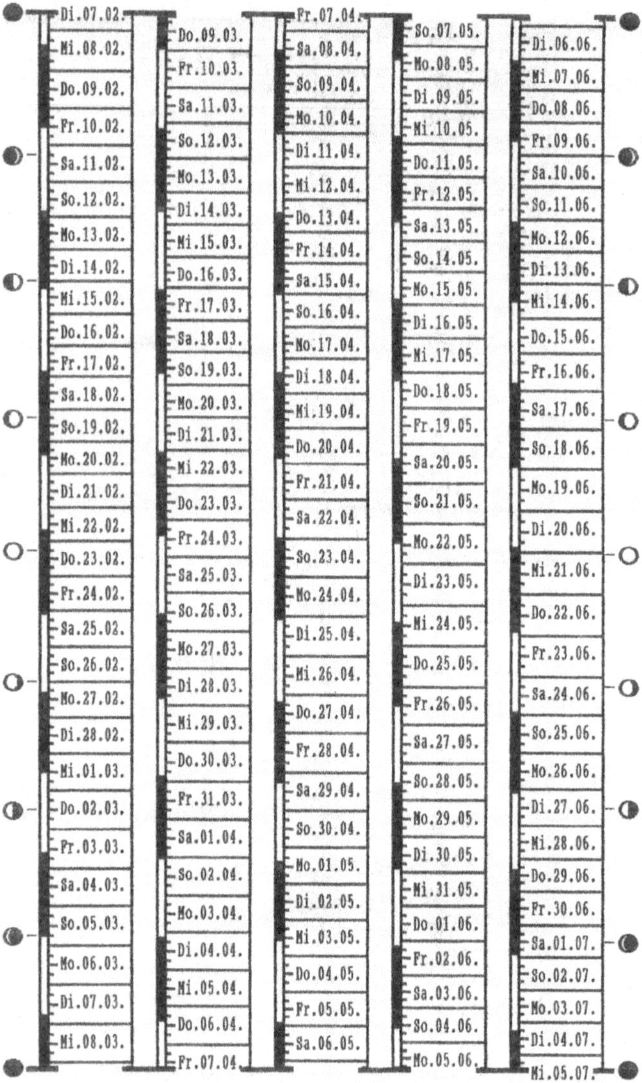

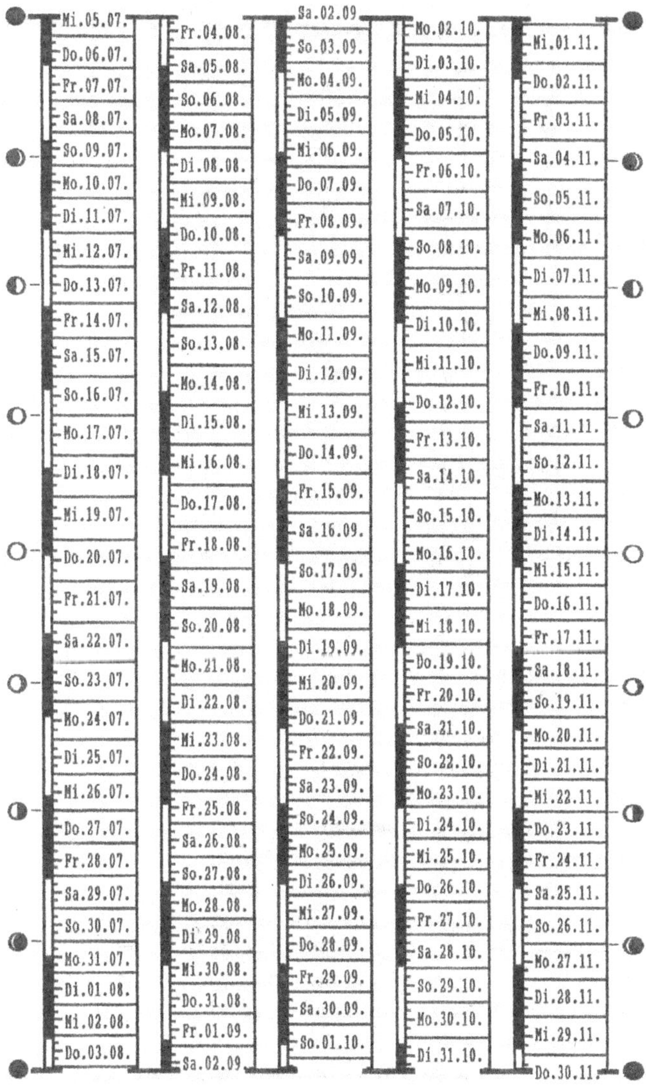
Mi.05.07.
Do.06.07.
Fr.07.07.
Sa.08.07.
So.09.07.
Mo.10.07.
Di.11.07.
Mi.12.07.
Do.13.07.
Fr.14.07.
Sa.15.07.
So.16.07.
Mo.17.07.
Di.18.07.
Mi.19.07.
Do.20.07.
Fr.21.07.
Sa.22.07.
So.23.07.
Mo.24.07.
Di.25.07.
Mi.26.07.
Do.27.07.
Fr.28.07.
Sa.29.07.
So.30.07.
Mo.31.07.
Di.01.08.
Mi.02.08.
Do.03.08.
Fr.04.08.
Sa.05.08.
So.06.08.
Mo.07.08.
Di.08.08.
Mi.09.08.
Do.10.08.
Fr.11.08.
Sa.12.08.
So.13.08.
Mo.14.08.
Di.15.08.
Mi.16.08.
Do.17.08.
Fr.18.08.
Sa.19.08.
So.20.08.
Mo.21.08.
Di.22.08.
Mi.23.08.
Do.24.08.
Fr.25.08.
Sa.26.08.
So.27.08.
Mo.28.08.
Di.29.08.
Mi.30.08.
Do.31.08.
Fr.01.09.
Sa.02.09
Sa.02.09
So.03.09.
Mo.04.09.
Di.05.09.
Mi.06.09.
Do.07.09.
Fr.08.09.
Sa.09.09.
So.10.09.
Mo.11.09.
Di.12.09.
Mi.13.09.
Do.14.09.
Fr.15.09.
Sa.16.09.
So.17.09.
Mo.18.09.
Di.19.09.
Mi.20.09.
Do.21.09.
Fr.22.09.
Sa.23.09.
So.24.09.
Mo.25.09.
Di.26.09.
Mi.27.09.
Do.28.09.
Fr.29.09.
Sa.30.09.
So.01.10.
Mo.02.10.
Di.03.10.
Mi.04.10.
Do.05.10.
Fr.06.10.
Sa.07.10.
So.08.10.
Mo.09.10.
Di.10.10.
Mi.11.10.
Do.12.10.
Fr.13.10.
Sa.14.10.
So.15.10.
Mo.16.10.
Di.17.10.
Mi.18.10.
Do.19.10.
Fr.20.10.
Sa.21.10.
So.22.10.
Mo.23.10.
Di.24.10.
Mi.25.10.
Do.26.10.
Fr.27.10.
Sa.28.10.
So.29.10.
Mo.30.10.
Di.31.10.
Mi.01.11.
Do.02.11.
Fr.03.11.
Sa.04.11.
So.05.11.
Mo.06.11.
Di.07.11.
Mi.08.11.
Do.09.11.
Fr.10.11.
Sa.11.11.
So.12.11.
Mo.13.11.
Di.14.11.
Mi.15.11.
Do.16.11.
Fr.17.11.
Sa.18.11.
So.19.11.
Mo.20.11.
Di.21.11.
Mi.22.11.
Do.23.11.
Fr.24.11.
Sa.25.11.
So.26.11.
Mo.27.11.
Di.28.11.
Mi.29.11.
Do.30.11.

November 1978 – April 1979

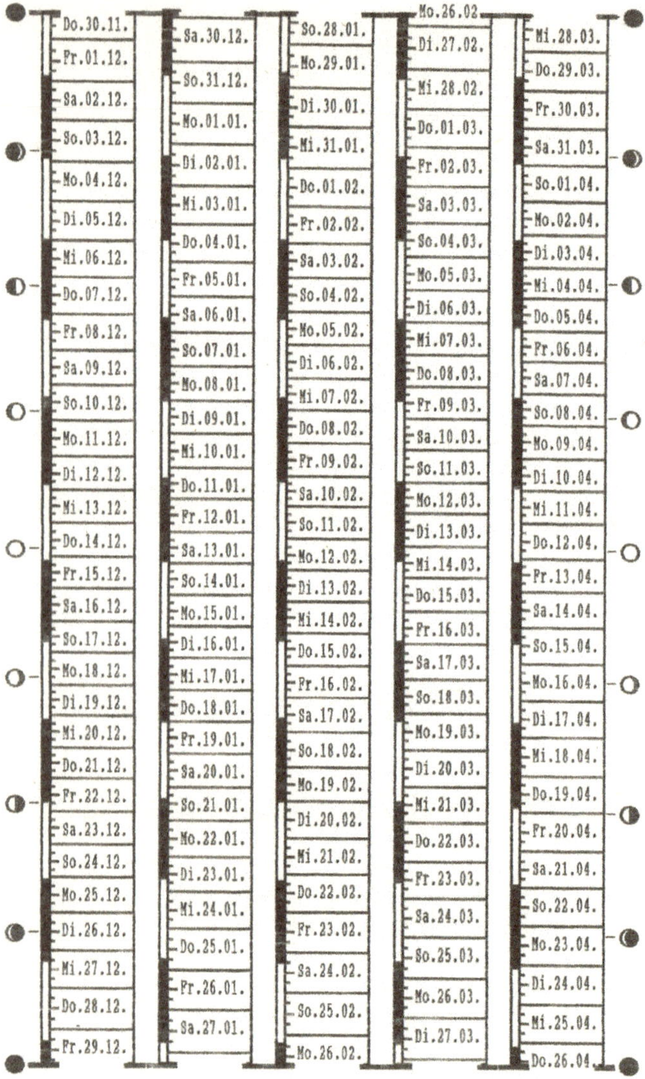

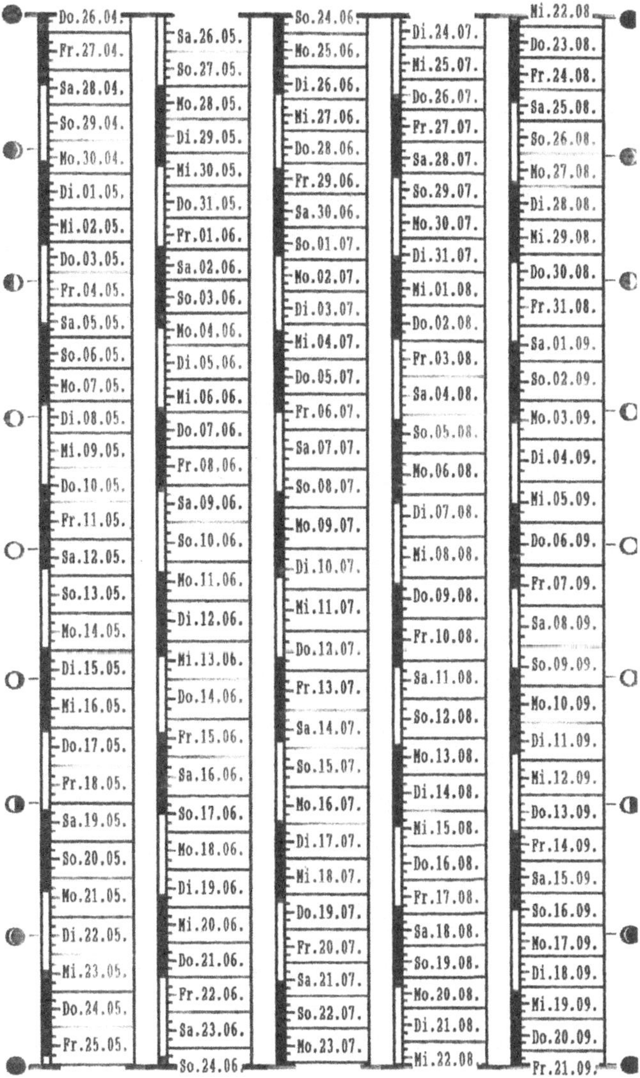
Do.26.04.
Fr.27.04.
Sa.28.04.
So.29.04.
Mo.30.04.
Di.01.05.
Mi.02.05.
Do.03.05.
Fr.04.05.
Sa.05.05.
So.06.05.
Mo.07.05.
Di.08.05.
Mi.09.05.
Do.10.05.
Fr.11.05.
Sa.12.05.
So.13.05.
Mo.14.05.
Di.15.05.
Mi.16.05.
Do.17.05.
Fr.18.05.
Sa.19.05.
So.20.05.
Mo.21.05.
Di.22.05.
Mi.23.05.
Do.24.05.
Fr.25.05.
Sa.26.05.
So.27.05.
Mo.28.05.
Di.29.05.
Mi.30.05.
Do.31.05.
Fr.01.06.
Sa.02.06.
So.03.06.
Mo.04.06.
Di.05.06.
Mi.06.06.
Do.07.06.
Fr.08.06.
Sa.09.06.
So.10.06.
Mo.11.06.
Di.12.06.
Mi.13.06.
Do.14.06.
Fr.15.06.
Sa.16.06.
So.17.06.
Mo.18.06.
Di.19.06.
Mi.20.06.
Do.21.06.
Fr.22.06.
Sa.23.06.
So.24.06
So.24.06
Mo.25.06.
Di.26.06.
Mi.27.06.
Do.28.06.
Fr.29.06.
Sa.30.06.
So.01.07.
Mo.02.07.
Di.03.07.
Mi.04.07.
Do.05.07.
Fr.06.07.
Sa.07.07.
So.08.07.
Mo.09.07.
Di.10.07.
Mi.11.07.
Do.12.07.
Fr.13.07.
Sa.14.07.
So.15.07.
Mo.16.07.
Di.17.07.
Mi.18.07.
Do.19.07.
Fr.20.07.
Sa.21.07.
So.22.07.
Mo.23.07.
Di.24.07.
Mi.25.07.
Do.26.07.
Fr.27.07.
Sa.28.07.
So.29.07.
Mo.30.07.
Di.31.07.
Mi.01.08.
Do.02.08.
Fr.03.08.
Sa.04.08.
So.05.08.
Mo.06.08.
Di.07.08.
Mi.08.08.
Do.09.08.
Fr.10.08.
Sa.11.08.
So.12.08.
Mo.13.08.
Di.14.08.
Mi.15.08.
Do.16.08.
Fr.17.08.
Sa.18.08.
So.19.08.
Mo.20.08.
Di.21.08.
Mi.22.08
Mi.22.08
Do.23.08.
Fr.24.08.
Sa.25.08.
So.26.08.
Mo.27.08.
Di.28.08.
Mi.29.08.
Do.30.08.
Fr.31.08.
Sa.01.09.
So.02.09.
Mo.03.09.
Di.04.09.
Mi.05.09.
Do.06.09.
Fr.07.09.
Sa.08.09.
So.09.09.
Mo.10.09.
Di.11.09.
Mi.12.09.
Do.13.09.
Fr.14.09.
Sa.15.09.
So.16.09.
Mo.17.09.
Di.18.09.
Mi.19.09.
Do.20.09.
Fr.21.09.

September 1979 – Februar 1980

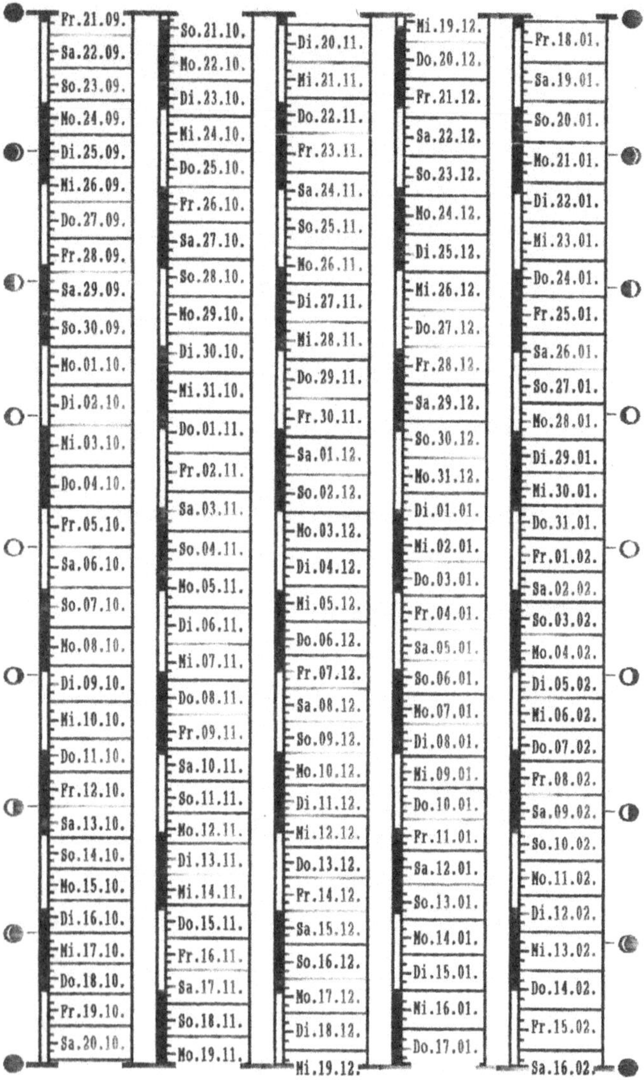

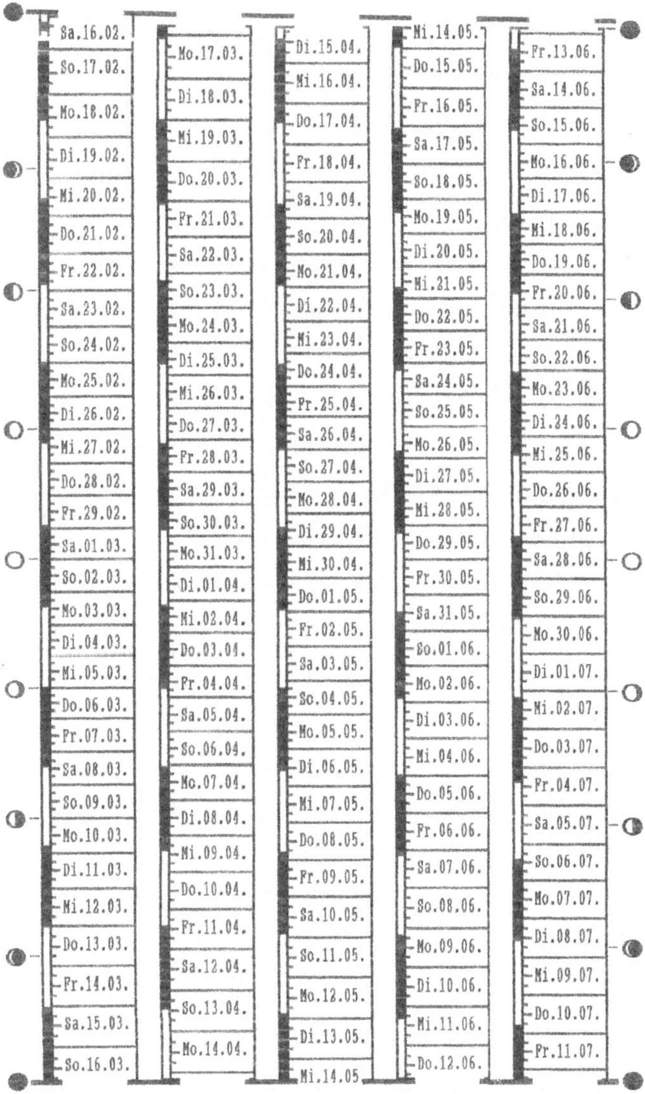
Sa.16.02.
So.17.02.
Mo.18.02.
Di.19.02.
Mi.20.02.
Do.21.02.
Fr.22.02.
Sa.23.02.
So.24.02.
Mo.25.02.
Di.26.02.
Mi.27.02.
Do.28.02.
Fr.29.02.
Sa.01.03.
So.02.03.
Mo.03.03.
Di.04.03.
Mi.05.03.
Do.06.03.
Fr.07.03.
Sa.08.03.
So.09.03.
Mo.10.03.
Di.11.03.
Mi.12.03.
Do.13.03.
Fr.14.03.
Sa.15.03.
So.16.03.
Mo.17.03.
Di.18.03.
Mi.19.03.
Do.20.03.
Fr.21.03.
Sa.22.03.
So.23.03.
Mo.24.03.
Di.25.03.
Mi.26.03.
Do.27.03.
Fr.28.03.
Sa.29.03.
So.30.03.
Mo.31.03.
Di.01.04.
Mi.02.04.
Do.03.04.
Fr.04.04.
Sa.05.04.
So.06.04.
Mo.07.04.
Di.08.04.
Mi.09.04.
Do.10.04.
Fr.11.04.
Sa.12.04.
So.13.04.
Mo.14.04.
Di.15.04.
Mi.16.04.
Do.17.04.
Fr.18.04.
Sa.19.04.
So.20.04.
Mo.21.04.
Di.22.04.
Mi.23.04.
Do.24.04.
Fr.25.04.
Sa.26.04.
So.27.04.
Mo.28.04.
Di.29.04.
Mi.30.04.
Do.01.05.
Fr.02.05.
Sa.03.05.
So.04.05.
Mo.05.05.
Di.06.05.
Mi.07.05.
Do.08.05.
Fr.09.05.
Sa.10.05.
So.11.05.
Mo.12.05.
Di.13.05.
Mi.14.05
Mi.14.05.
Do.15.05.
Fr.16.05.
Sa.17.05.
So.18.05.
Mo.19.05.
Di.20.05.
Mi.21.05.
Do.22.05.
Fr.23.05.
Sa.24.05.
So.25.05.
Mo.26.05.
Di.27.05.
Mi.28.05.
Do.29.05.
Fr.30.05.
Sa.31.05.
So.01.06.
Mo.02.06.
Di.03.06.
Mi.04.06.
Do.05.06.
Fr.06.06.
Sa.07.06.
So.08.06.
Mo.09.06.
Di.10.06.
Mi.11.06.
Do.12.06.
Fr.13.06.
Sa.14.06.
So.15.06.
Mo.16.06.
Di.17.06.
Mi.18.06.
Do.19.06.
Fr.20.06.
Sa.21.06.
So.22.06.
Mo.23.06.
Di.24.06.
Mi.25.06.
Do.26.06.
Fr.27.06.
Sa.28.06.
So.29.06.
Mo.30.06.
Di.01.07.
Mi.02.07.
Do.03.07.
Fr.04.07.
Sa.05.07.
So.06.07.
Mo.07.07.
Di.08.07.
Mi.09.07.
Do.10.07.
Fr.11.07.

Juli 1980 – Dezember 1980

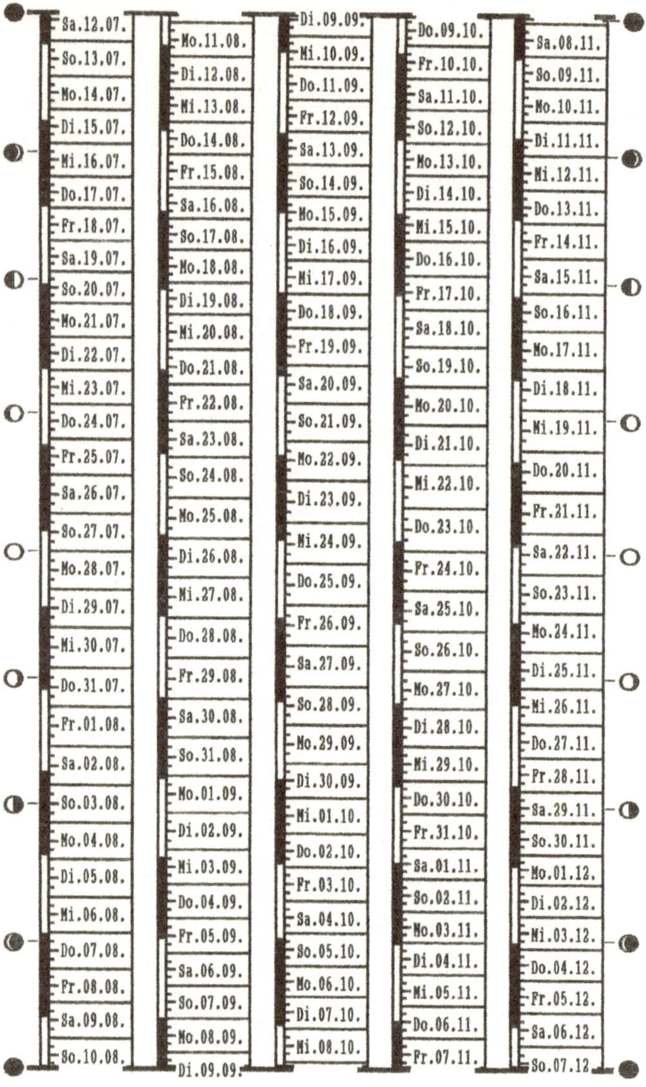

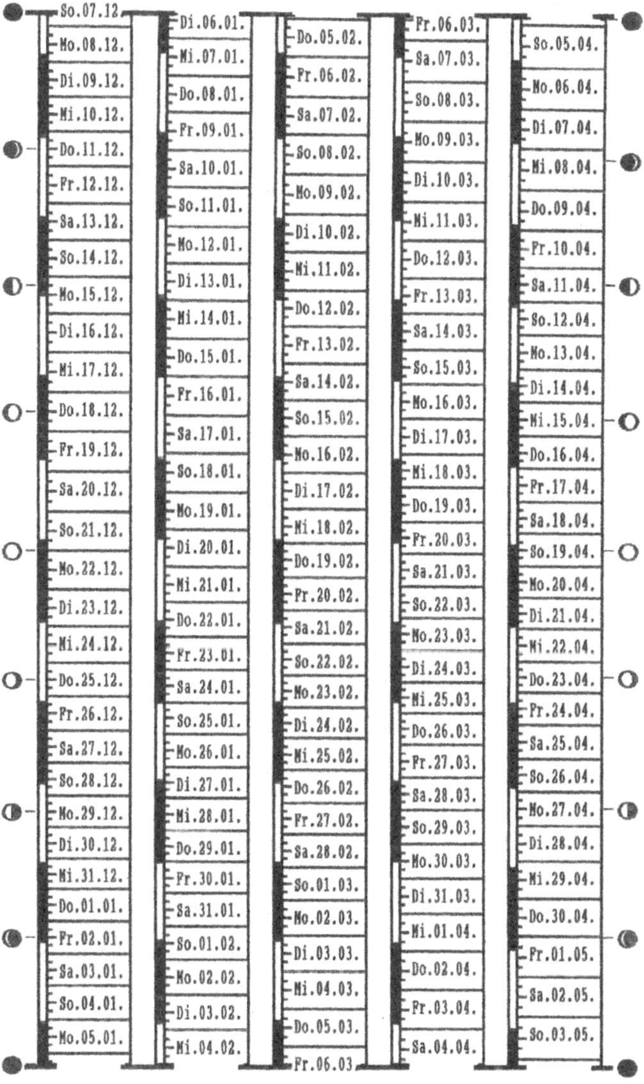
So.07.12.
Mo.08.12.
Di.09.12.
Mi.10.12.
Do.11.12.
Fr.12.12.
Sa.13.12.
So.14.12.
Mo.15.12.
Di.16.12.
Mi.17.12.
Do.18.12.
Fr.19.12.
Sa.20.12.
So.21.12.
Mo.22.12.
Di.23.12.
Mi.24.12.
Do.25.12.
Fr.26.12.
Sa.27.12.
So.28.12.
Mo.29.12.
Di.30.12.
Mi.31.12.
Do.01.01.
Fr.02.01.
Sa.03.01.
So.04.01.
Mo.05.01.
Di.06.01.
Mi.07.01.
Do.08.01.
Fr.09.01.
Sa.10.01.
So.11.01.
Mo.12.01.
Di.13.01.
Mi.14.01.
Do.15.01.
Fr.16.01.
Sa.17.01.
So.18.01.
Mo.19.01.
Di.20.01.
Mi.21.01.
Do.22.01.
Fr.23.01.
Sa.24.01.
So.25.01.
Mo.26.01.
Di.27.01.
Mi.28.01.
Do.29.01.
Fr.30.01.
Sa.31.01.
So.01.02.
Mo.02.02.
Di.03.02.
Mi.04.02.
Do.05.02.
Fr.06.02.
Sa.07.02.
So.08.02.
Mo.09.02.
Di.10.02.
Mi.11.02.
Do.12.02.
Fr.13.02.
Sa.14.02.
So.15.02.
Mo.16.02.
Di.17.02.
Mi.18.02.
Do.19.02.
Fr.20.02.
Sa.21.02.
So.22.02.
Mo.23.02.
Di.24.02.
Mi.25.02.
Do.26.02.
Fr.27.02.
Sa.28.02.
So.01.03.
Mo.02.03.
Di.03.03.
Mi.04.03.
Do.05.03.
Fr.06.03.
Fr.06.03.
Sa.07.03.
So.08.03.
Mo.09.03.
Di.10.03.
Mi.11.03.
Do.12.03.
Fr.13.03.
Sa.14.03.
So.15.03.
Mo.16.03.
Di.17.03.
Mi.18.03.
Do.19.03.
Fr.20.03.
Sa.21.03.
So.22.03.
Mo.23.03.
Di.24.03.
Mi.25.03.
Do.26.03.
Fr.27.03.
Sa.28.03.
So.29.03.
Mo.30.03.
Di.31.03.
Mi.01.04.
Do.02.04.
Fr.03.04.
Sa.04.04.
So.05.04.
Mo.06.04.
Di.07.04.
Mi.08.04.
Do.09.04.
Fr.10.04.
Sa.11.04.
So.12.04.
Mo.13.04.
Di.14.04.
Mi.15.04.
Do.16.04.
Fr.17.04.
Sa.18.04.
So.19.04.
Mo.20.04.
Di.21.04.
Mi.22.04.
Do.23.04.
Fr.24.04.
Sa.25.04.
So.26.04.
Mo.27.04.
Di.28.04.
Mi.29.04.
Do.30.04.
Fr.01.05.
Sa.02.05.
So.03.05.

Mai 1981 – September 1981

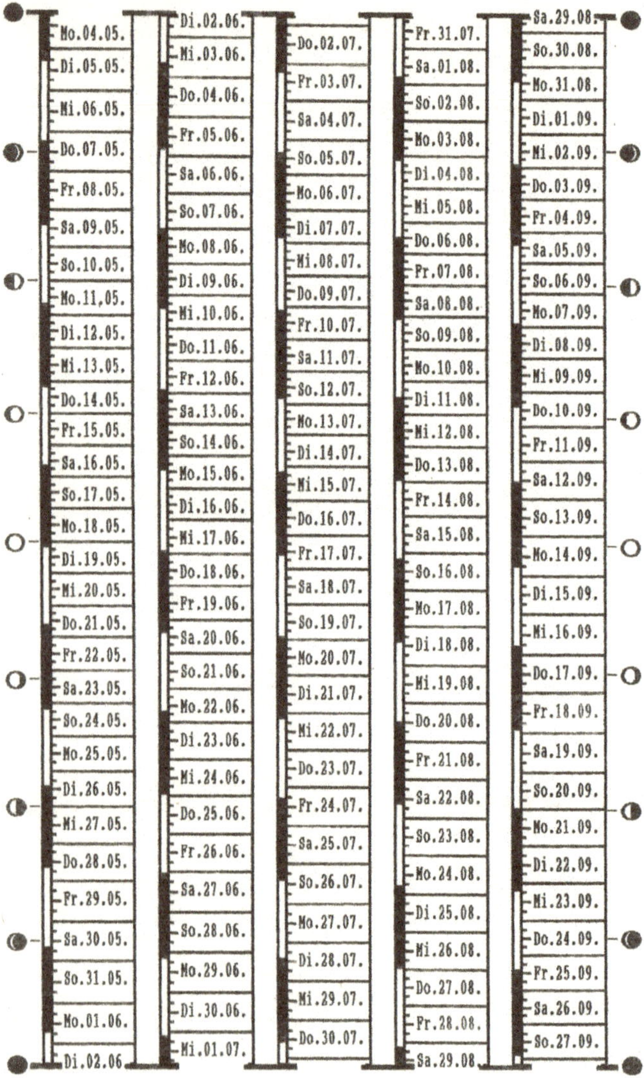

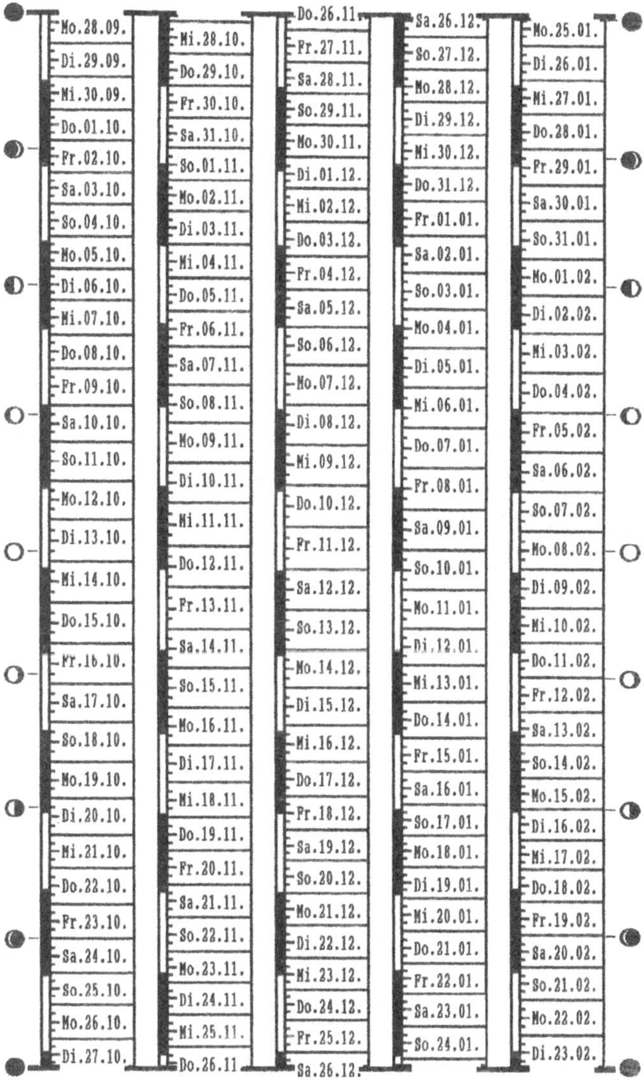
Mo.28.09.
Di.29.09.
Mi.30.09.
Do.01.10.
Fr.02.10.
Sa.03.10.
So.04.10.
Mo.05.10.
Di.06.10.
Mi.07.10.
Do.08.10.
Fr.09.10.
Sa.10.10.
So.11.10.
Mo.12.10.
Di.13.10.
Mi.14.10.
Do.15.10.
Fr.16.10.
Sa.17.10.
So.18.10.
Mo.19.10.
Di.20.10.
Mi.21.10.
Do.22.10.
Fr.23.10.
Sa.24.10.
So.25.10.
Mo.26.10.
Di.27.10.
Mi.28.10.
Do.29.10.
Fr.30.10.
Sa.31.10.
So.01.11.
Mo.02.11.
Di.03.11.
Mi.04.11.
Do.05.11.
Fr.06.11.
Sa.07.11.
So.08.11.
Mo.09.11.
Di.10.11.
Mi.11.11.
Do.12.11.
Fr.13.11.
Sa.14.11.
So.15.11.
Mo.16.11.
Di.17.11.
Mi.18.11.
Do.19.11.
Fr.20.11.
Sa.21.11.
So.22.11.
Mo.23.11.
Di.24.11.
Mi.25.11.
Do.26.11
Do.26.11
Fr.27.11.
Sa.28.11.
So.29.11.
Mo.30.11.
Di.01.12.
Mi.02.12.
Do.03.12.
Fr.04.12.
Sa.05.12.
So.06.12.
Mo.07.12.
Di.08.12.
Mi.09.12.
Do.10.12.
Fr.11.12.
Sa.12.12.
So.13.12.
Mo.14.12.
Di.15.12.
Mi.16.12.
Do.17.12.
Fr.18.12.
Sa.19.12.
So.20.12.
Mo.21.12.
Di.22.12.
Mi.23.12.
Do.24.12.
Fr.25.12.
Sa.26.12.
Sa.26.12.
So.27.12.
Mo.28.12.
Di.29.12.
Mi.30.12.
Do.31.12.
Fr.01.01.
Sa.02.01.
So.03.01.
Mo.04.01.
Di.05.01.
Mi.06.01.
Do.07.01.
Fr.08.01.
Sa.09.01.
So.10.01.
Mo.11.01.
Di.12.01.
Mi.13.01.
Do.14.01.
Fr.15.01.
Sa.16.01.
So.17.01.
Mo.18.01.
Di.19.01.
Mi.20.01.
Do.21.01.
Fr.22.01.
Sa.23.01.
So.24.01.
Mo.25.01.
Di.26.01.
Mi.27.01.
Do.28.01.
Fr.29.01.
Sa.30.01.
So.31.01.
Mo.01.02.
Di.02.02.
Mi.03.02.
Do.04.02.
Fr.05.02.
Sa.06.02.
So.07.02.
Mo.08.02.
Di.09.02.
Mi.10.02.
Do.11.02.
Fr.12.02.
Sa.13.02.
So.14.02.
Mo.15.02.
Di.16.02.
Mi.17.02.
Do.18.02.
Fr.19.02.
Sa.20.02.
So.21.02.
Mo.22.02.
Di.23.02.

Februar 1982 – Juli 1982

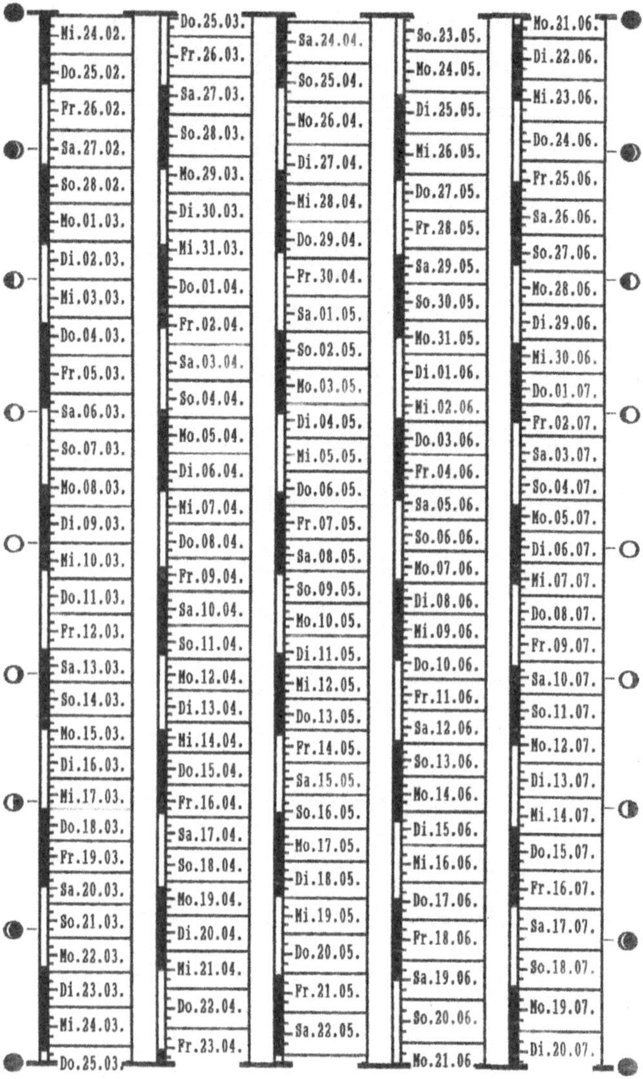

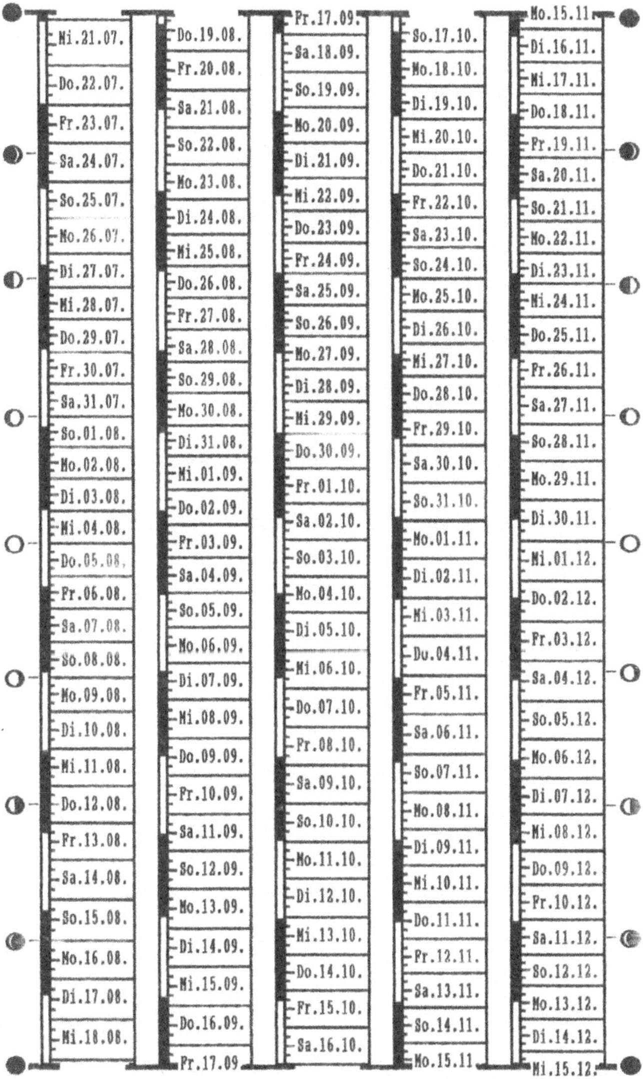
Mi.21.07.
Do.22.07.
Fr.23.07.
Sa.24.07.
So.25.07.
Mo.26.07.
Di.27.07.
Mi.28.07.
Do.29.07.
Fr.30.07.
Sa.31.07.
So.01.08.
Mo.02.08.
Di.03.08.
Mi.04.08.
Do.05.08.
Fr.06.08.
Sa.07.08.
So.08.08.
Mo.09.08.
Di.10.08.
Mi.11.08.
Do.12.08.
Fr.13.08.
Sa.14.08.
So.15.08.
Mo.16.08.
Di.17.08.
Mi.18.08.
Do.19.08.
Fr.20.08.
Sa.21.08.
So.22.08.
Mo.23.08.
Di.24.08.
Mi.25.08.
Do.26.08.
Fr.27.08.
Sa.28.08.
So.29.08.
Mo.30.08.
Di.31.08.
Mi.01.09.
Do.02.09.
Fr.03.09.
Sa.04.09.
So.05.09.
Mo.06.09.
Di.07.09.
Mi.08.09.
Do.09.09.
Fr.10.09.
Sa.11.09.
So.12.09.
Mo.13.09.
Di.14.09.
Mi.15.09.
Do.16.09.
Fr.17.09
Fr.17.09.
Sa.18.09.
So.19.09.
Mo.20.09.
Di.21.09.
Mi.22.09.
Do.23.09.
Fr.24.09.
Sa.25.09.
So.26.09.
Mo.27.09.
Di.28.09.
Mi.29.09.
Do.30.09.
Fr.01.10.
Sa.02.10.
So.03.10.
Mo.04.10.
Di.05.10.
Mi.06.10.
Do.07.10.
Fr.08.10.
Sa.09.10.
So.10.10.
Mo.11.10.
Di.12.10.
Mi.13.10.
Do.14.10.
Fr.15.10.
Sa.16.10.
So.17.10.
Mo.18.10.
Di.19.10.
Mi.20.10.
Do.21.10.
Fr.22.10.
Sa.23.10.
So.24.10.
Mo.25.10.
Di.26.10.
Mi.27.10.
Do.28.10.
Fr.29.10.
Sa.30.10.
So.31.10.
Mo.01.11.
Di.02.11.
Mi.03.11.
Do.04.11.
Fr.05.11.
Sa.06.11.
So.07.11.
Mo.08.11.
Di.09.11.
Mi.10.11.
Do.11.11.
Fr.12.11.
Sa.13.11.
So.14.11.
Mo.15.11
Mo.15.11
Di.16.11.
Mi.17.11.
Do.18.11.
Fr.19.11.
Sa.20.11.
So.21.11.
Mo.22.11.
Di.23.11.
Mi.24.11.
Do.25.11.
Fr.26.11.
Sa.27.11.
So.28.11.
Mo.29.11.
Di.30.11.
Mi.01.12.
Do.02.12.
Fr.03.12.
Sa.04.12.
So.05.12.
Mo.06.12.
Di.07.12.
Mi.08.12.
Do.09.12.
Fr.10.12.
Sa.11.12.
So.12.12.
Mo.13.12.
Di.14.12.
Mi.15.12.

Dezember 1982 – Mai 1983

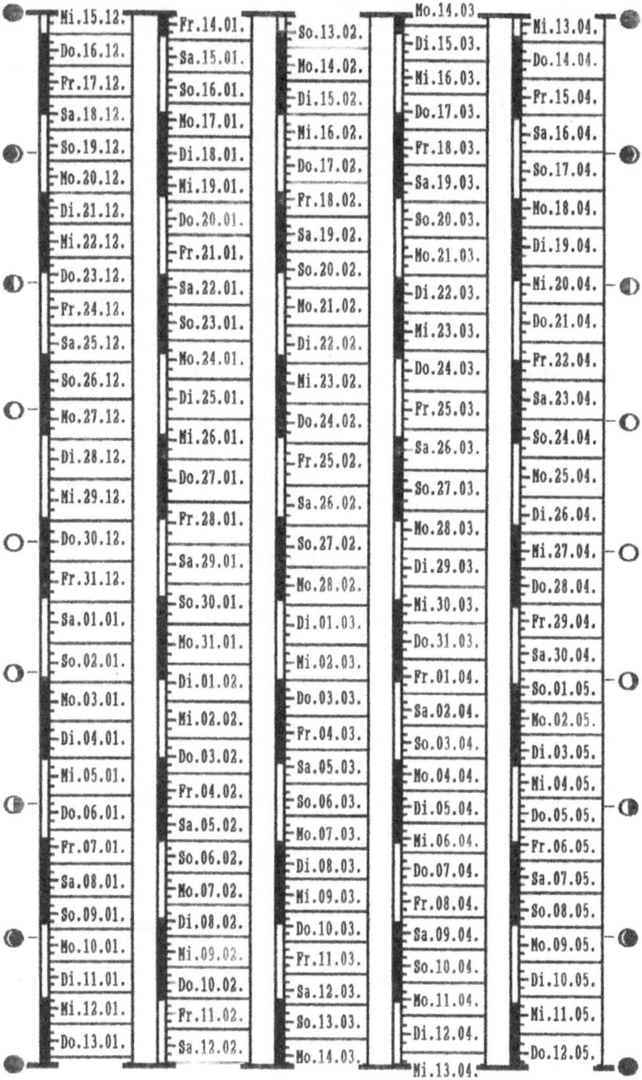

Mai 1983 – Oktober 1983

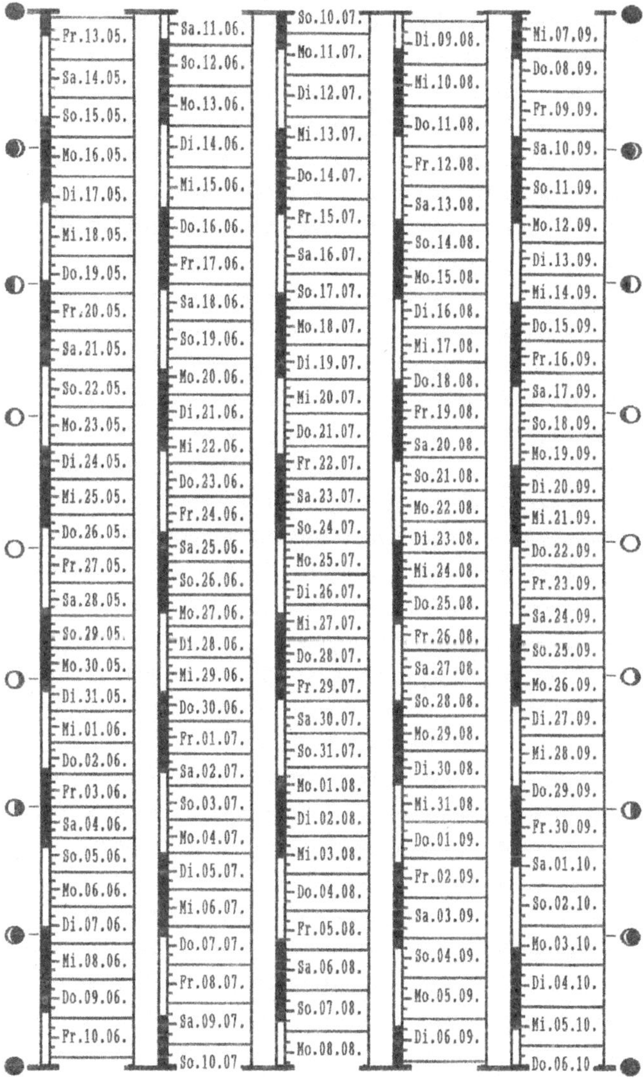

Oktober 1983 – März 1984

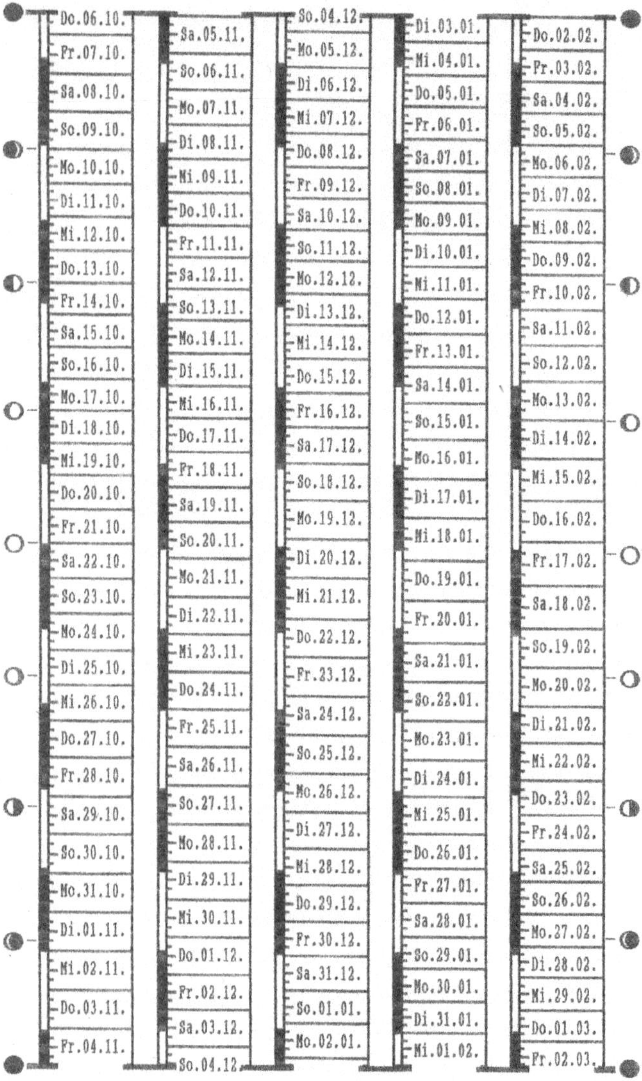

März 1984 – Juli 1984

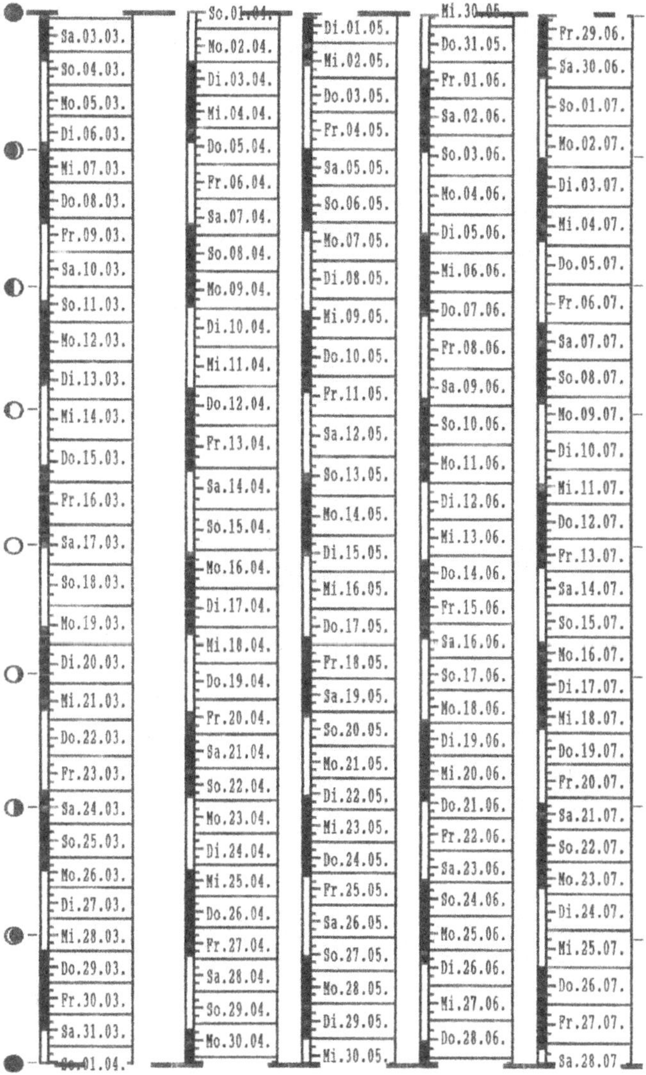

Juli 1984 – Dezember 1984

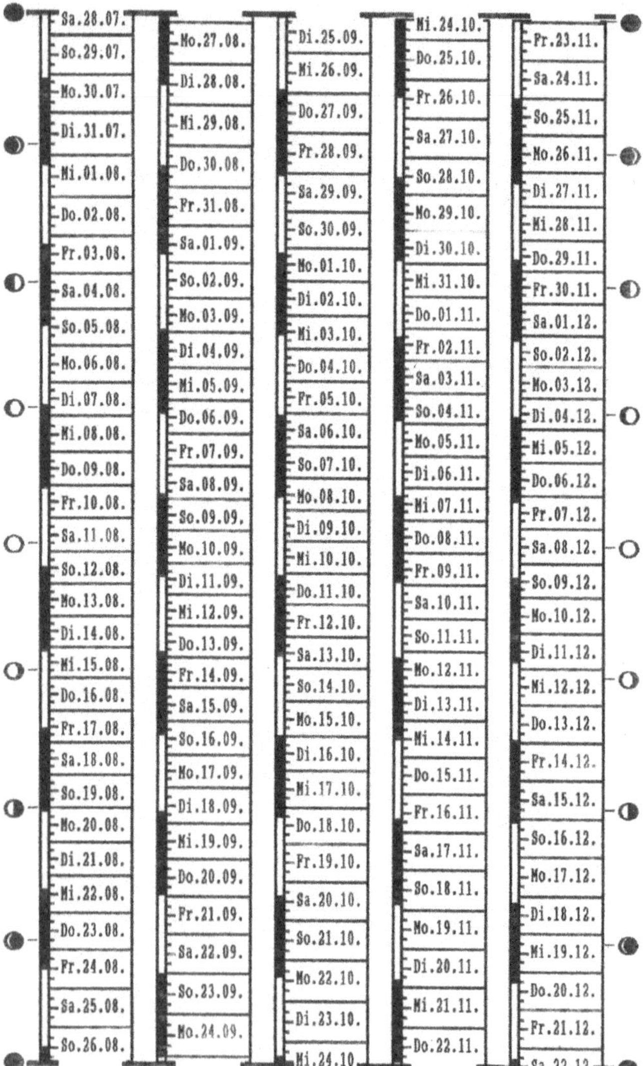

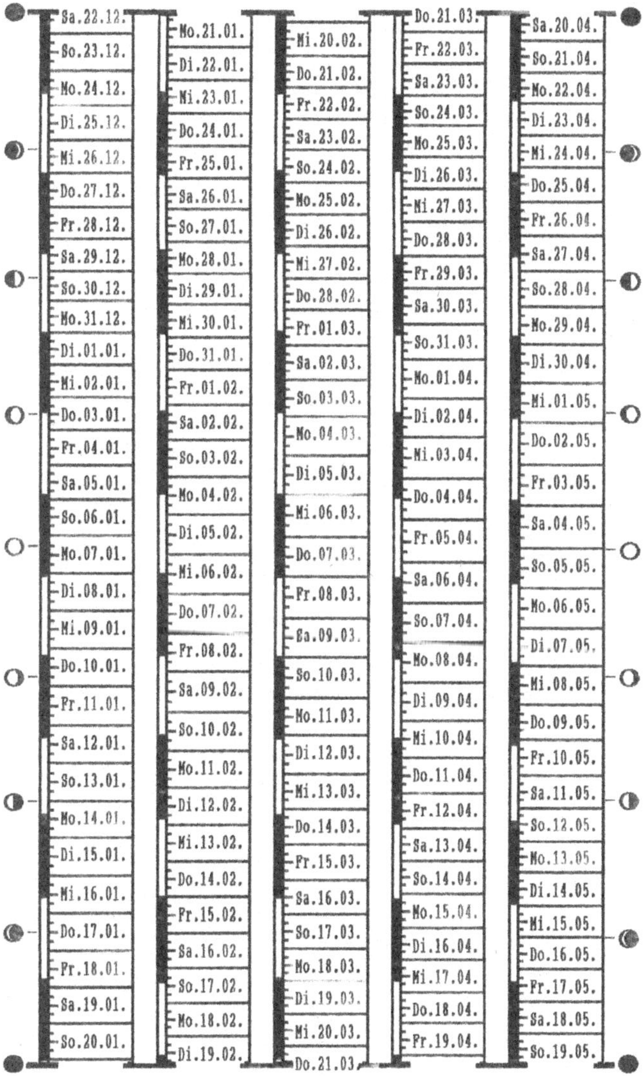
Sa.22.12.
So.23.12.
Mo.24.12.
Di.25.12.
Mi.26.12.
Do.27.12.
Fr.28.12.
Sa.29.12.
So.30.12.
Mo.31.12.
Di.01.01.
Mi.02.01.
Do.03.01.
Fr.04.01.
Sa.05.01.
So.06.01.
Mo.07.01.
Di.08.01.
Mi.09.01.
Do.10.01.
Fr.11.01.
Sa.12.01.
So.13.01.
Mo.14.01.
Di.15.01.
Mi.16.01.
Do.17.01.
Fr.18.01.
Sa.19.01.
So.20.01.
Mo.21.01.
Di.22.01.
Mi.23.01.
Do.24.01.
Fr.25.01.
Sa.26.01.
So.27.01.
Mo.28.01.
Di.29.01.
Mi.30.01.
Do.31.01.
Fr.01.02.
Sa.02.02.
So.03.02.
Mo.04.02.
Di.05.02.
Mi.06.02.
Do.07.02.
Fr.08.02.
Sa.09.02.
So.10.02.
Mo.11.02.
Di.12.02.
Mi.13.02.
Do.14.02.
Fr.15.02.
Sa.16.02.
So.17.02.
Mo.18.02.
Di.19.02.
Mi.20.02.
Do.21.02.
Fr.22.02.
Sa.23.02.
So.24.02.
Mo.25.02.
Di.26.02.
Mi.27.02.
Do.28.02.
Fr.01.03.
Sa.02.03.
So.03.03.
Mo.04.03.
Di.05.03.
Mi.06.03.
Do.07.03.
Fr.08.03.
Sa.09.03.
So.10.03.
Mo.11.03.
Di.12.03.
Mi.13.03.
Do.14.03.
Fr.15.03.
Sa.16.03.
So.17.03.
Mo.18.03.
Di.19.03.
Mi.20.03.
Do.21.03.
Do.21.03.
Fr.22.03.
Sa.23.03.
So.24.03.
Mo.25.03.
Di.26.03.
Mi.27.03.
Do.28.03.
Fr.29.03.
Sa.30.03.
So.31.03.
Mo.01.04.
Di.02.04.
Mi.03.04.
Do.04.04.
Fr.05.04.
Sa.06.04.
So.07.04.
Mo.08.04.
Di.09.04.
Mi.10.04.
Do.11.04.
Fr.12.04.
Sa.13.04.
So.14.04.
Mo.15.04.
Di.16.04.
Mi.17.04.
Do.18.04.
Fr.19.04.
Sa.20.04.
So.21.04.
Mo.22.04.
Di.23.04.
Mi.24.04.
Do.25.04.
Fr.26.04.
Sa.27.04.
So.28.04.
Mo.29.04.
Di.30.04.
Mi.01.05.
Do.02.05.
Fr.03.05.
Sa.04.05.
So.05.05.
Mo.06.05.
Di.07.05.
Mi.08.05.
Do.09.05.
Fr.10.05.
Sa.11.05.
So.12.05.
Mo.13.05.
Di.14.05.
Mi.15.05.
Do.16.05.
Fr.17.05.
Sa.18.05.
So.19.05.

Mai 1985 – Oktober 1985

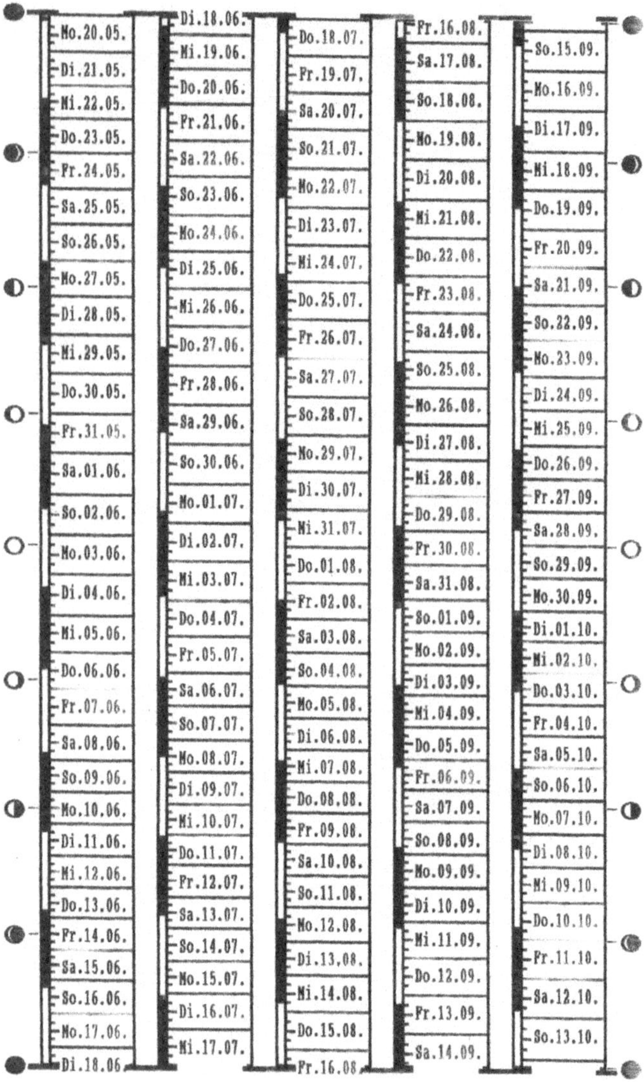

Oktober 1985 – März 1986

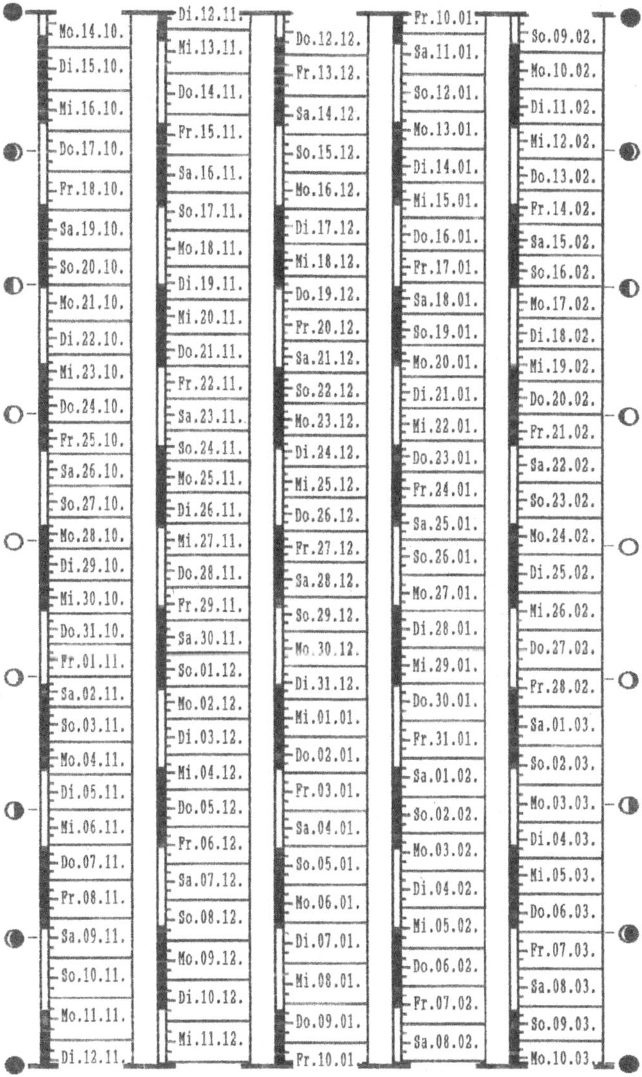

März 1986 – August 1986

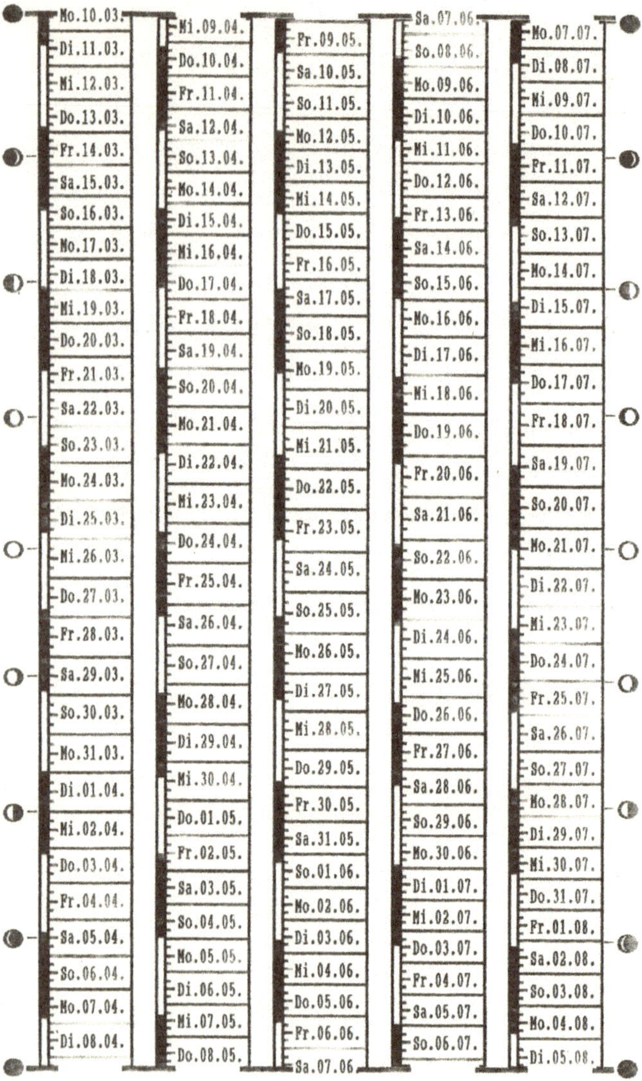

August 1986 – Dezember 1986

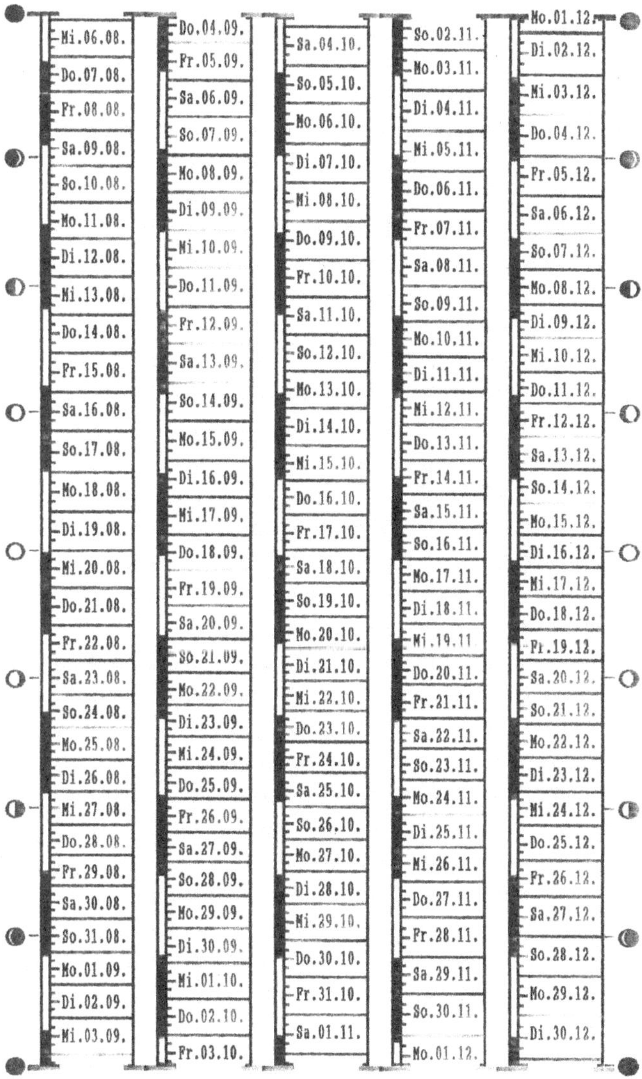

Dezember 1986 – Mai 1987

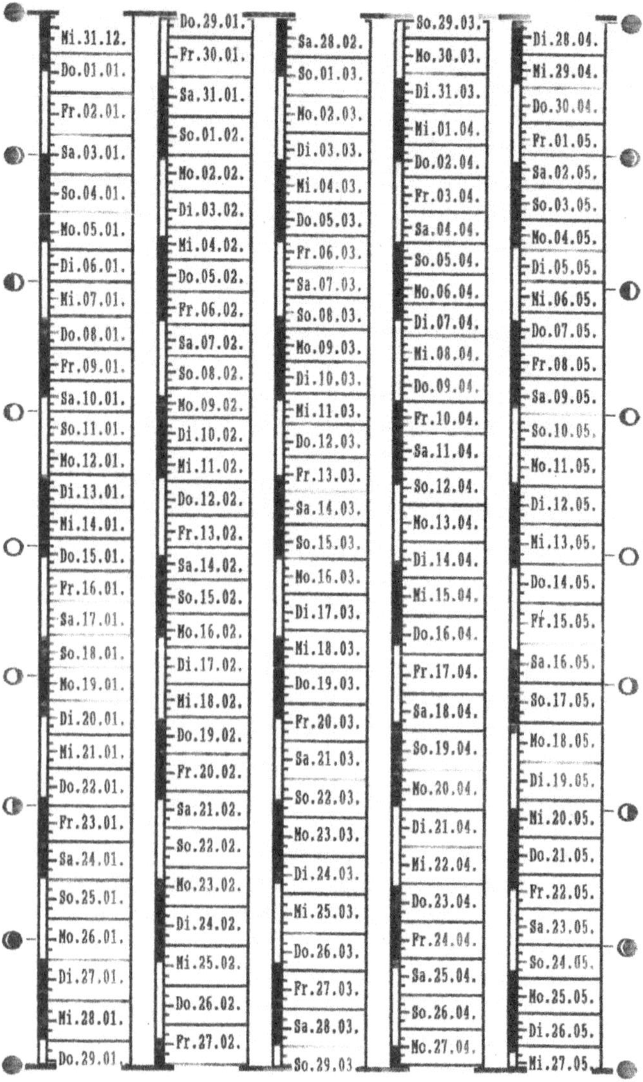

Mai 1987 – Oktober 1987

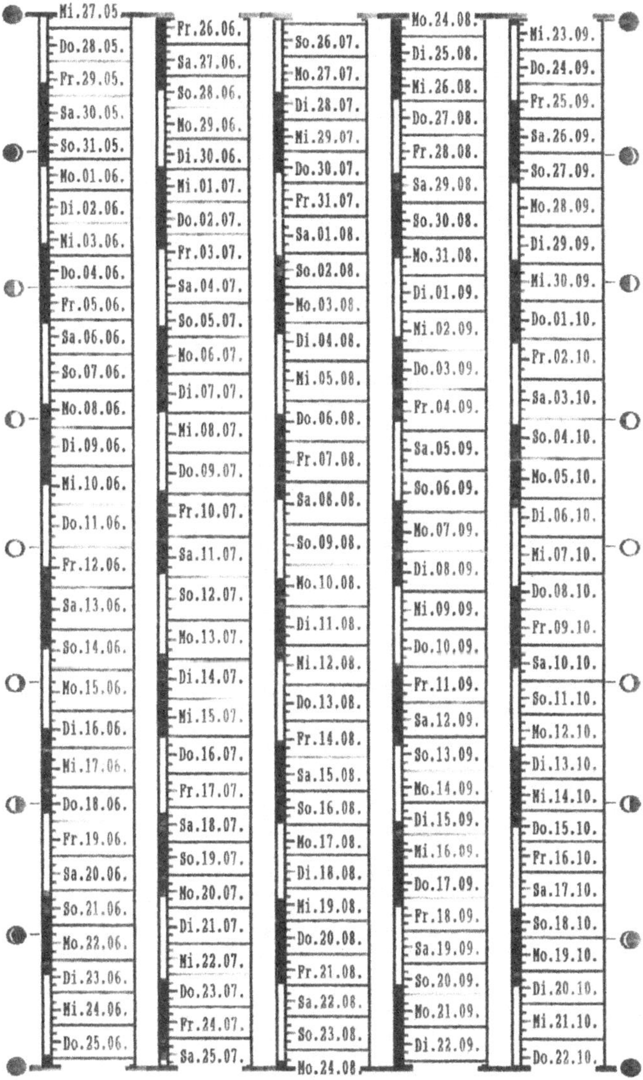

Oktober 1987 – März 1988

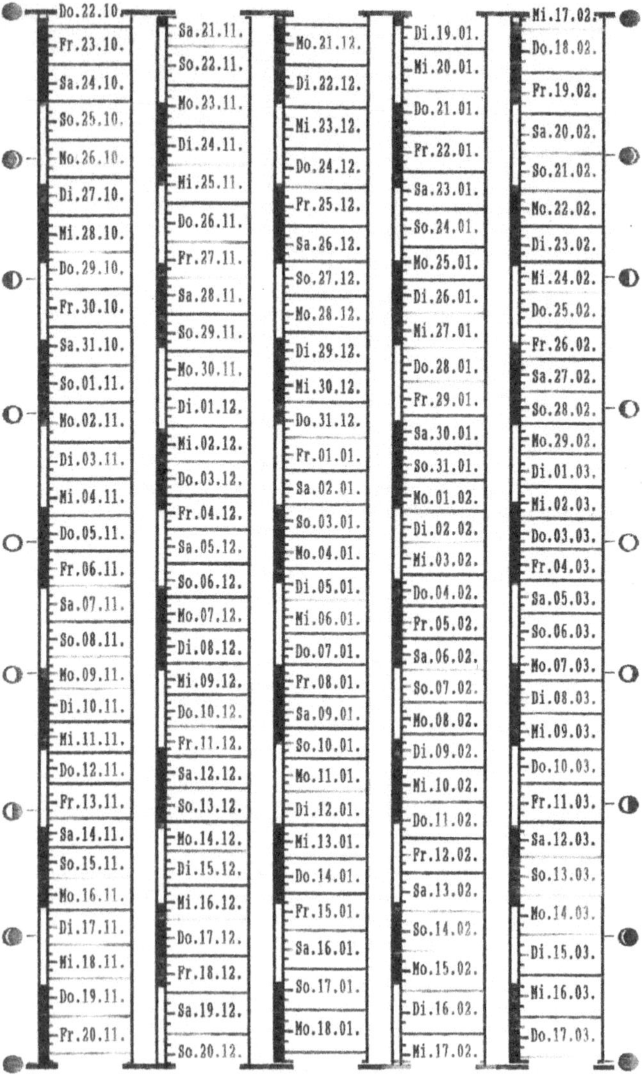

März 1988 – August 1988

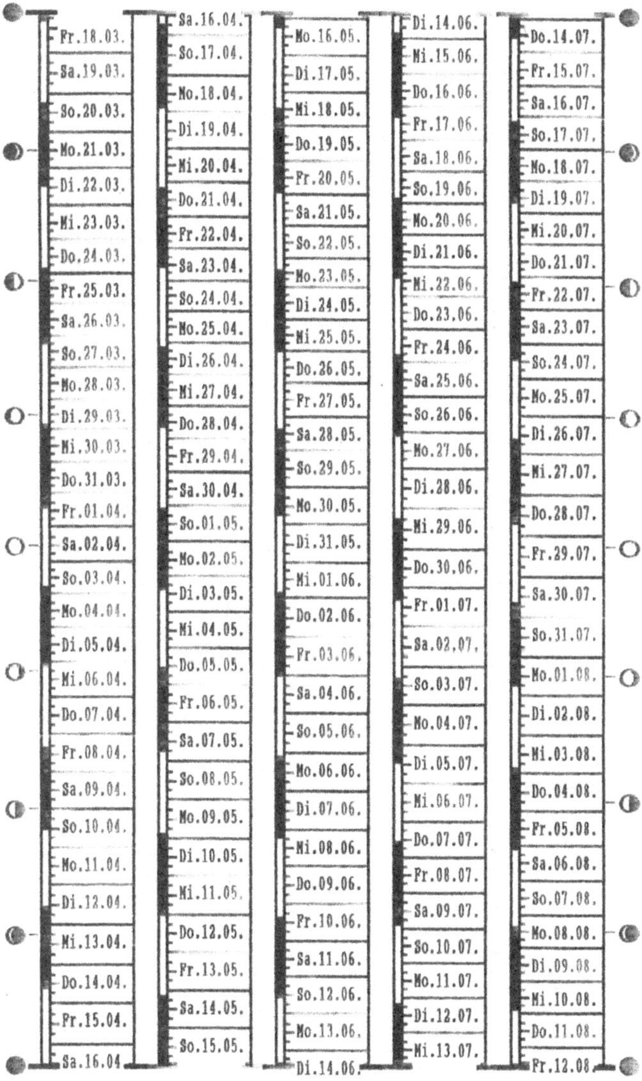

August 1988 – Januar 1989

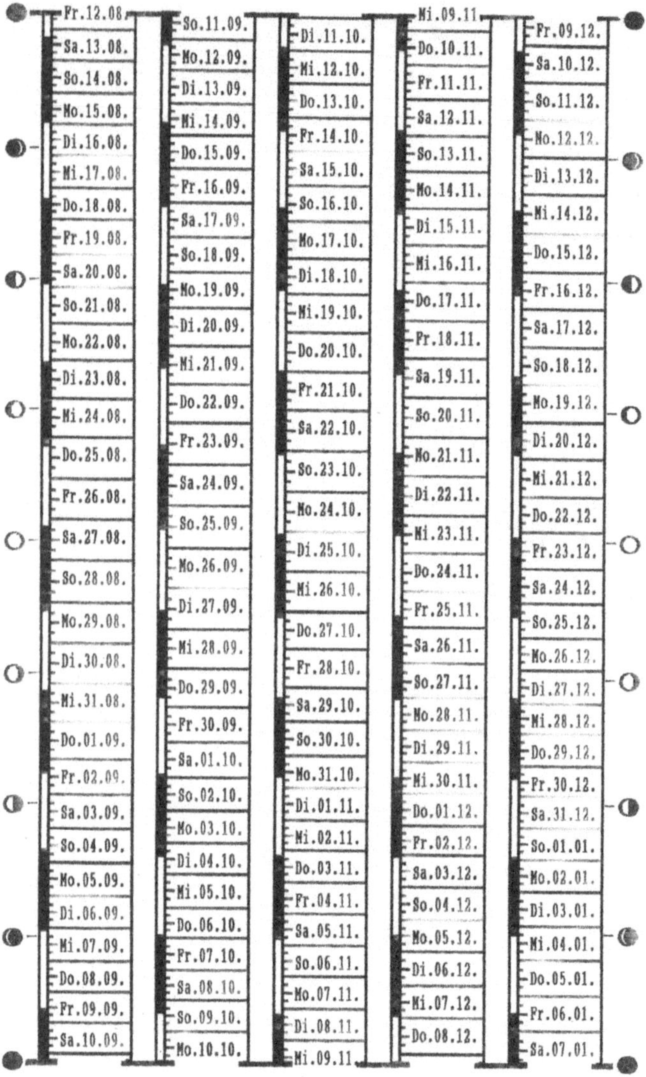

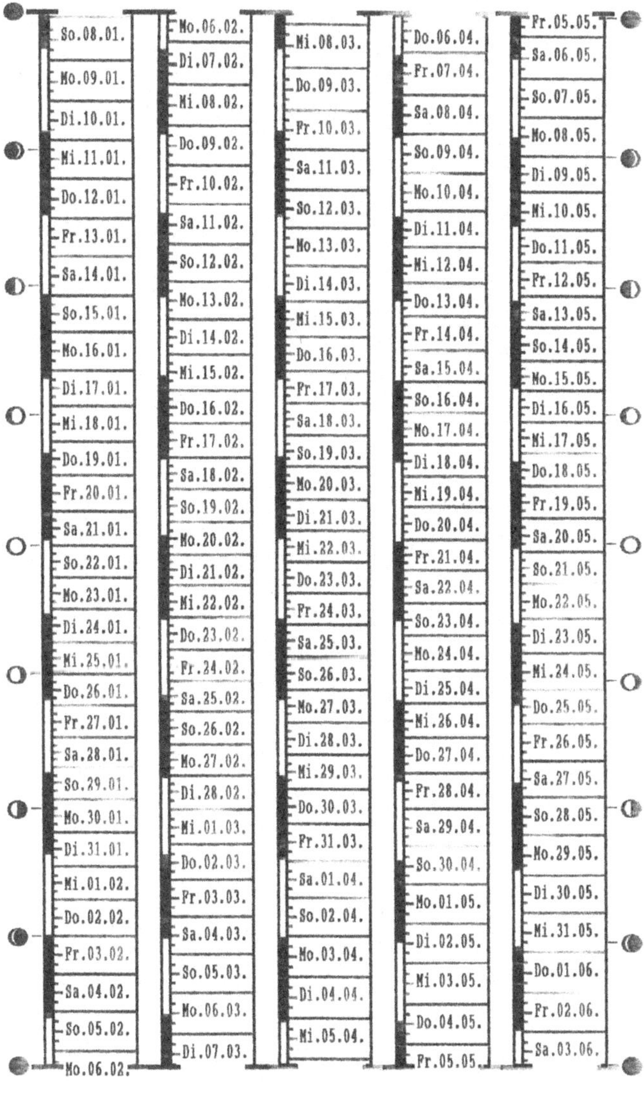
So.08.01.
Mo.09.01.
Di.10.01.
Mi.11.01.
Do.12.01.
Fr.13.01.
Sa.14.01.
So.15.01.
Mo.16.01.
Di.17.01.
Mi.18.01.
Do.19.01.
Fr.20.01.
Sa.21.01.
So.22.01.
Mo.23.01.
Di.24.01.
Mi.25.01.
Do.26.01.
Fr.27.01.
Sa.28.01.
So.29.01.
Mo.30.01.
Di.31.01.
Mi.01.02.
Do.02.02.
Fr.03.02.
Sa.04.02.
So.05.02.
Mo.06.02.
Mo.06.02.
Di.07.02.
Mi.08.02.
Do.09.02.
Fr.10.02.
Sa.11.02.
So.12.02.
Mo.13.02.
Di.14.02.
Mi.15.02.
Do.16.02.
Fr.17.02.
Sa.18.02.
So.19.02.
Mo.20.02.
Di.21.02.
Mi.22.02.
Do.23.02.
Fr.24.02.
Sa.25.02.
So.26.02.
Mo.27.02.
Di.28.02.
Mi.01.03.
Do.02.03.
Fr.03.03.
Sa.04.03.
So.05.03.
Mo.06.03.
Di.07.03.
Mi.08.03.
Do.09.03.
Fr.10.03.
Sa.11.03.
So.12.03.
Mo.13.03.
Di.14.03.
Mi.15.03.
Do.16.03.
Fr.17.03.
Sa.18.03.
So.19.03.
Mo.20.03.
Di.21.03.
Mi.22.03.
Do.23.03.
Fr.24.03.
Sa.25.03.
So.26.03.
Mo.27.03.
Di.28.03.
Mi.29.03.
Do.30.03.
Fr.31.03.
Sa.01.04.
So.02.04.
Mo.03.04.
Di.04.04.
Mi.05.04.
Do.06.04.
Fr.07.04.
Sa.08.04.
So.09.04.
Mo.10.04.
Di.11.04.
Mi.12.04.
Do.13.04.
Fr.14.04.
Sa.15.04.
So.16.04.
Mo.17.04.
Di.18.04.
Mi.19.04.
Do.20.04.
Fr.21.04.
Sa.22.04.
So.23.04.
Mo.24.04.
Di.25.04.
Mi.26.04.
Do.27.04.
Fr.28.04.
Sa.29.04.
So.30.04.
Mo.01.05.
Di.02.05.
Mi.03.05.
Do.04.05.
Fr.05.05.
Fr.05.05.
Sa.06.05.
So.07.05.
Mo.08.05.
Di.09.05.
Mi.10.05.
Do.11.05.
Fr.12.05.
Sa.13.05.
So.14.05.
Mo.15.05.
Di.16.05.
Mi.17.05.
Do.18.05.
Fr.19.05.
Sa.20.05.
So.21.05.
Mo.22.05.
Di.23.05.
Mi.24.05.
Do.25.05.
Fr.26.05.
Sa.27.05.
So.28.05.
Mo.29.05.
Di.30.05.
Mi.31.05.
Do.01.06.
Fr.02.06.
Sa.03.06.

Juni 1989 – Oktober 1989

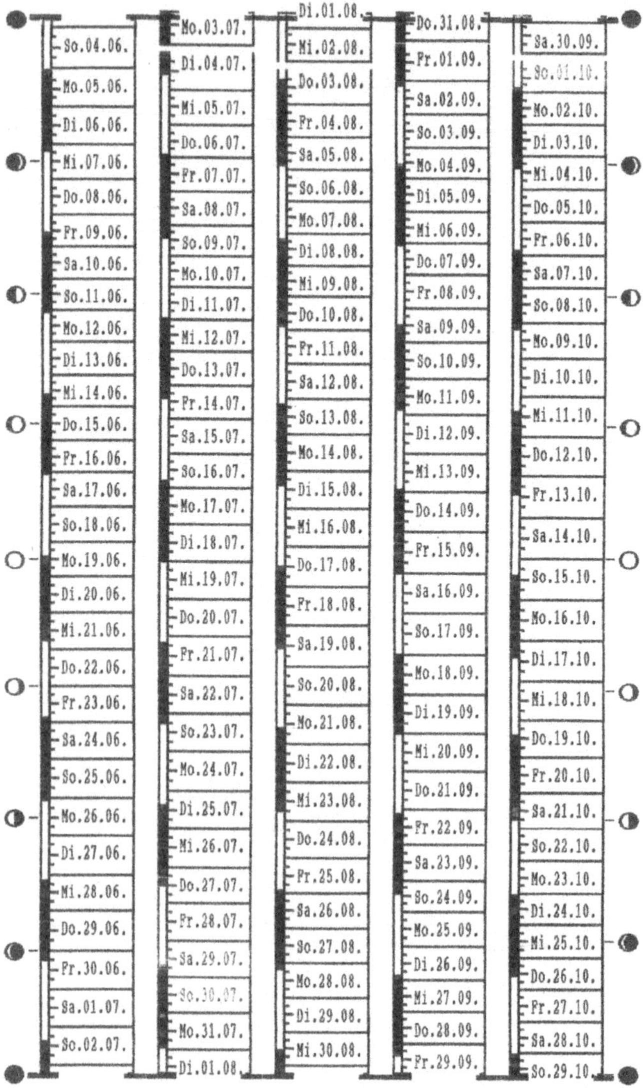

Oktober 1989 – März 1990

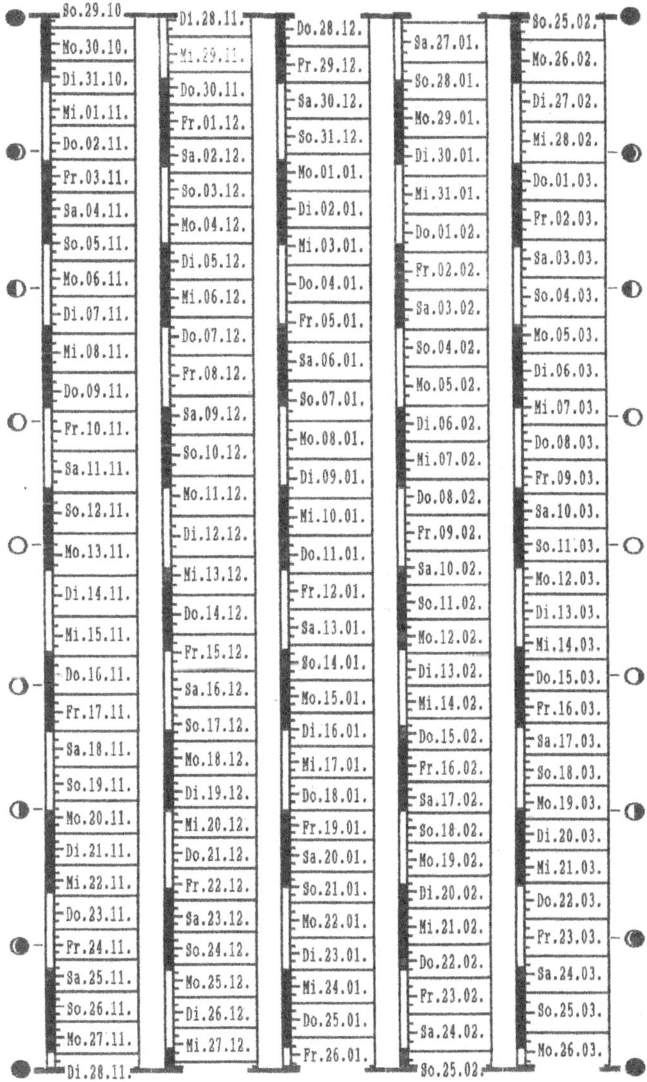

März 1990 – August 1990

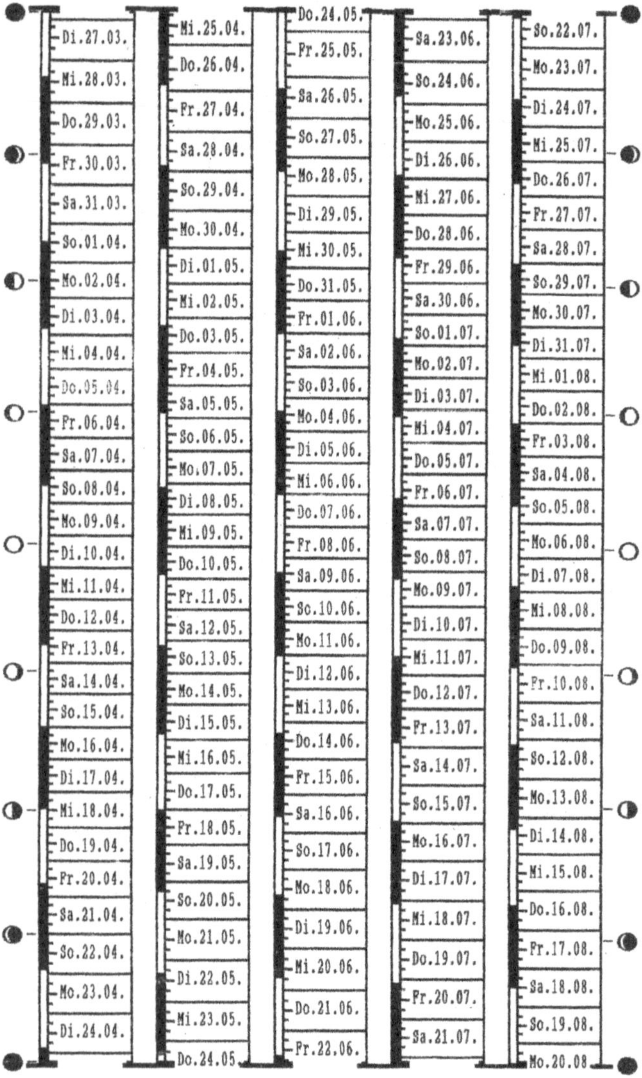

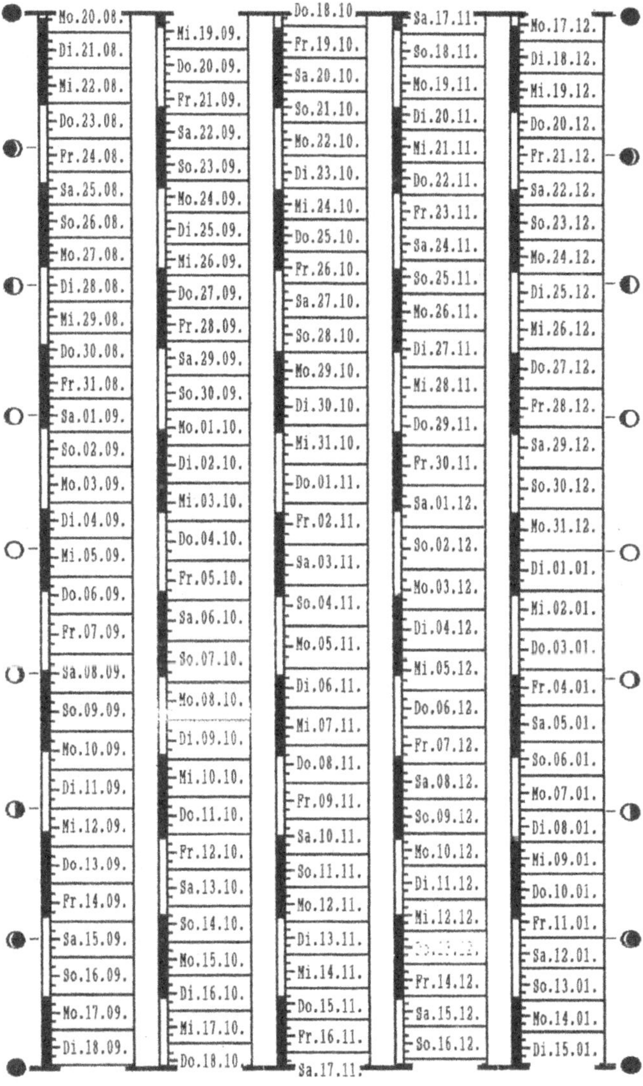
Mo.20.08.
Di.21.08.
Mi.22.08.
Do.23.08.
Fr.24.08.
Sa.25.08.
So.26.08.
Mo.27.08.
Di.28.08.
Mi.29.08.
Do.30.08.
Fr.31.08.
Sa.01.09.
So.02.09.
Mo.03.09.
Di.04.09.
Mi.05.09.
Do.06.09.
Fr.07.09.
Sa.08.09.
So.09.09.
Mo.10.09.
Di.11.09.
Mi.12.09.
Do.13.09.
Fr.14.09.
Sa.15.09.
So.16.09.
Mo.17.09.
Di.18.09.
Mi.19.09.
Do.20.09.
Fr.21.09.
Sa.22.09.
So.23.09.
Mo.24.09.
Di.25.09.
Mi.26.09.
Do.27.09.
Fr.28.09.
Sa.29.09.
So.30.09.
Mo.01.10.
Di.02.10.
Mi.03.10.
Do.04.10.
Fr.05.10.
Sa.06.10.
So.07.10.
Mo.08.10.
Di.09.10.
Mi.10.10.
Do.11.10.
Fr.12.10.
Sa.13.10.
So.14.10.
Mo.15.10.
Di.16.10.
Mi.17.10.
Do.18.10.
Do.18.10.
Fr.19.10.
Sa.20.10.
So.21.10.
Mo.22.10.
Di.23.10.
Mi.24.10.
Do.25.10.
Fr.26.10.
Sa.27.10.
So.28.10.
Mo.29.10.
Di.30.10.
Mi.31.10.
Do.01.11.
Fr.02.11.
Sa.03.11.
So.04.11.
Mo.05.11.
Di.06.11.
Mi.07.11.
Do.08.11.
Fr.09.11.
Sa.10.11.
So.11.11.
Mo.12.11.
Di.13.11.
Mi.14.11.
Do.15.11.
Fr.16.11.
Sa.17.11.
Sa.17.11.
So.18.11.
Mo.19.11.
Di.20.11.
Mi.21.11.
Do.22.11.
Fr.23.11.
Sa.24.11.
So.25.11.
Mo.26.11.
Di.27.11.
Mi.28.11.
Do.29.11.
Fr.30.11.
Sa.01.12.
So.02.12.
Mo.03.12.
Di.04.12.
Mi.05.12.
Do.06.12.
Fr.07.12.
Sa.08.12.
So.09.12.
Mo.10.12.
Di.11.12.
Mi.12.12.
Fr.14.12.
Sa.15.12.
So.16.12.
Mo.17.12.
Di.18.12.
Mi.19.12.
Do.20.12.
Fr.21.12.
Sa.22.12.
So.23.12.
Mo.24.12.
Di.25.12.
Mi.26.12.
Do.27.12.
Fr.28.12.
Sa.29.12.
So.30.12.
Mo.31.12.
Di.01.01.
Mi.02.01.
Do.03.01.
Fr.04.01.
Sa.05.01.
So.06.01.
Mo.07.01.
Di.08.01.
Mi.09.01.
Do.10.01.
Fr.11.01.
Sa.12.01.
So.13.01.
Mo.14.01.
Di.15.01.

Januar 1991 – Juni 1991

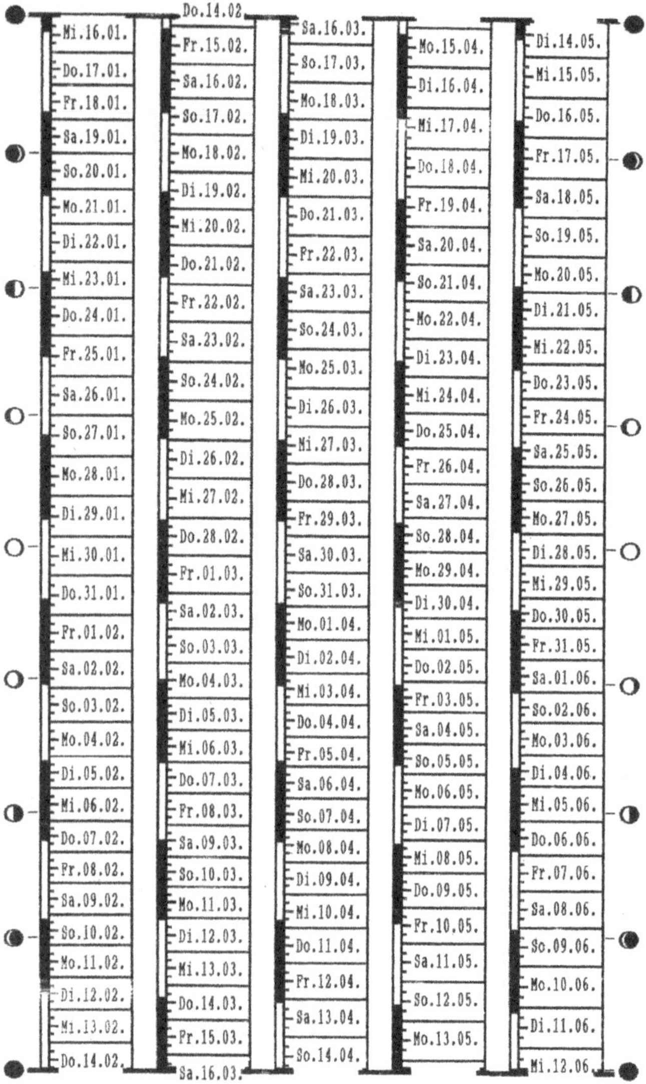

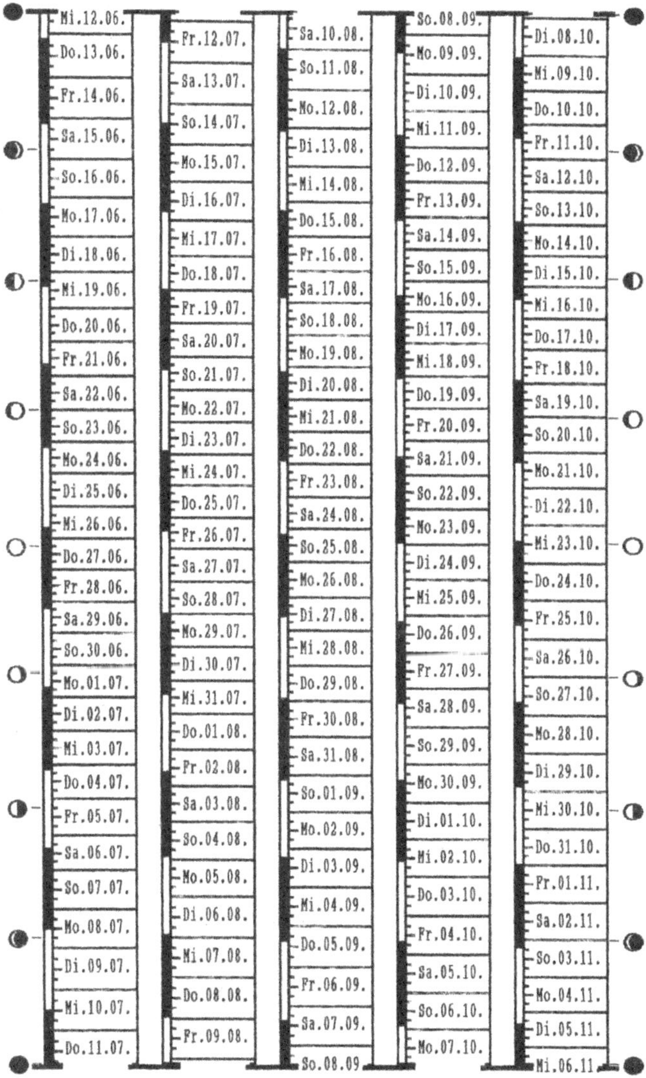
Mi.12.06.
Do.13.06.
Fr.14.06.
Sa.15.06.
So.16.06.
Mo.17.06.
Di.18.06.
Mi.19.06.
Do.20.06.
Fr.21.06.
Sa.22.06.
So.23.06.
Mo.24.06.
Di.25.06.
Mi.26.06.
Do.27.06.
Fr.28.06.
Sa.29.06.
So.30.06.
Mo.01.07.
Di.02.07.
Mi.03.07.
Do.04.07.
Fr.05.07.
Sa.06.07.
So.07.07.
Mo.08.07.
Di.09.07.
Mi.10.07.
Do.11.07.
Fr.12.07.
Sa.13.07.
So.14.07.
Mo.15.07.
Di.16.07.
Mi.17.07.
Do.18.07.
Fr.19.07.
Sa.20.07.
So.21.07.
Mo.22.07.
Di.23.07.
Mi.24.07.
Do.25.07.
Fr.26.07.
Sa.27.07.
So.28.07.
Mo.29.07.
Di.30.07.
Mi.31.07.
Do.01.08.
Fr.02.08.
Sa.03.08.
So.04.08.
Mo.05.08.
Di.06.08.
Mi.07.08.
Do.08.08.
Fr.09.08.
Sa.10.08.
So.11.08.
Mo.12.08.
Di.13.08.
Mi.14.08.
Do.15.08.
Fr.16.08.
Sa.17.08.
So.18.08.
Mo.19.08.
Di.20.08.
Mi.21.08.
Do.22.08.
Fr.23.08.
Sa.24.08.
So.25.08.
Mo.26.08.
Di.27.08.
Mi.28.08.
Do.29.08.
Fr.30.08.
Sa.31.08.
So.01.09.
Mo.02.09.
Di.03.09.
Mi.04.09.
Do.05.09.
Fr.06.09.
Sa.07.09.
So.08.09
So.08.09.
Mo.09.09.
Di.10.09.
Mi.11.09.
Do.12.09.
Fr.13.09.
Sa.14.09.
So.15.09.
Mo.16.09.
Di.17.09.
Mi.18.09.
Do.19.09.
Fr.20.09.
Sa.21.09.
So.22.09.
Mo.23.09.
Di.24.09.
Mi.25.09.
Do.26.09.
Fr.27.09.
Sa.28.09.
So.29.09.
Mo.30.09.
Di.01.10.
Mi.02.10.
Do.03.10.
Fr.04.10.
Sa.05.10.
So.06.10.
Mo.07.10.
Di.08.10.
Mi.09.10.
Do.10.10.
Fr.11.10.
Sa.12.10.
So.13.10.
Mo.14.10.
Di.15.10.
Mi.16.10.
Do.17.10.
Fr.18.10.
Sa.19.10.
So.20.10.
Mo.21.10.
Di.22.10.
Mi.23.10.
Do.24.10.
Fr.25.10.
Sa.26.10.
So.27.10.
Mo.28.10.
Di.29.10.
Mi.30.10.
Do.31.10.
Fr.01.11.
Sa.02.11.
So.03.11.
Mo.04.11.
Di.05.11.
Mi.06.11.

November 1991 – April 1992

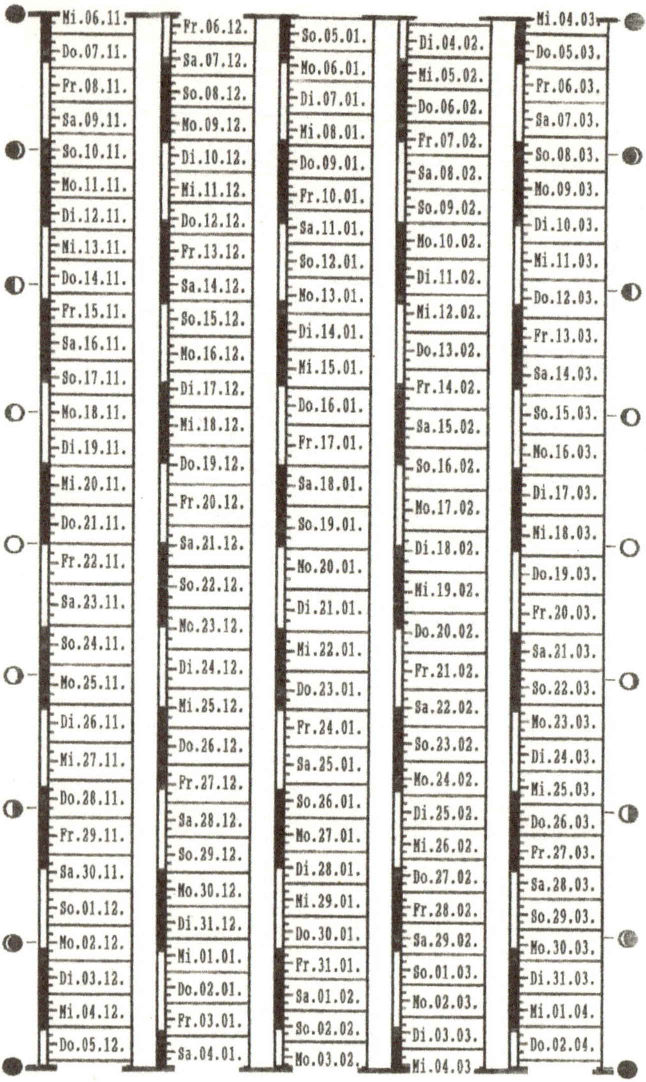

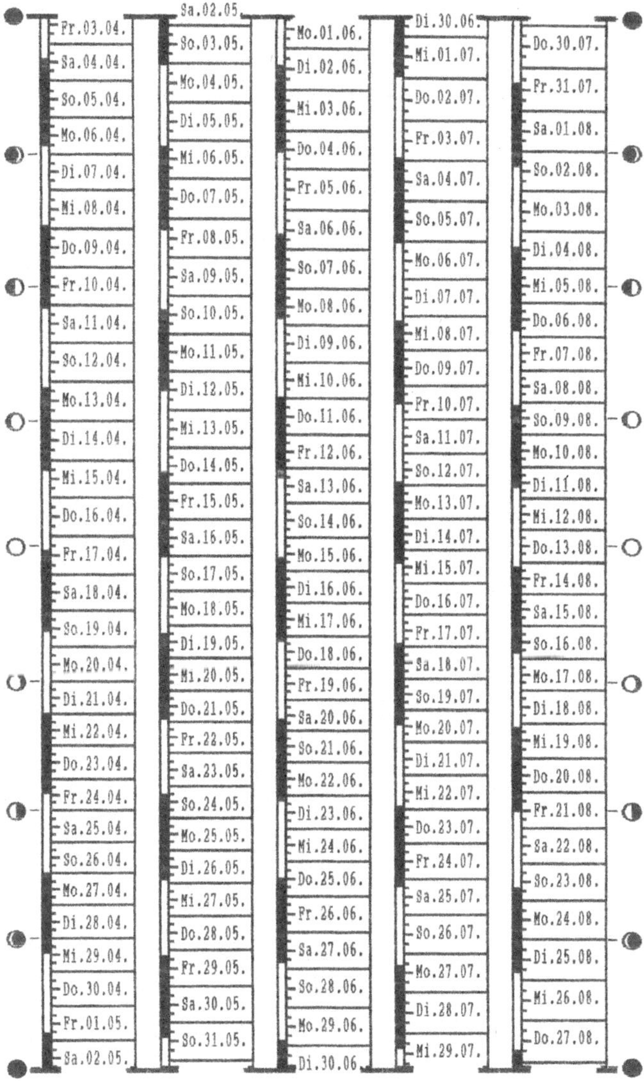
Fr.03.04.
Sa.04.04.
So.05.04.
Mo.06.04.
Di.07.04.
Mi.08.04.
Do.09.04.
Fr.10.04.
Sa.11.04.
So.12.04.
Mo.13.04.
Di.14.04.
Mi.15.04.
Do.16.04.
Fr.17.04.
Sa.18.04.
So.19.04.
Mo.20.04.
Di.21.04.
Mi.22.04.
Do.23.04.
Fr.24.04.
Sa.25.04.
So.26.04.
Mo.27.04.
Di.28.04.
Mi.29.04.
Do.30.04.
Fr.01.05.
Sa.02.05.
Sa.02.05.
So.03.05.
Mo.04.05.
Di.05.05.
Mi.06.05.
Do.07.05.
Fr.08.05.
Sa.09.05.
So.10.05.
Mo.11.05.
Di.12.05.
Mi.13.05.
Do.14.05.
Fr.15.05.
Sa.16.05.
So.17.05.
Mo.18.05.
Di.19.05.
Mi.20.05.
Do.21.05.
Fr.22.05.
Sa.23.05.
So.24.05.
Mo.25.05.
Di.26.05.
Mi.27.05.
Do.28.05.
Fr.29.05.
Sa.30.05.
So.31.05.
Mo.01.06.
Di.02.06.
Mi.03.06.
Do.04.06.
Fr.05.06.
Sa.06.06.
So.07.06.
Mo.08.06.
Di.09.06.
Mi.10.06.
Do.11.06.
Fr.12.06.
Sa.13.06.
So.14.06.
Mo.15.06.
Di.16.06.
Mi.17.06.
Do.18.06.
Fr.19.06.
Sa.20.06.
So.21.06.
Mo.22.06.
Di.23.06.
Mi.24.06.
Do.25.06.
Fr.26.06.
Sa.27.06.
So.28.06.
Mo.29.06.
Di.30.06.
Di.30.06.
Mi.01.07.
Do.02.07.
Fr.03.07.
Sa.04.07.
So.05.07.
Mo.06.07.
Di.07.07.
Mi.08.07.
Do.09.07.
Fr.10.07.
Sa.11.07.
So.12.07.
Mo.13.07.
Di.14.07.
Mi.15.07.
Do.16.07.
Fr.17.07.
Sa.18.07.
So.19.07.
Mo.20.07.
Di.21.07.
Mi.22.07.
Do.23.07.
Fr.24.07.
Sa.25.07.
So.26.07.
Mo.27.07.
Di.28.07.
Mi.29.07.
Do.30.07.
Fr.31.07.
Sa.01.08.
So.02.08.
Mo.03.08.
Di.04.08.
Mi.05.08.
Do.06.08.
Fr.07.08.
Sa.08.08.
So.09.08.
Mo.10.08.
Di.11.08.
Mi.12.08.
Do.13.08.
Fr.14.08.
Sa.15.08.
So.16.08.
Mo.17.08.
Di.18.08.
Mi.19.08.
Do.20.08.
Fr.21.08.
Sa.22.08.
So.23.08.
Mo.24.08.
Di.25.08.
Mi.26.08.
Do.27.08.

August 1992 – Januar 1993

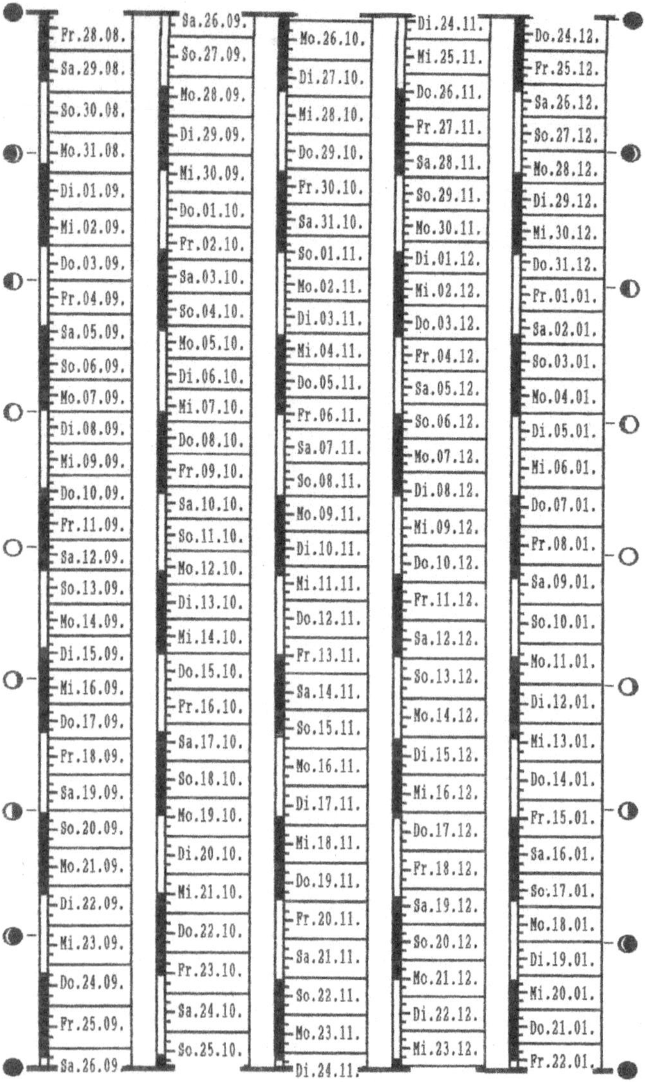

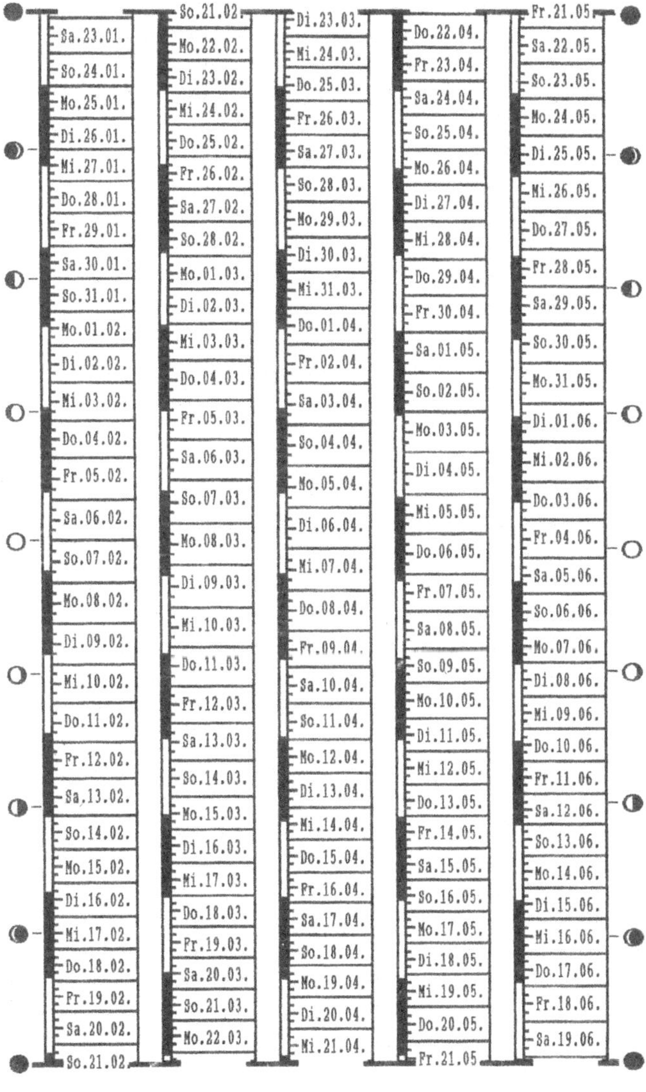
Sa.23.01.
So.24.01.
Mo.25.01.
Di.26.01.
Mi.27.01.
Do.28.01.
Fr.29.01.
Sa.30.01.
So.31.01.
Mo.01.02.
Di.02.02.
Mi.03.02.
Do.04.02.
Fr.05.02.
Sa.06.02.
So.07.02.
Mo.08.02.
Di.09.02.
Mi.10.02.
Do.11.02.
Fr.12.02.
Sa.13.02.
So.14.02.
Mo.15.02.
Di.16.02.
Mi.17.02.
Do.18.02.
Fr.19.02.
Sa.20.02.
So.21.02
So.21.02
Mo.22.02.
Di.23.02.
Mi.24.02.
Do.25.02.
Fr.26.02.
Sa.27.02.
So.28.02.
Mo.01.03.
Di.02.03.
Mi.03.03.
Do.04.03.
Fr.05.03.
Sa.06.03.
So.07.03.
Mo.08.03.
Di.09.03.
Mi.10.03.
Do.11.03.
Fr.12.03.
Sa.13.03.
So.14.03.
Mo.15.03.
Di.16.03.
Mi.17.03.
Do.18.03.
Fr.19.03.
Sa.20.03.
So.21.03.
Mo.22.03.
Di.23.03.
Mi.24.03.
Do.25.03.
Fr.26.03.
Sa.27.03.
So.28.03.
Mo.29.03.
Di.30.03.
Mi.31.03.
Do.01.04.
Fr.02.04.
Sa.03.04.
So.04.04.
Mo.05.04.
Di.06.04.
Mi.07.04.
Do.08.04.
Fr.09.04.
Sa.10.04.
So.11.04.
Mo.12.04.
Di.13.04.
Mi.14.04.
Do.15.04.
Fr.16.04.
Sa.17.04.
So.18.04.
Mo.19.04.
Di.20.04.
Mi.21.04.
Do.22.04.
Fr.23.04.
Sa.24.04.
So.25.04.
Mo.26.04.
Di.27.04.
Mi.28.04.
Do.29.04.
Fr.30.04.
Sa.01.05.
So.02.05.
Mo.03.05.
Di.04.05.
Mi.05.05.
Do.06.05.
Fr.07.05.
Sa.08.05.
So.09.05.
Mo.10.05.
Di.11.05.
Mi.12.05.
Do.13.05.
Fr.14.05.
Sa.15.05.
So.16.05.
Mo.17.05.
Di.18.05.
Mi.19.05.
Do.20.05.
Fr.21.05
Fr.21.05
Sa.22.05.
So.23.05.
Mo.24.05.
Di.25.05.
Mi.26.05.
Do.27.05.
Fr.28.05.
Sa.29.05.
So.30.05.
Mo.31.05.
Di.01.06.
Mi.02.06.
Do.03.06.
Fr.04.06.
Sa.05.06.
So.06.06.
Mo.07.06.
Di.08.06.
Mi.09.06.
Do.10.06.
Fr.11.06.
Sa.12.06.
So.13.06.
Mo.14.06.
Di.15.06.
Mi.16.06.
Do.17.06.
Fr.18.06.
Sa.19.06.

Juni 1993 – November 1993

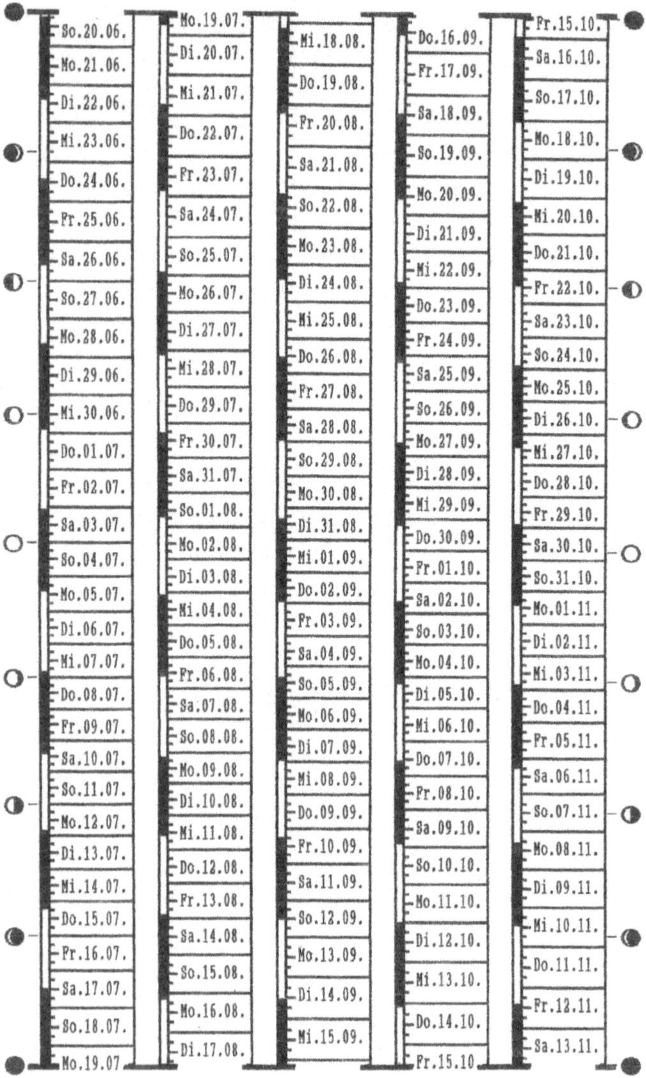

November 1993 – April 1994

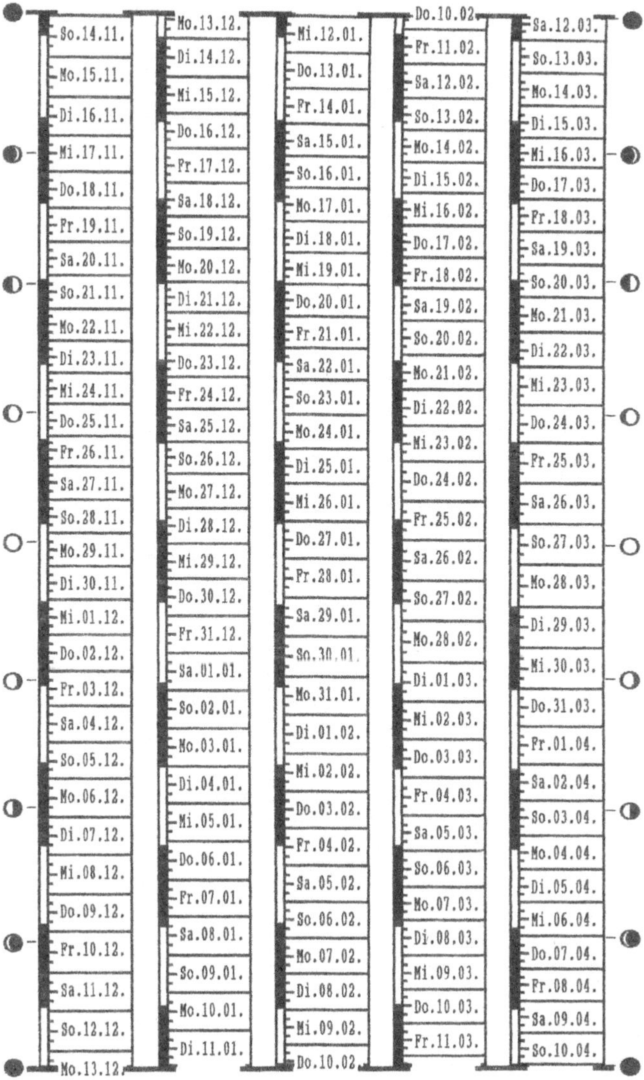

April 1994 – September 1994

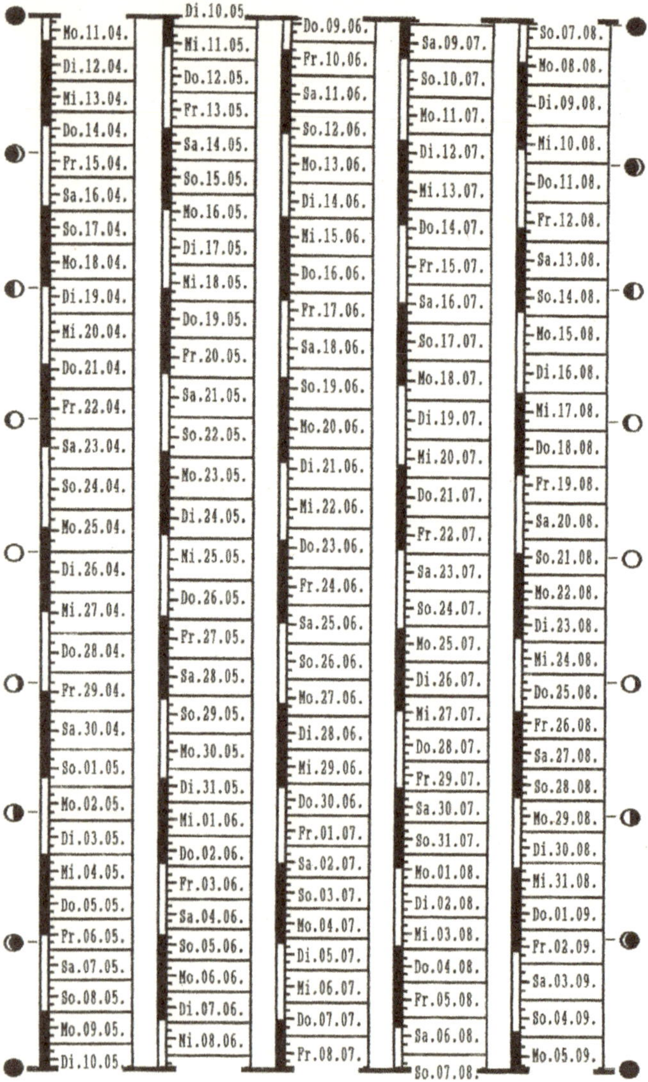

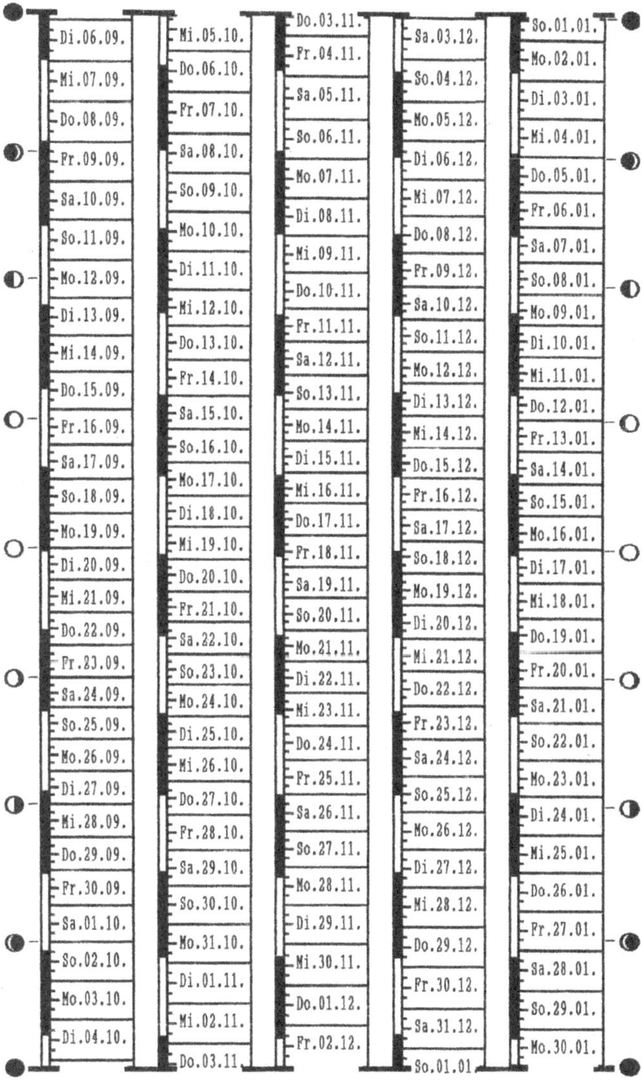
Di.06.09.
Mi.07.09.
Do.08.09.
Fr.09.09.
Sa.10.09.
So.11.09.
Mo.12.09.
Di.13.09.
Mi.14.09.
Do.15.09.
Fr.16.09.
Sa.17.09.
So.18.09.
Mo.19.09.
Di.20.09.
Mi.21.09.
Do.22.09.
Fr.23.09.
Sa.24.09.
So.25.09.
Mo.26.09.
Di.27.09.
Mi.28.09.
Do.29.09.
Fr.30.09.
Sa.01.10.
So.02.10.
Mo.03.10.
Di.04.10.
Mi.05.10.
Do.06.10.
Fr.07.10.
Sa.08.10.
So.09.10.
Mo.10.10.
Di.11.10.
Mi.12.10.
Do.13.10.
Fr.14.10.
Sa.15.10.
So.16.10.
Mo.17.10.
Di.18.10.
Mi.19.10.
Do.20.10.
Fr.21.10.
Sa.22.10.
So.23.10.
Mo.24.10.
Di.25.10.
Mi.26.10.
Do.27.10.
Fr.28.10.
Sa.29.10.
So.30.10.
Mo.31.10.
Di.01.11.
Mi.02.11.
Do.03.11.
Do.03.11.
Fr.04.11.
Sa.05.11.
So.06.11.
Mo.07.11.
Di.08.11.
Mi.09.11.
Do.10.11.
Fr.11.11.
Sa.12.11.
So.13.11.
Mo.14.11.
Di.15.11.
Mi.16.11.
Do.17.11.
Fr.18.11.
Sa.19.11.
So.20.11.
Mo.21.11.
Di.22.11.
Mi.23.11.
Do.24.11.
Fr.25.11.
Sa.26.11.
So.27.11.
Mo.28.11.
Di.29.11.
Mi.30.11.
Do.01.12.
Fr.02.12.
Sa.03.12.
So.04.12.
Mo.05.12.
Di.06.12.
Mi.07.12.
Do.08.12.
Fr.09.12.
Sa.10.12.
So.11.12.
Mo.12.12.
Di.13.12.
Mi.14.12.
Do.15.12.
Fr.16.12.
Sa.17.12.
So.18.12.
Mo.19.12.
Di.20.12.
Mi.21.12.
Do.22.12.
Fr.23.12.
Sa.24.12.
So.25.12.
Mo.26.12.
Di.27.12.
Mi.28.12.
Do.29.12.
Fr.30.12.
Sa.31.12.
So.01.01
So.01.01.
Mo.02.01.
Di.03.01.
Mi.04.01.
Do.05.01.
Fr.06.01.
Sa.07.01.
So.08.01.
Mo.09.01.
Di.10.01.
Mi.11.01.
Do.12.01.
Fr.13.01.
Sa.14.01.
So.15.01.
Mo.16.01.
Di.17.01.
Mi.18.01.
Do.19.01.
Fr.20.01.
Sa.21.01.
So.22.01.
Mo.23.01.
Di.24.01.
Mi.25.01.
Do.26.01.
Fr.27.01.
Sa.28.01.
So.29.01.
Mo.30.01.

Januar 1995 – Juni 1995

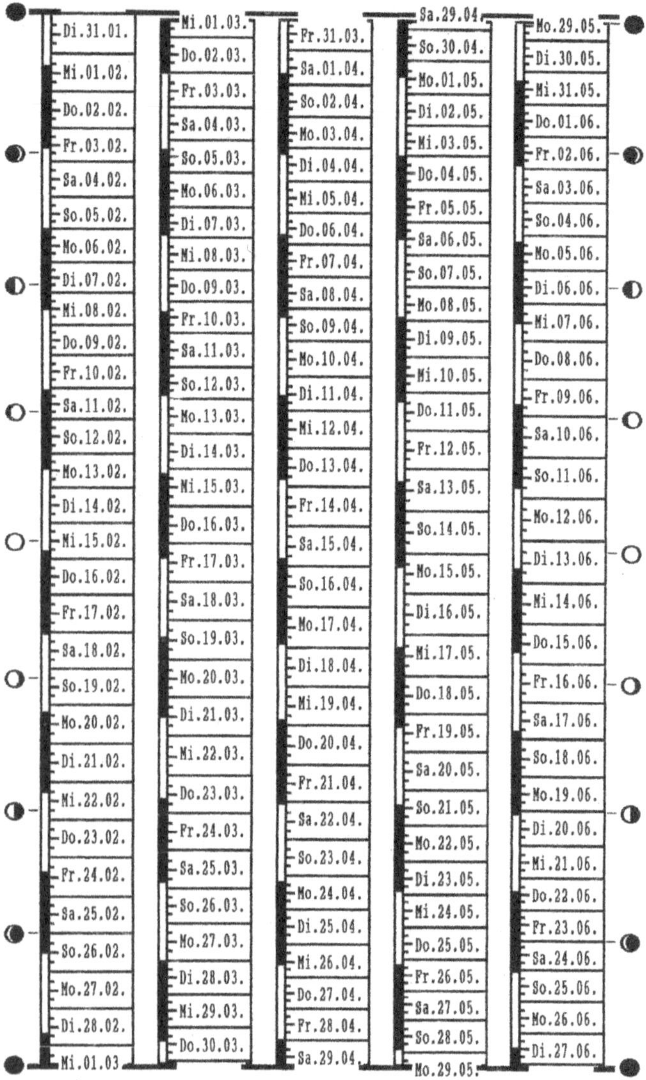

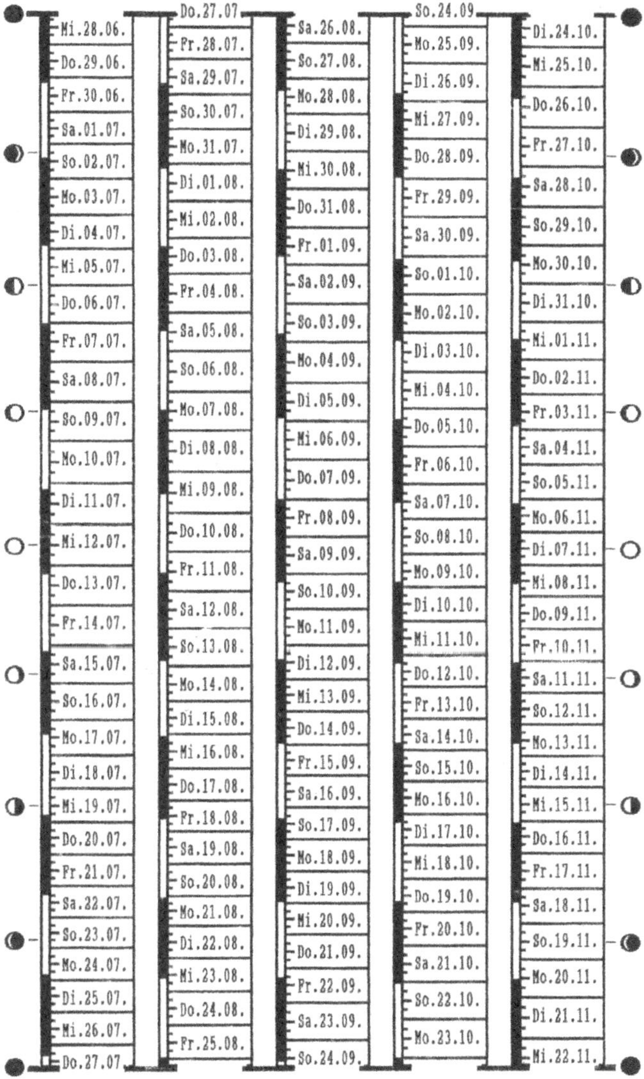
Mi.28.06.
Do.29.06.
Fr.30.06.
Sa.01.07.
So.02.07.
Mo.03.07.
Di.04.07.
Mi.05.07.
Do.06.07.
Fr.07.07.
Sa.08.07.
So.09.07.
Mo.10.07.
Di.11.07.
Mi.12.07.
Do.13.07.
Fr.14.07.
Sa.15.07.
So.16.07.
Mo.17.07.
Di.18.07.
Mi.19.07.
Do.20.07.
Fr.21.07.
Sa.22.07.
So.23.07.
Mo.24.07.
Di.25.07.
Mi.26.07.
Do.27.07
Do.27.07
Fr.28.07.
Sa.29.07.
So.30.07.
Mo.31.07.
Di.01.08.
Mi.02.08.
Do.03.08.
Fr.04.08.
Sa.05.08.
So.06.08.
Mo.07.08.
Di.08.08.
Mi.09.08.
Do.10.08.
Fr.11.08.
Sa.12.08.
So.13.08.
Mo.14.08.
Di.15.08.
Mi.16.08.
Do.17.08.
Fr.18.08.
Sa.19.08.
So.20.08.
Mo.21.08.
Di.22.08.
Mi.23.08.
Do.24.08.
Fr.25.08.
Sa.26.08.
So.27.08.
Mo.28.08.
Di.29.08.
Mi.30.08.
Do.31.08.
Fr.01.09.
Sa.02.09.
So.03.09.
Mo.04.09.
Di.05.09.
Mi.06.09.
Do.07.09.
Fr.08.09.
Sa.09.09.
So.10.09.
Mo.11.09.
Di.12.09.
Mi.13.09.
Do.14.09.
Fr.15.09.
Sa.16.09.
So.17.09.
Mo.18.09.
Di.19.09.
Mi.20.09.
Do.21.09.
Fr.22.09.
Sa.23.09.
So.24.09.
So.24.09
Mo.25.09.
Di.26.09.
Mi.27.09.
Do.28.09.
Fr.29.09.
Sa.30.09.
So.01.10.
Mo.02.10.
Di.03.10.
Mi.04.10.
Do.05.10.
Fr.06.10.
Sa.07.10.
So.08.10.
Mo.09.10.
Di.10.10.
Mi.11.10.
Do.12.10.
Fr.13.10.
Sa.14.10.
So.15.10.
Mo.16.10.
Di.17.10.
Mi.18.10.
Do.19.10.
Fr.20.10.
Sa.21.10.
So.22.10.
Mo.23.10.
Di.24.10.
Mi.25.10.
Do.26.10.
Fr.27.10.
Sa.28.10.
So.29.10.
Mo.30.10.
Di.31.10.
Mi.01.11.
Do.02.11.
Fr.03.11.
Sa.04.11.
So.05.11.
Mo.06.11.
Di.07.11.
Mi.08.11.
Do.09.11.
Fr.10.11.
Sa.11.11.
So.12.11.
Mo.13.11.
Di.14.11.
Mi.15.11.
Do.16.11.
Fr.17.11.
Sa.18.11.
So.19.11.
Mo.20.11.
Di.21.11.
Mi.22.11.

November 1995 – April 1996

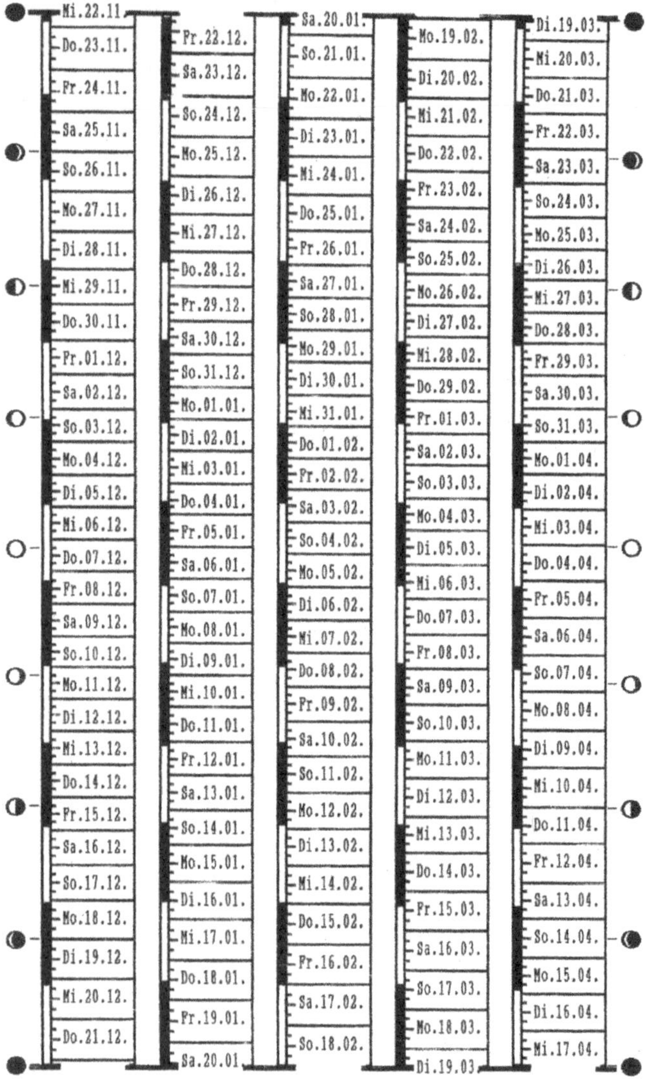

April 1996 – September 1996

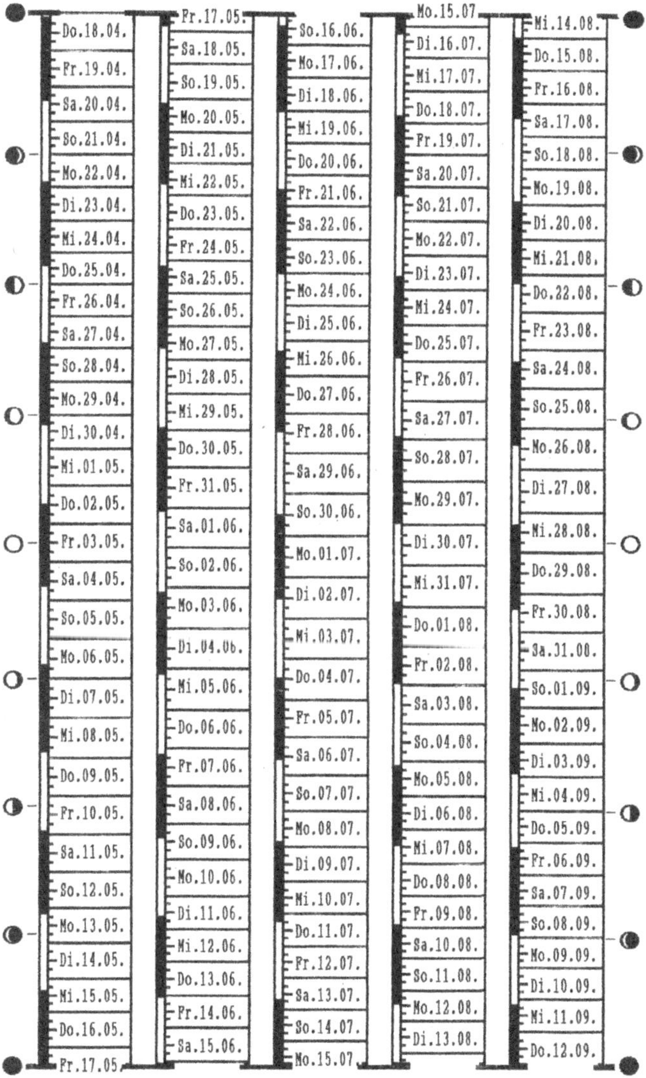

September 1996 – Februar 1997

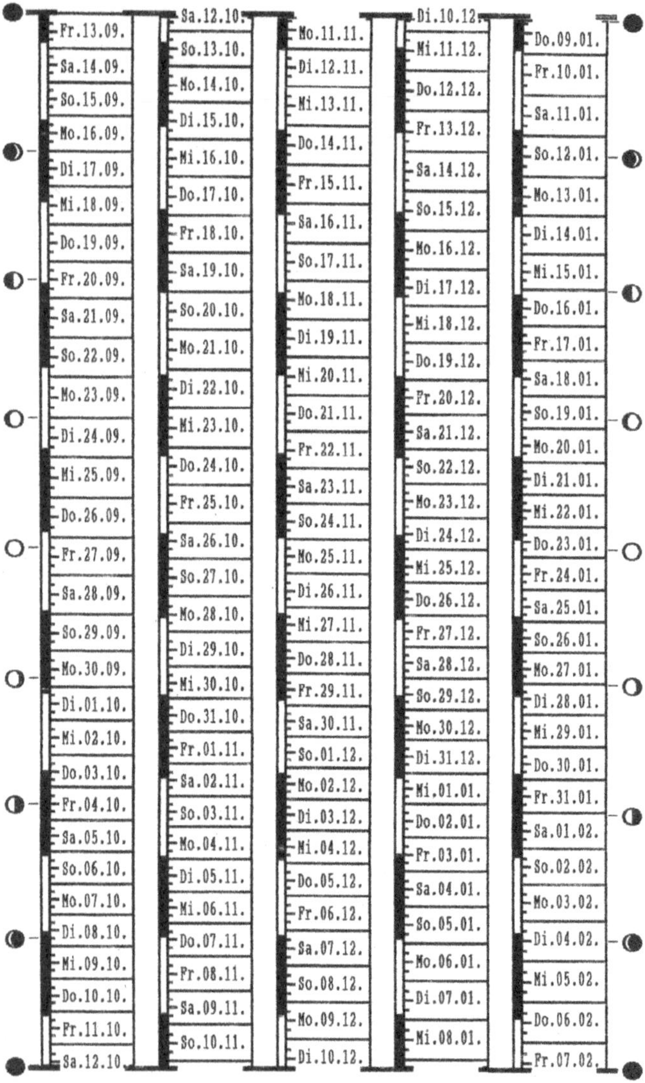

Februar 1997 – Juli 1997

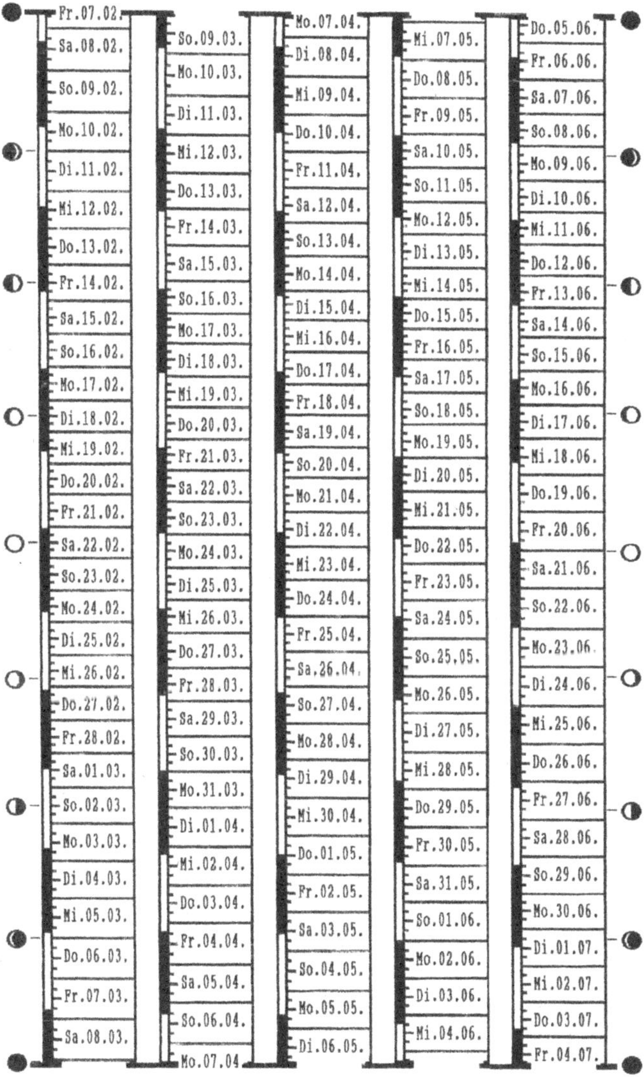

Juli 1997 – November 1997

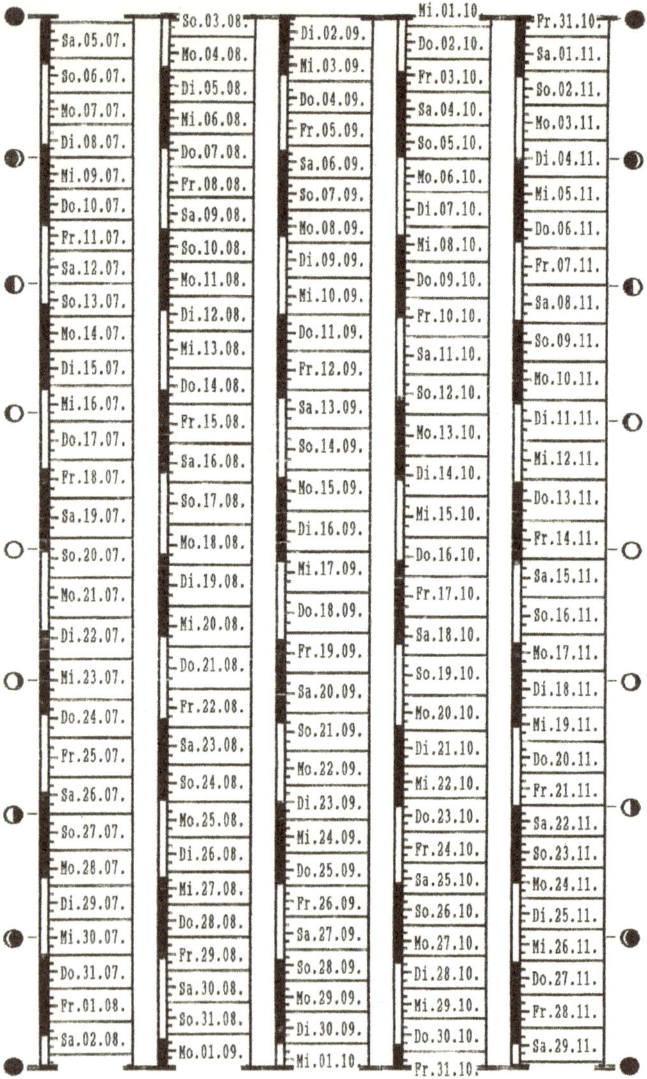

November 1997 – April 1998

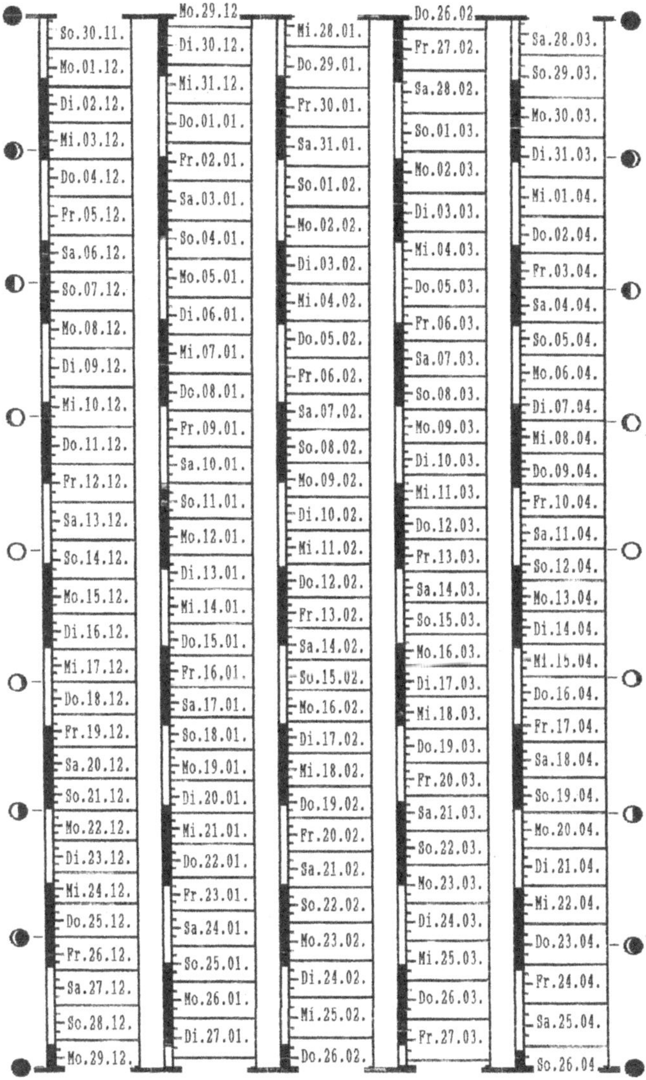

April 1998 – September 1998

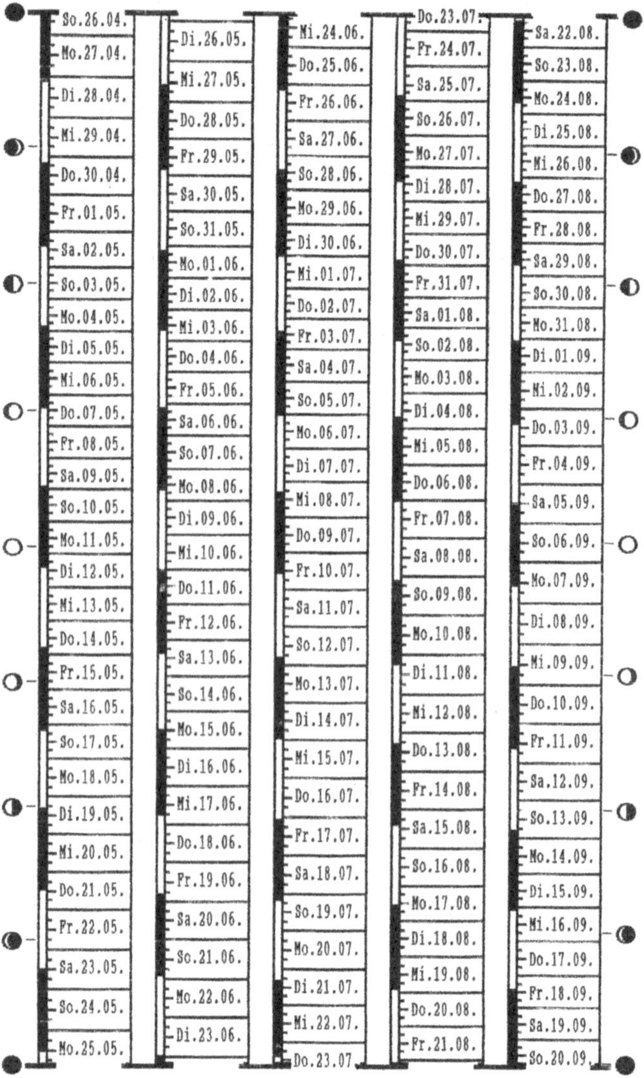

September 1998 – Februar 1999

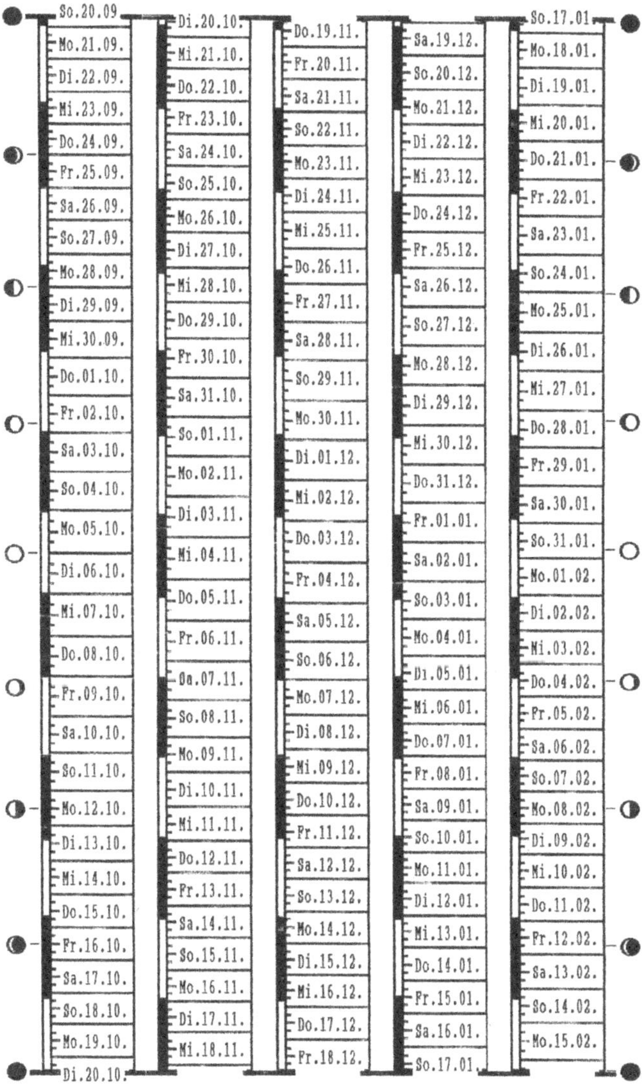

Februar 1999 – Juli 1999

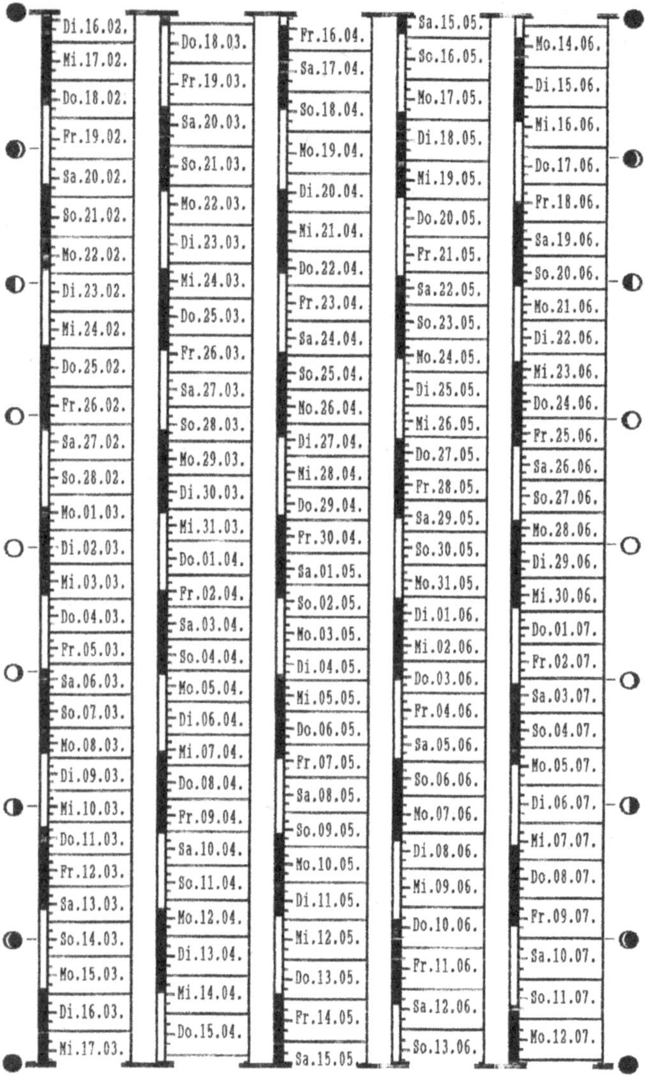

Juli 1999 – Dezember 1999

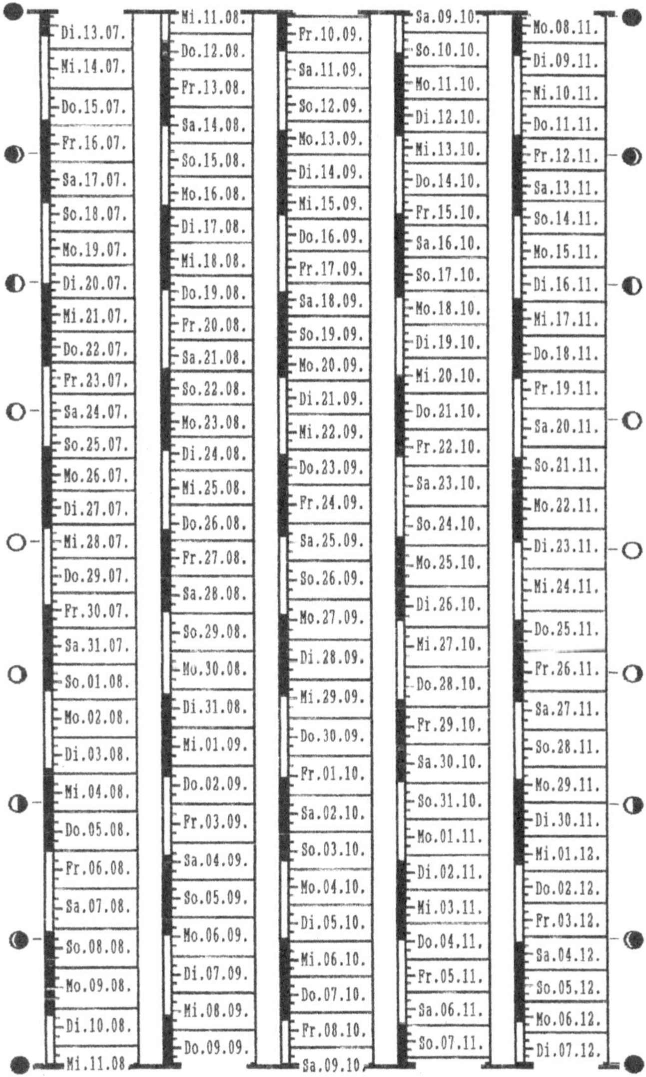

Dezember 1999 – Mai 2000

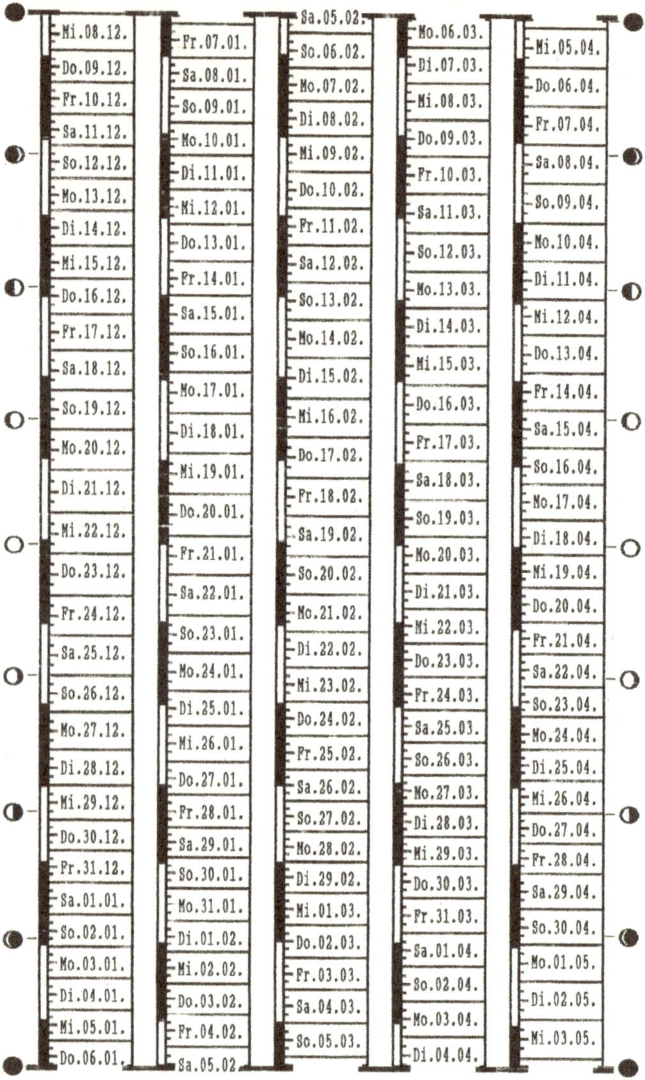

Mai 2000 – September 2000

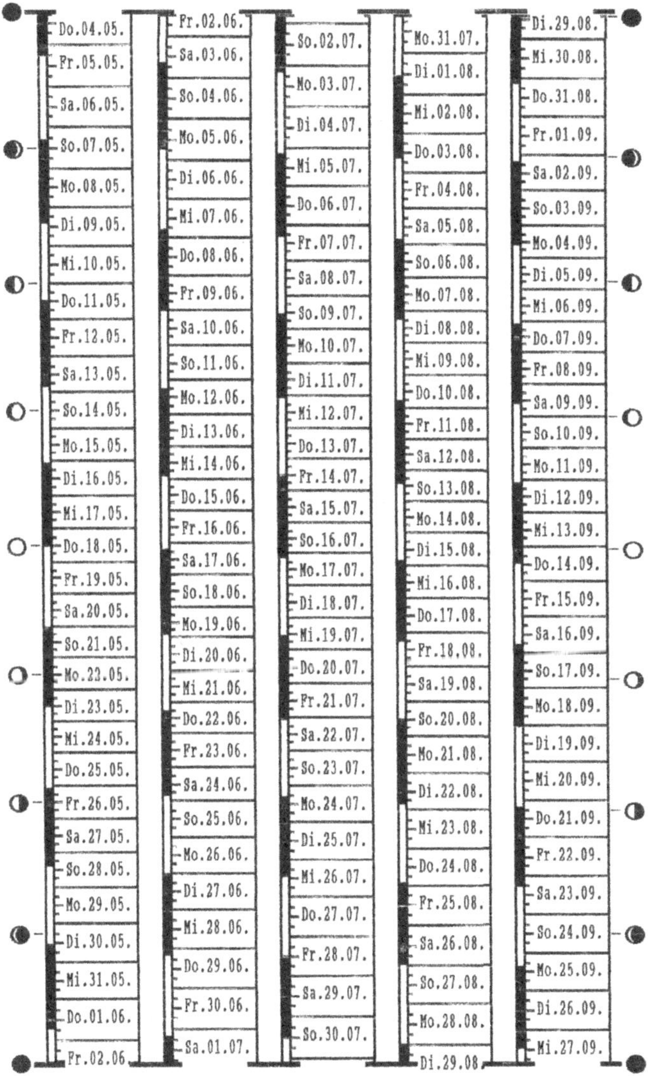

September 2000 – Februar 2001

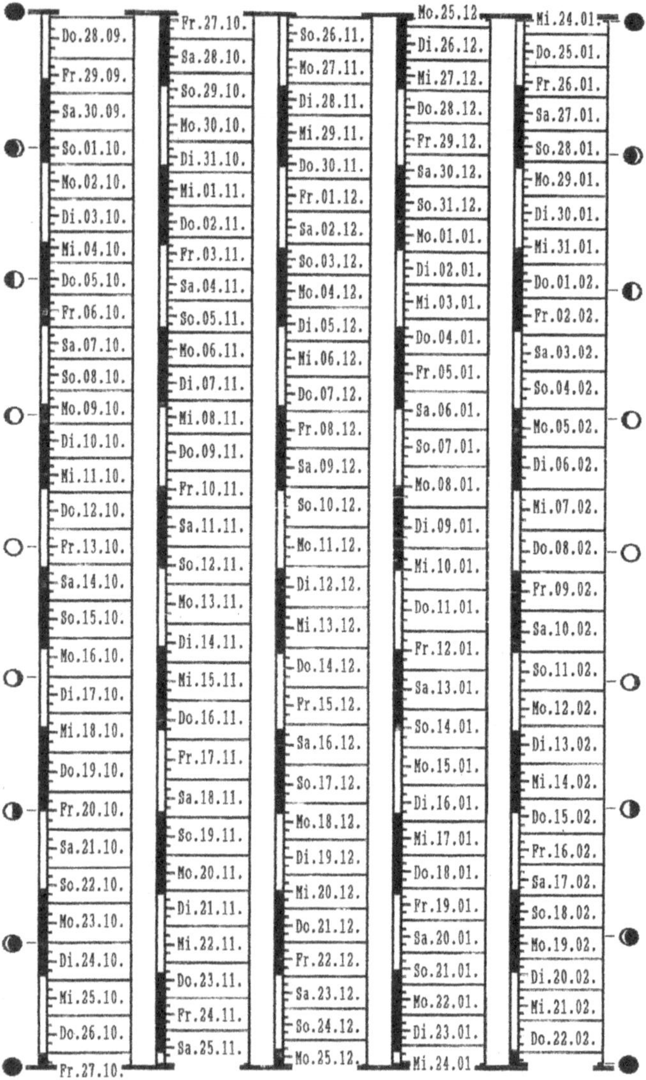

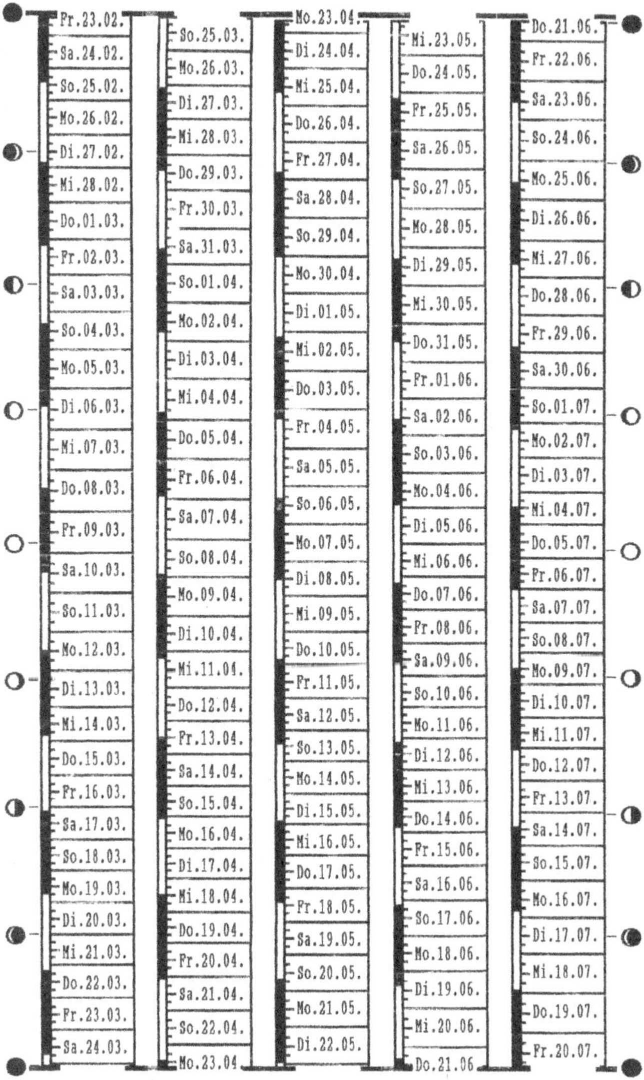
Fr.23.02.
Sa.24.02.
So.25.02.
Mo.26.02.
Di.27.02.
Mi.28.02.
Do.01.03.
Fr.02.03.
Sa.03.03.
So.04.03.
Mo.05.03.
Di.06.03.
Mi.07.03.
Do.08.03.
Fr.09.03.
Sa.10.03.
So.11.03.
Mo.12.03.
Di.13.03.
Mi.14.03.
Do.15.03.
Fr.16.03.
Sa.17.03.
So.18.03.
Mo.19.03.
Di.20.03.
Mi.21.03.
Do.22.03.
Fr.23.03.
Sa.24.03.
So.25.03.
Mo.26.03.
Di.27.03.
Mi.28.03.
Do.29.03.
Fr.30.03.
Sa.31.03.
So.01.04.
Mo.02.04.
Di.03.04.
Mi.04.04.
Do.05.04.
Fr.06.04.
Sa.07.04.
So.08.04.
Mo.09.04.
Di.10.04.
Mi.11.04.
Do.12.04.
Fr.13.04.
Sa.14.04.
So.15.04.
Mo.16.04.
Di.17.04.
Mi.18.04.
Do.19.04.
Fr.20.04.
Sa.21.04.
So.22.04.
Mo.23.04
Mo.23.04.
Di.24.04.
Mi.25.04.
Do.26.04.
Fr.27.04.
Sa.28.04.
So.29.04.
Mo.30.04.
Di.01.05.
Mi.02.05.
Do.03.05.
Fr.04.05.
Sa.05.05.
So.06.05.
Mo.07.05.
Di.08.05.
Mi.09.05.
Do.10.05.
Fr.11.05.
Sa.12.05.
So.13.05.
Mo.14.05.
Di.15.05.
Mi.16.05.
Do.17.05.
Fr.18.05.
Sa.19.05.
So.20.05.
Mo.21.05.
Di.22.05.
Mi.23.05.
Do.24.05.
Fr.25.05.
Sa.26.05.
So.27.05.
Mo.28.05.
Di.29.05.
Mi.30.05.
Do.31.05.
Fr.01.06.
Sa.02.06.
So.03.06.
Mo.04.06.
Di.05.06.
Mi.06.06.
Do.07.06.
Fr.08.06.
Sa.09.06.
So.10.06.
Mo.11.06.
Di.12.06.
Mi.13.06.
Do.14.06.
Fr.15.06.
Sa.16.06.
So.17.06.
Mo.18.06.
Di.19.06.
Mi.20.06.
Do.21.06
Do.21.06.
Fr.22.06.
Sa.23.06.
So.24.06.
Mo.25.06.
Di.26.06.
Mi.27.06.
Do.28.06.
Fr.29.06.
Sa.30.06.
So.01.07.
Mo.02.07.
Di.03.07.
Mi.04.07.
Do.05.07.
Fr.06.07.
Sa.07.07.
So.08.07.
Mo.09.07.
Di.10.07.
Mi.11.07.
Do.12.07.
Fr.13.07.
Sa.14.07.
So.15.07.
Mo.16.07.
Di.17.07.
Mi.18.07.
Do.19.07.
Fr.20.07.

Juli 2001 – November 2001

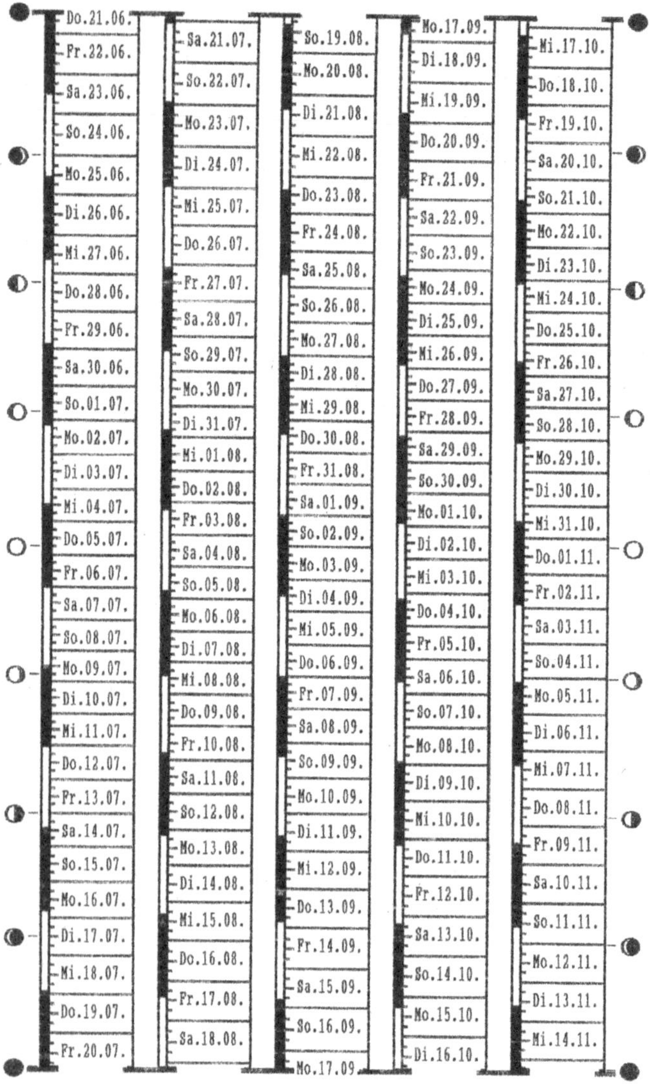

November 2001 – April 2002

Do.15.11.	Sa.15.12.	So.13.01	Di.12.02.	Do.14.03.
Fr.16.11.	So.16.12.	Mo.14.01.	Mi.13.02.	Fr.15.03.
Sa.17.11.	Mo.17.12.	Di.15.01.	Do.14.02.	Sa.16.03.
So.18.11.	Di.18.12.	Mi.16.01.	Fr.15.02.	So.17.03.
Mo.19.11.	Mi.19.12.	Do.17.01.	Sa.16.02.	Mo.18.03.
Di.20.11.	Do.20.12.	Fr.18.01.	So.17.02.	Di.19.03.
Mi.21.11.	Fr.21.12.	Sa.19.01.	Mo.18.02.	Mi.20.03.
Do.22.11.	Sa.22.12.	So.20.01.	Di.19.02.	Do.21.03.
Fr.23.11.	So.23.12.	Mo.21.01.	Mi.20.02.	Fr.22.03.
Sa.24.11.	Mo.24.12.	Di.22.01.	Do.21.02.	Sa.23.03.
So.25.11.	Di.25.12.	Mi.23.01.	Fr.22.02.	So.24.03.
Mo.26.11.	Mi.26.12.	Do.24.01.	Sa.23.02.	Mo.25.03.
Di.27.11.	Do.27.12.	Fr.25.01.	So.24.02.	Di.26.03.
Mi.28.11.	Fr.28.12.	Sa.26.01.	Mo.25.02.	Mi.27.03.
Do.29.11.	Sa.29.12.	So.27.01.	Di.26.02.	Do.28.03.
Fr.30.11.	So.30.12.	Mo.28.01.	Mi.27.02.	Fr.29.03.
Sa.01.12.	Mo.31.12.	Di.29.01.	Do.28.02.	Sa.30.03.
So.02.12.	Di.01.01.	Mi.30.01.	Fr.01.03.	So.31.03.
Mo.03.12.	Mi.02.01.	Do.31.01.	Sa.02.03.	Mo.01.04.
Di.04.12.	Do.03.01.	Fr.01.02.	So.03.03.	Di.02.04.
Mi.05.12.	Fr.04.01.	Sa.02.02.	Mo.04.03.	Mi.03.04.
Do.06.12.	Sa.05.01.	So.03.02.	Di.05.03.	Do.04.04.
Fr.07.12.	So.06.01.	Mo.04.02.	Mi.06.03.	Fr.05.04.
Sa.08.12.	Mo.07.01.	Di.05.02.	Do.07.03.	Sa.06.04.
So.09.12.	Di.08.01.	Mi.06.02.	Fr.08.03.	So.07.04.
Mo.10.12.	Mi.09.01.	Do.07.02.	Sa.09.03.	Mo.08.04.
Di.11.12.	Do.10.01.	Fr.08.02.	So.10.03.	Di.09.04.
Mi.12.12.	Fr.11.01.	Sa.09.02.	Mo.11.03.	Mi.10.04.
Do.13.12.	Sa.12.01.	So.10.02.	Di.12.03.	Do.11.04.
Fr.14.12.	So.13.01	Mo.11.02.	Mi.13.03.	Fr.12.04.

April 2002 – September 2002

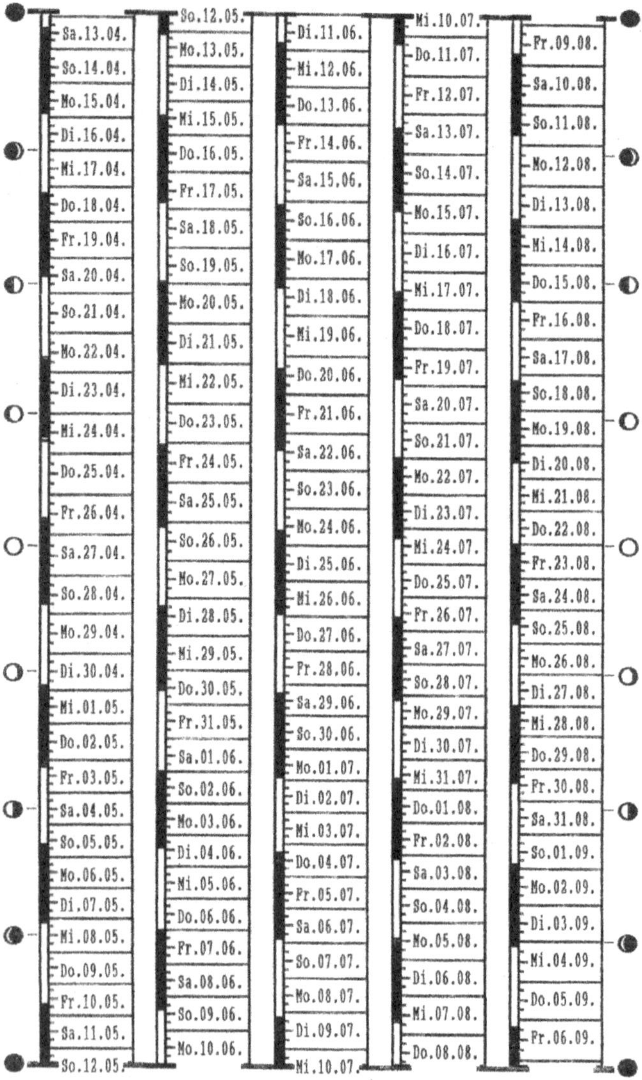

September 2002 – Februar 2003

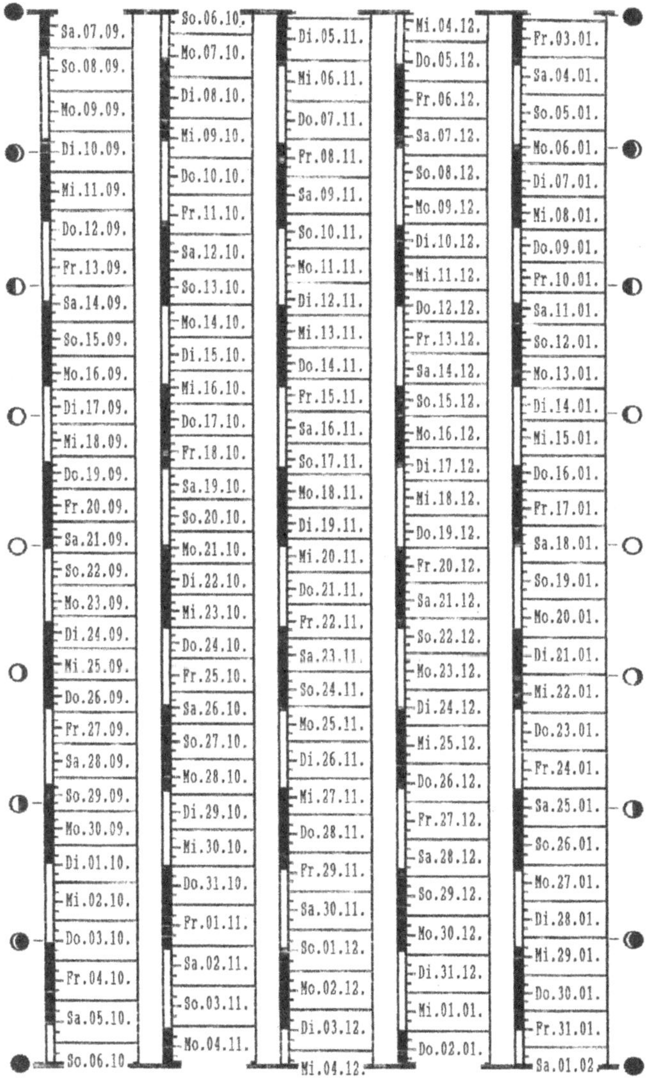

Februar 2003 – Juni 2003

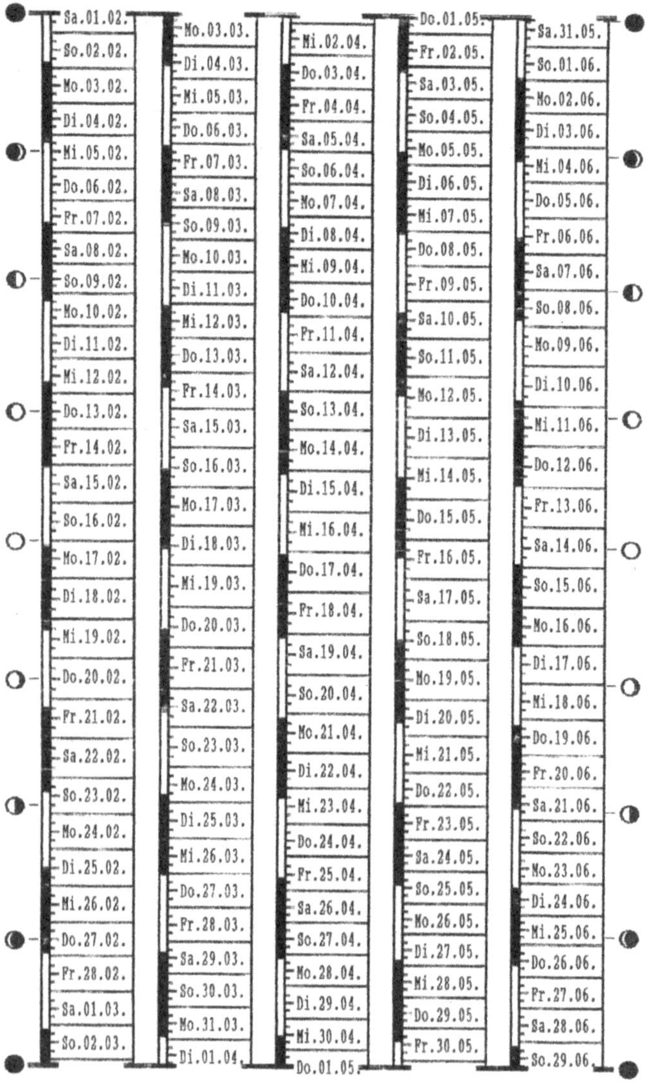

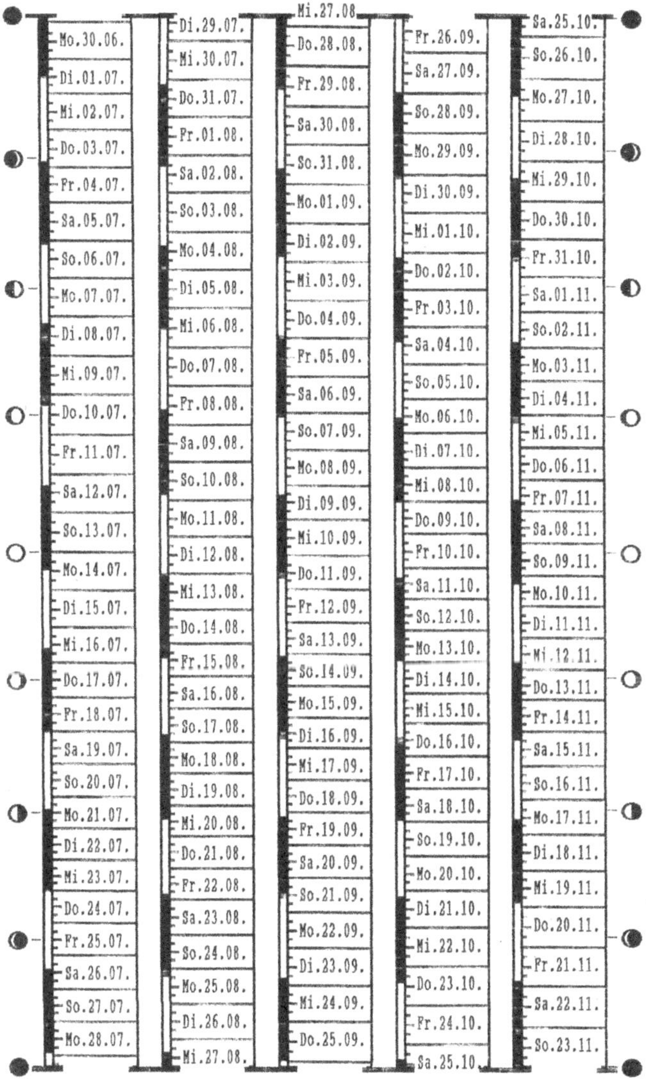

Mo.30.06.
Di.01.07.
Mi.02.07.
Do.03.07.
Fr.04.07.
Sa.05.07.
So.06.07.
Mo.07.07.
Di.08.07.
Mi.09.07.
Do.10.07.
Fr.11.07.
Sa.12.07.
So.13.07.
Mo.14.07.
Di.15.07.
Mi.16.07.
Do.17.07.
Fr.18.07.
Sa.19.07.
So.20.07.
Mo.21.07.
Di.22.07.
Mi.23.07.
Do.24.07.
Fr.25.07.
Sa.26.07.
So.27.07.
Mo.28.07.
Di.29.07.
Mi.30.07.
Do.31.07.
Fr.01.08.
Sa.02.08.
So.03.08.
Mo.04.08.
Di.05.08.
Mi.06.08.
Do.07.08.
Fr.08.08.
Sa.09.08.
So.10.08.
Mo.11.08.
Di.12.08.
Mi.13.08.
Do.14.08.
Fr.15.08.
Sa.16.08.
So.17.08.
Mo.18.08.
Di.19.08.
Mi.20.08.
Do.21.08.
Fr.22.08.
Sa.23.08.
So.24.08.
Mo.25.08.
Di.26.08.
Mi.27.08.
Mi.27.08.
Do.28.08.
Fr.29.08.
Sa.30.08.
So.31.08.
Mo.01.09.
Di.02.09.
Mi.03.09.
Do.04.09.
Fr.05.09.
Sa.06.09.
So.07.09.
Mo.08.09.
Di.09.09.
Mi.10.09.
Do.11.09.
Fr.12.09.
Sa.13.09.
So.14.09.
Mo.15.09.
Di.16.09.
Mi.17.09.
Do.18.09.
Fr.19.09.
Sa.20.09.
So.21.09.
Mo.22.09.
Di.23.09.
Mi.24.09.
Do.25.09.
Fr.26.09.
Sa.27.09.
So.28.09.
Mo.29.09.
Di.30.09.
Mi.01.10.
Do.02.10.
Fr.03.10.
Sa.04.10.
So.05.10.
Mo.06.10.
Di.07.10.
Mi.08.10.
Do.09.10.
Fr.10.10.
Sa.11.10.
So.12.10.
Mo.13.10.
Di.14.10.
Mi.15.10.
Do.16.10.
Fr.17.10.
Sa.18.10.
So.19.10.
Mo.20.10.
Di.21.10.
Mi.22.10.
Do.23.10.
Fr.24.10.
Sa.25.10.
Sa.25.10.
So.26.10.
Mo.27.10.
Di.28.10.
Mi.29.10.
Do.30.10.
Fr.31.10.
Sa.01.11.
So.02.11.
Mo.03.11.
Di.04.11.
Mi.05.11.
Do.06.11.
Fr.07.11.
Sa.08.11.
So.09.11.
Mo.10.11.
Di.11.11.
Mi.12.11.
Do.13.11.
Fr.14.11.
Sa.15.11.
So.16.11.
Mo.17.11.
Di.18.11.
Mi.19.11.
Do.20.11.
Fr.21.11.
Sa.22.11.
So.23.11.

November 2003 – April 2004

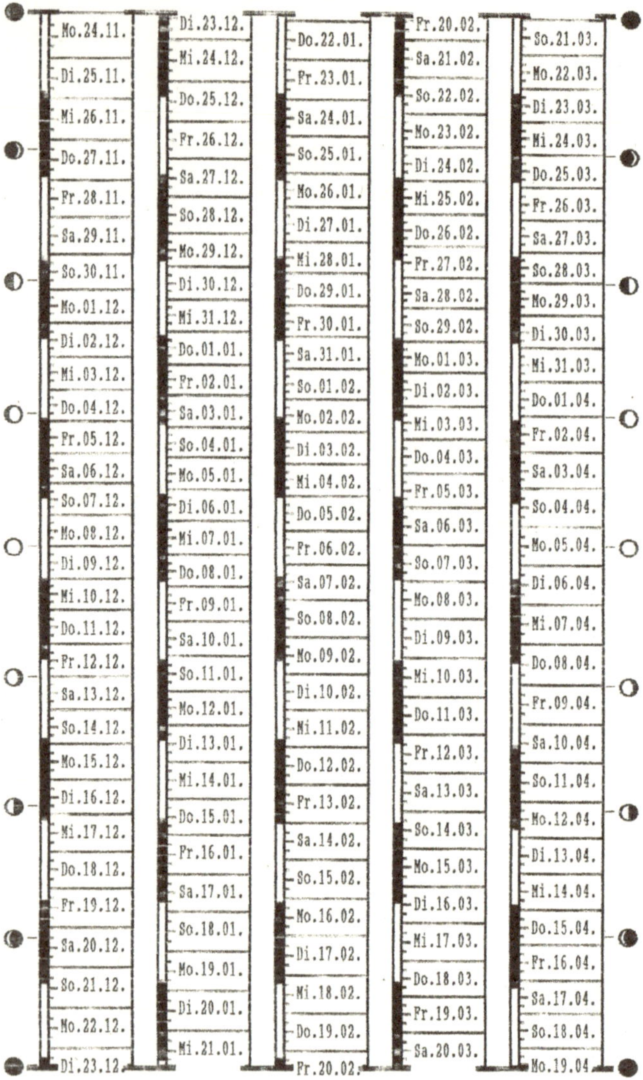

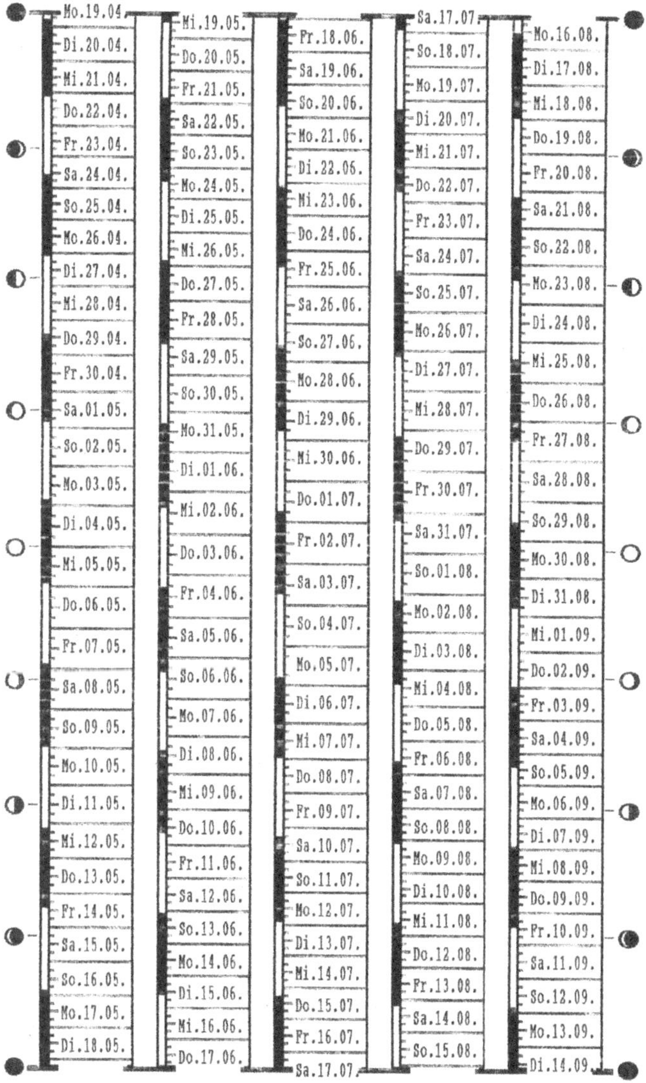

Mo.19.04
Di.20.04.
Mi.21.04.
Do.22.04.
Fr.23.04.
Sa.24.04.
So.25.04.
Mo.26.04.
Di.27.04.
Mi.28.04.
Do.29.04.
Fr.30.04.
Sa.01.05.
So.02.05.
Mo.03.05.
Di.04.05.
Mi.05.05.
Do.06.05.
Fr.07.05.
Sa.08.05.
So.09.05.
Mo.10.05.
Di.11.05.
Mi.12.05.
Do.13.05.
Fr.14.05.
Sa.15.05.
So.16.05.
Mo.17.05.
Di.18.05.
Mi.19.05.
Do.20.05.
Fr.21.05.
Sa.22.05.
So.23.05.
Mo.24.05.
Di.25.05.
Mi.26.05.
Do.27.05.
Fr.28.05.
Sa.29.05.
So.30.05.
Mo.31.05.
Di.01.06.
Mi.02.06.
Do.03.06.
Fr.04.06.
Sa.05.06.
So.06.06.
Mo.07.06.
Di.08.06.
Mi.09.06.
Do.10.06.
Fr.11.06.
Sa.12.06.
So.13.06.
Mo.14.06.
Di.15.06.
Mi.16.06.
Do.17.06.
Fr.18.06.
Sa.19.06.
So.20.06.
Mo.21.06.
Di.22.06.
Mi.23.06.
Do.24.06.
Fr.25.06.
Sa.26.06.
So.27.06.
Mo.28.06.
Di.29.06.
Mi.30.06.
Do.01.07.
Fr.02.07.
Sa.03.07.
So.04.07.
Mo.05.07.
Di.06.07.
Mi.07.07.
Do.08.07.
Fr.09.07.
Sa.10.07.
So.11.07.
Mo.12.07.
Di.13.07.
Mi.14.07.
Do.15.07.
Fr.16.07.
Sa.17.07.
Sa.17.07.
So.18.07.
Mo.19.07.
Di.20.07.
Mi.21.07.
Do.22.07.
Fr.23.07.
Sa.24.07.
So.25.07.
Mo.26.07.
Di.27.07.
Mi.28.07.
Do.29.07.
Fr.30.07.
Sa.31.07.
So.01.08.
Mo.02.08.
Di.03.08.
Mi.04.08.
Do.05.08.
Fr.06.08.
Sa.07.08.
So.08.08.
Mo.09.08.
Di.10.08.
Mi.11.08.
Do.12.08.
Fr.13.08.
Sa.14.08.
So.15.08.
Mo.16.08.
Di.17.08.
Mi.18.08.
Do.19.08.
Fr.20.08.
Sa.21.08.
So.22.08.
Mo.23.08.
Di.24.08.
Mi.25.08.
Do.26.08.
Fr.27.08.
Sa.28.08.
So.29.08.
Mo.30.08.
Di.31.08.
Mi.01.09.
Do.02.09.
Fr.03.09.
Sa.04.09.
So.05.09.
Mo.06.09.
Di.07.09.
Mi.08.09.
Do.09.09.
Fr.10.09.
Sa.11.09.
So.12.09.
Mo.13.09.
Di.14.09.

September 2004 – Februar 2005

Di.14.09.
Mi.15.09.
Do.16.09.
Fr.17.09.
Sa.18.09.
So.19.09.
Mo.20.09.
Di.21.09.
Mi.22.09.
Do.23.09.
Fr.24.09.
Sa.25.09.
So.26.09.
Mo.27.09.
Di.28.09.
Mi.29.09.
Do.30.09.
Fr.01.10.
Sa.02.10.
So.03.10.
Mo.04.10.
Di.05.10.
Mi.06.10.
Do.07.10.
Fr.08.10.
Sa.09.10.
So.10.10.
Mo.11.10.
Di.12.10.
Mi.13.10.

Do.14.10.
Fr.15.10.
Sa.16.10.
So.17.10.
Mo.18.10.
Di.19.10.
Mi.20.10.
Do.21.10.
Fr.22.10.
Sa.23.10.
So.24.10.
Mo.25.10.
Di.26.10.
Mi.27.10.
Do.28.10.
Fr.29.10.
Sa.30.10.
So.31.10.
Mo.01.11.
Di.02.11.
Mi.03.11.
Do.04.11.
Fr.05.11.
Sa.06.11.
So.07.11.
Mo.08.11.
Di.09.11.
Mi.10.11.
Do.11.11.
Fr.12.11.

Fr.12.11.
Sa.13.11.
So.14.11.
Mo.15.11.
Di.16.11.
Mi.17.11.
Do.18.11.
Fr.19.11.
Sa.20.11.
So.21.11.
Mo.22.11.
Di.23.11.
Mi.24.11.
Do.25.11.
Fr.26.11.
Sa.27.11.
So.28.11.
Mo.29.11.
Di.30.11.
Mi.01.12.
Do.02.12.
Fr.03.12.
Sa.04.12.
So.05.12.
Mo.06.12.
Di.07.12.
Mi.08.12.
Do.09.12.
Fr.10.12.
Sa.11.12.

So.12.12.
Mo.13.12.
Di.14.12.
Mi.15.12.
Do.16.12.
Fr.17.12.
Sa.18.12.
So.19.12.
Mo.20.12.
Di.21.12.
Mi.22.12.
Do.23.12.
Fr.24.12.
Sa.25.12.
So.26.12.
Mo.27.12.
Di.28.12.
Mi.29.12.
Do.30.12.
Fr.31.12.
Sa.01.01.
So.02.01.
Mo.03.01.
Di.04.01.
Mi.05.01.
Do.06.01.
Fr.07.01.
Sa.08.01.
So.09.01.
Mo.10.01.

Mo.10.01.
Di.11.01.
Mi.12.01.
Do.13.01.
Fr.14.01.
Sa.15.01.
So.16.01.
Mo.17.01.
Di.18.01.
Mi.19.01.
Do.20.01.
Fr.21.01.
Sa.22.01.
So.23.01.
Mo.24.01.
Di.25.01.
Mi.26.01.
Do.27.01.
Fr.28.01.
Sa.29.01.
So.30.01.
Mo.31.01.
Di.01.02.
Mi.02.02.
Do.03.02.
Fr.04.02.
Sa.05.02.
So.06.02.
Mo.07.02.
Di.08.02.

Februar 2005 – Juli 2005

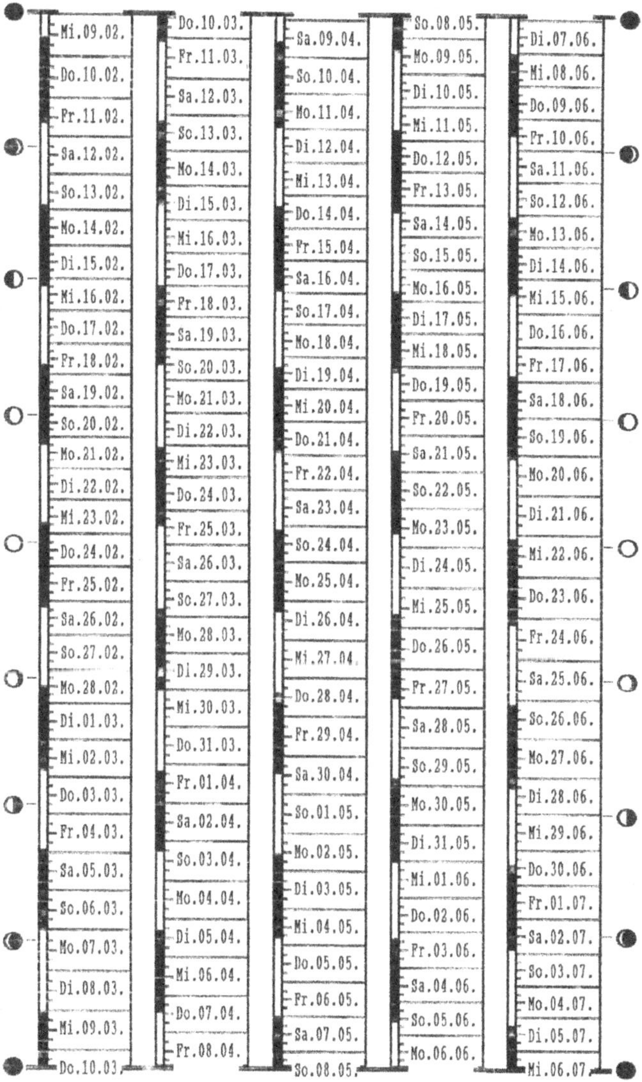

Juli 2005 – Dezember 2005

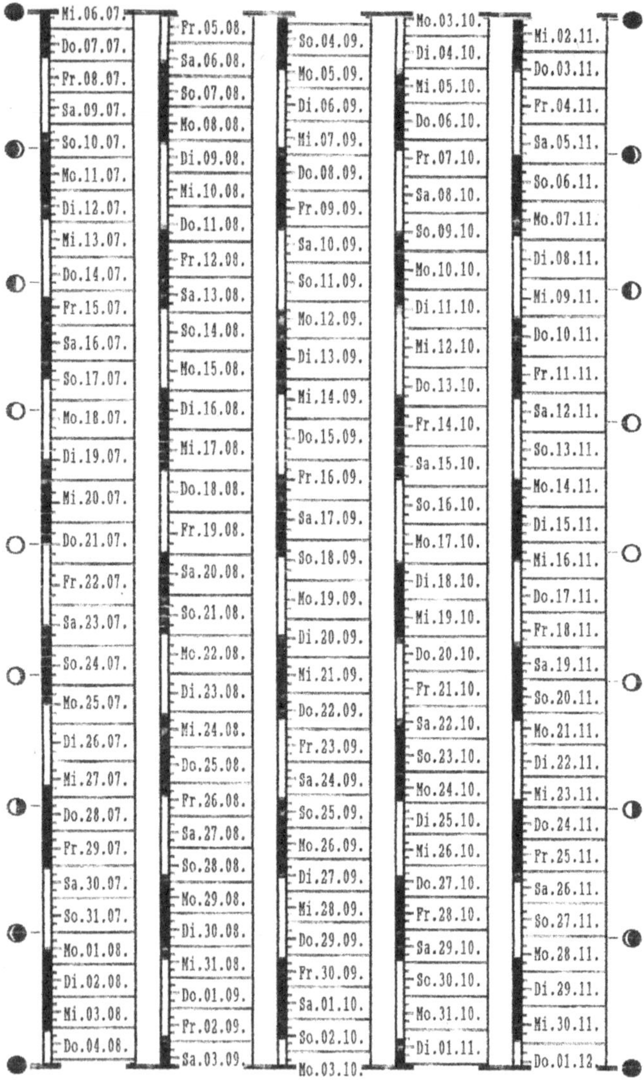

Dezember 2005 – April 2006

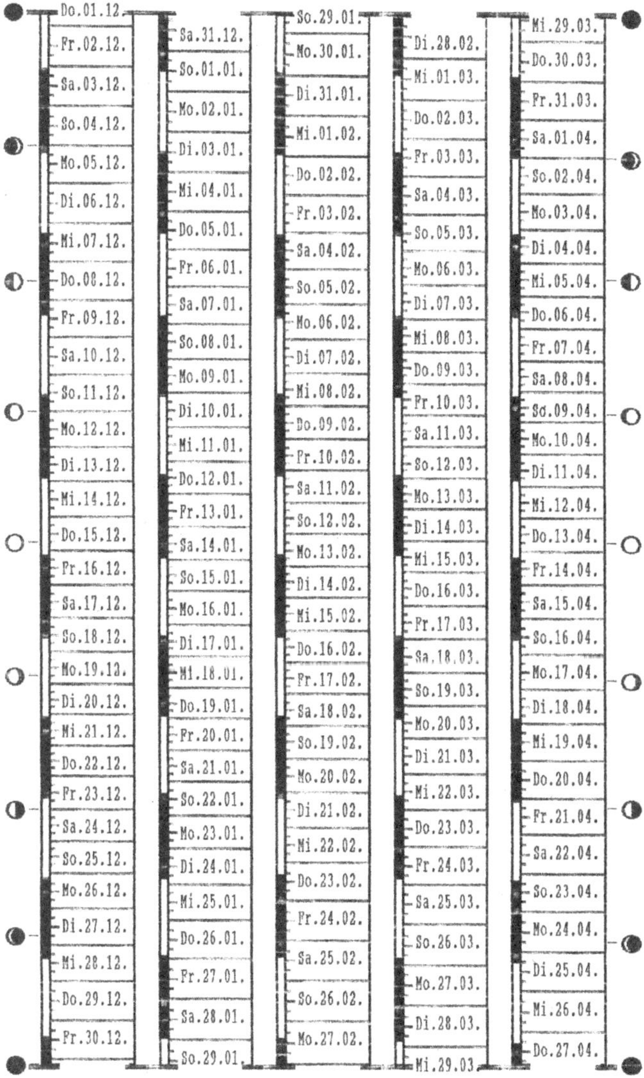

April 2006 – September 2006

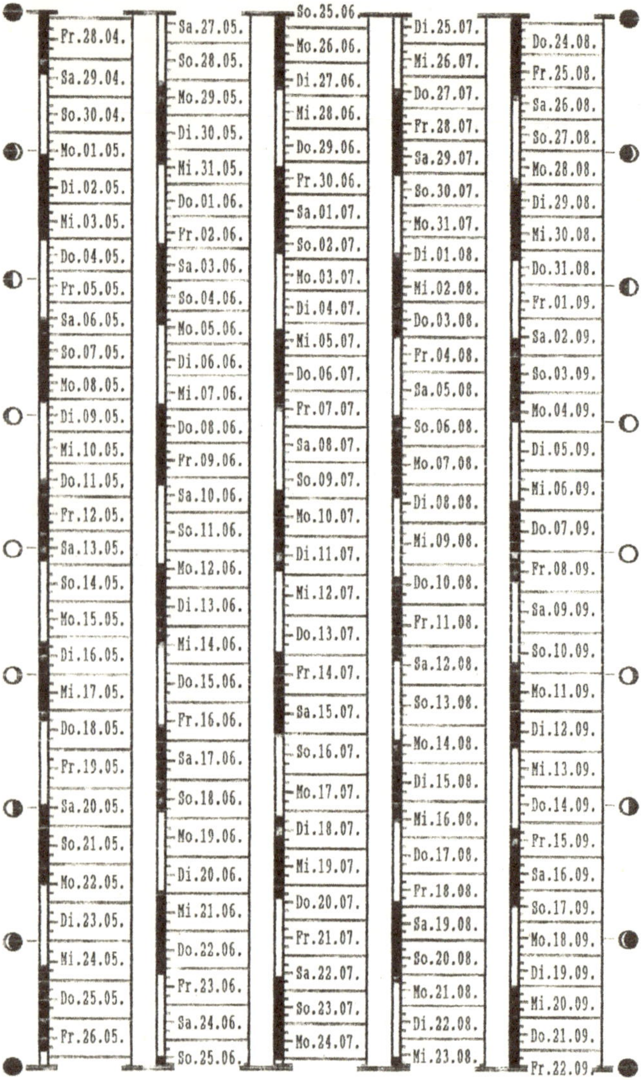

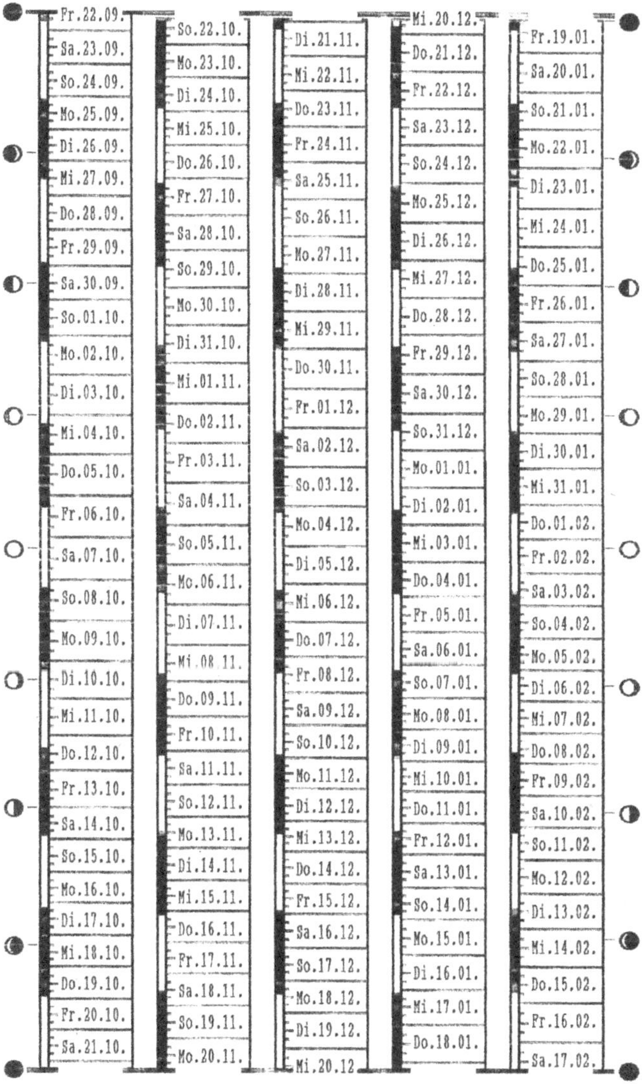
Fr.22.09.
Sa.23.09.
So.24.09.
Mo.25.09.
Di.26.09.
Mi.27.09.
Do.28.09.
Fr.29.09.
Sa.30.09.
So.01.10.
Mo.02.10.
Di.03.10.
Mi.04.10.
Do.05.10.
Fr.06.10.
Sa.07.10.
So.08.10.
Mo.09.10.
Di.10.10.
Mi.11.10.
Do.12.10.
Fr.13.10.
Sa.14.10.
So.15.10.
Mo.16.10.
Di.17.10.
Mi.18.10.
Do.19.10.
Fr.20.10.
Sa.21.10.
So.22.10.
Mo.23.10.
Di.24.10.
Mi.25.10.
Do.26.10.
Fr.27.10.
Sa.28.10.
So.29.10.
Mo.30.10.
Di.31.10.
Mi.01.11.
Do.02.11.
Fr.03.11.
Sa.04.11.
So.05.11.
Mo.06.11.
Di.07.11.
Mi.08.11.
Do.09.11.
Fr.10.11.
Sa.11.11.
So.12.11.
Mo.13.11.
Di.14.11.
Mi.15.11.
Do.16.11.
Fr.17.11.
Sa.18.11.
So.19.11.
Mo.20.11.
Di.21.11.
Mi.22.11.
Do.23.11.
Fr.24.11.
Sa.25.11.
So.26.11.
Mo.27.11.
Di.28.11.
Mi.29.11.
Do.30.11.
Fr.01.12.
Sa.02.12.
So.03.12.
Mo.04.12.
Di.05.12.
Mi.06.12.
Do.07.12.
Fr.08.12.
Sa.09.12.
So.10.12.
Mo.11.12.
Di.12.12.
Mi.13.12.
Do.14.12.
Fr.15.12.
Sa.16.12.
So.17.12.
Mo.18.12.
Di.19.12.
Mi.20.12.
Mi.20.12.
Do.21.12.
Fr.22.12.
Sa.23.12.
So.24.12.
Mo.25.12.
Di.26.12.
Mi.27.12.
Do.28.12.
Fr.29.12.
Sa.30.12.
So.31.12.
Mo.01.01.
Di.02.01.
Mi.03.01.
Do.04.01.
Fr.05.01.
Sa.06.01.
So.07.01.
Mo.08.01.
Di.09.01.
Mi.10.01.
Do.11.01.
Fr.12.01.
Sa.13.01.
So.14.01.
Mo.15.01.
Di.16.01.
Mi.17.01.
Do.18.01.
Fr.19.01.
Sa.20.01.
So.21.01.
Mo.22.01.
Di.23.01.
Mi.24.01.
Do.25.01.
Fr.26.01.
Sa.27.01.
So.28.01.
Mo.29.01.
Di.30.01.
Mi.31.01.
Do.01.02.
Fr.02.02.
Sa.03.02.
So.04.02.
Mo.05.02.
Di.06.02.
Mi.07.02.
Do.08.02.
Fr.09.02.
Sa.10.02.
So.11.02.
Mo.12.02.
Di.13.02.
Mi.14.02.
Do.15.02.
Fr.16.02.
Sa.17.02.

Februar 2007 – Juli 2007

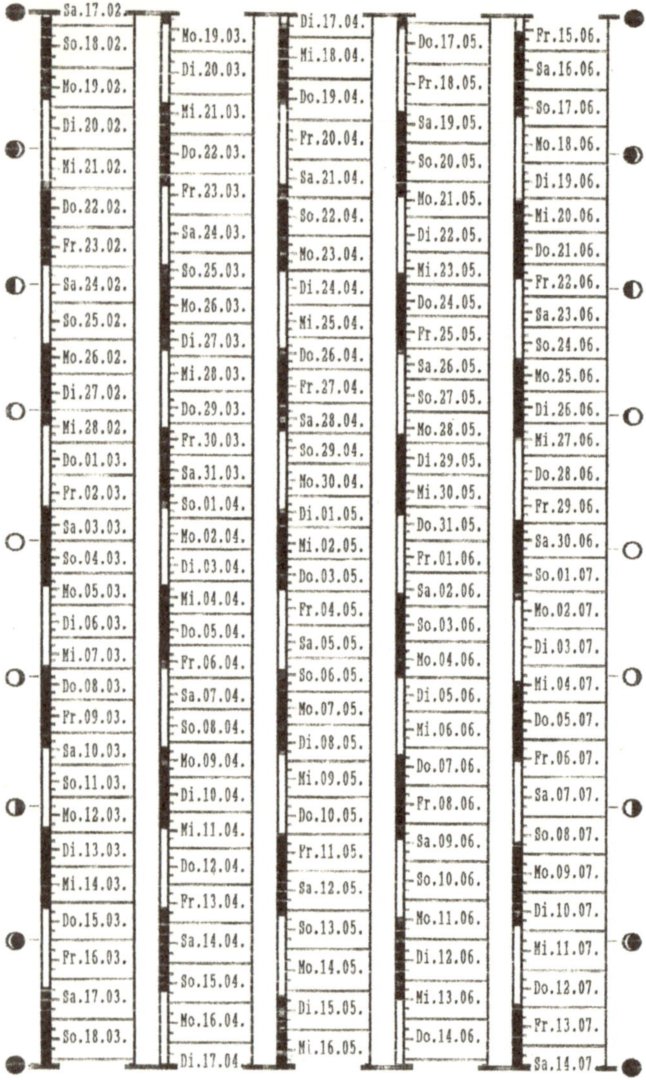

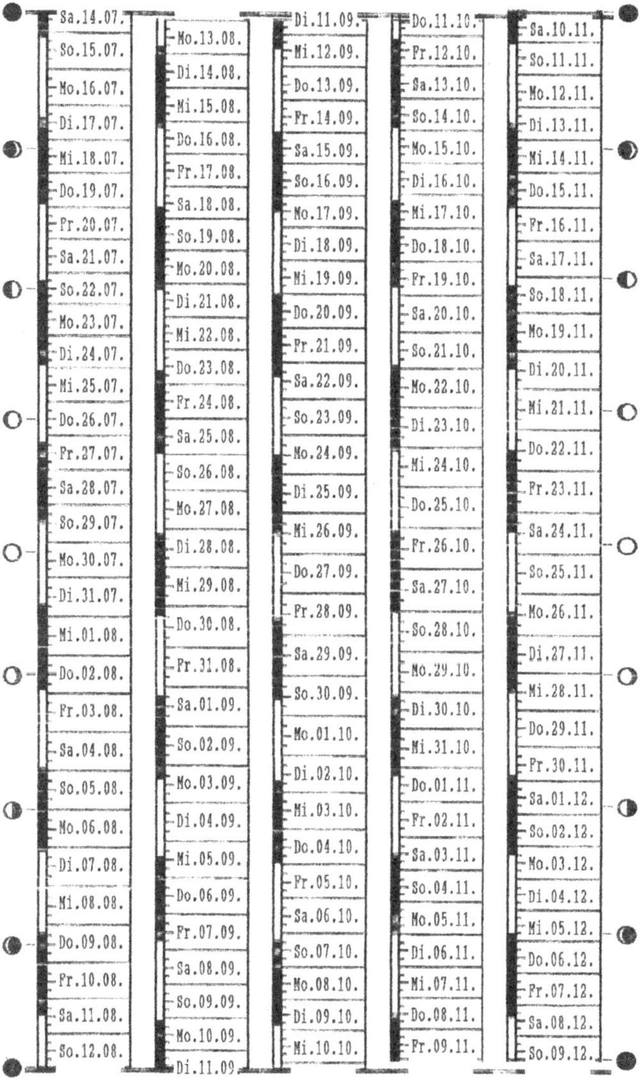
Sa.14.07.
So.15.07.
Mo.16.07.
Di.17.07.
Mi.18.07.
Do.19.07.
Fr.20.07.
Sa.21.07.
So.22.07.
Mo.23.07.
Di.24.07.
Mi.25.07.
Do.26.07.
Fr.27.07.
Sa.28.07.
So.29.07.
Mo.30.07.
Di.31.07.
Mi.01.08.
Do.02.08.
Fr.03.08.
Sa.04.08.
So.05.08.
Mo.06.08.
Di.07.08.
Mi.08.08.
Do.09.08.
Fr.10.08.
Sa.11.08.
So.12.08.
Mo.13.08.
Di.14.08.
Mi.15.08.
Do.16.08.
Fr.17.08.
Sa.18.08.
So.19.08.
Mo.20.08.
Di.21.08.
Mi.22.08.
Do.23.08.
Fr.24.08.
Sa.25.08.
So.26.08.
Mo.27.08.
Di.28.08.
Mi.29.08.
Do.30.08.
Fr.31.08.
Sa.01.09.
So.02.09.
Mo.03.09.
Di.04.09.
Mi.05.09.
Do.06.09.
Fr.07.09.
Sa.08.09.
So.09.09.
Mo.10.09.
Di.11.09.
Di.11.09.
Mi.12.09.
Do.13.09.
Fr.14.09.
Sa.15.09.
So.16.09.
Mo.17.09.
Di.18.09.
Mi.19.09.
Do.20.09.
Fr.21.09.
Sa.22.09.
So.23.09.
Mo.24.09.
Di.25.09.
Mi.26.09.
Do.27.09.
Fr.28.09.
Sa.29.09.
So.30.09.
Mo.01.10.
Di.02.10.
Mi.03.10.
Do.04.10.
Fr.05.10.
Sa.06.10.
So.07.10.
Mo.08.10.
Di.09.10.
Mi.10.10.
Do.11.10.
Fr.12.10.
Sa.13.10.
So.14.10.
Mo.15.10.
Di.16.10.
Mi.17.10.
Do.18.10.
Fr.19.10.
Sa.20.10.
So.21.10.
Mo.22.10.
Di.23.10.
Mi.24.10.
Do.25.10.
Fr.26.10.
Sa.27.10.
So.28.10.
Mo.29.10.
Di.30.10.
Mi.31.10.
Do.01.11.
Fr.02.11.
Sa.03.11.
So.04.11.
Mo.05.11.
Di.06.11.
Mi.07.11.
Do.08.11.
Fr.09.11.
Sa.10.11.
So.11.11.
Mo.12.11.
Di.13.11.
Mi.14.11.
Do.15.11.
Fr.16.11.
Sa.17.11.
So.18.11.
Mo.19.11.
Di.20.11.
Mi.21.11.
Do.22.11.
Fr.23.11.
Sa.24.11.
So.25.11.
Mo.26.11.
Di.27.11.
Mi.28.11.
Do.29.11.
Fr.30.11.
Sa.01.12.
So.02.12.
Mo.03.12.
Di.04.12.
Mi.05.12.
Do.06.12.
Fr.07.12.
Sa.08.12.
So.09.12.

Dezember 2007 – Mai 2008

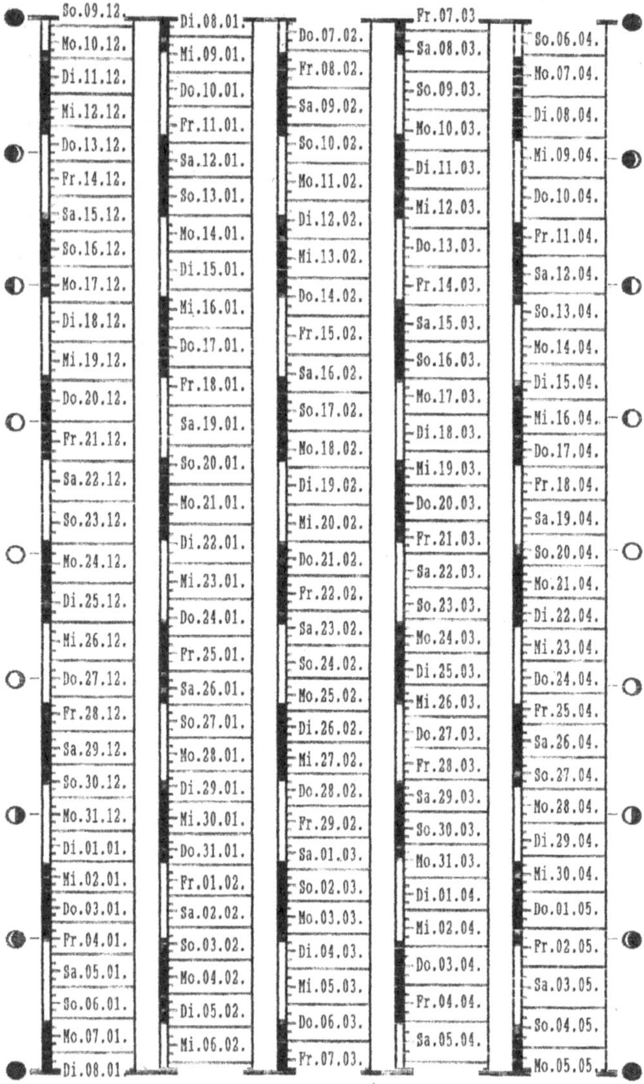

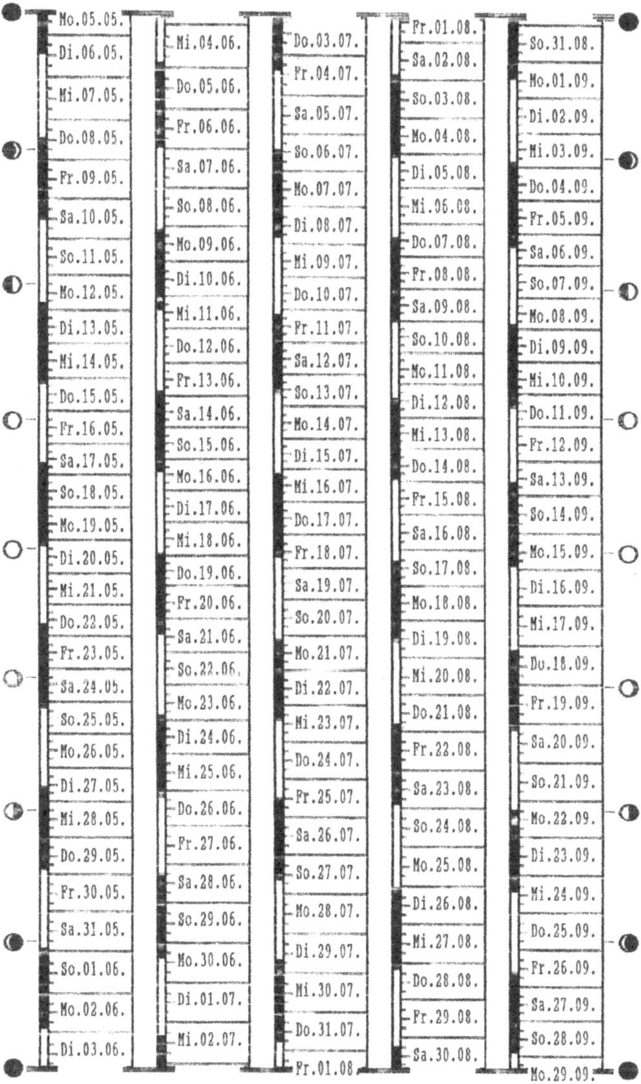
Mo.05.05.
Di.06.05.
Mi.07.05.
Do.08.05.
Fr.09.05.
Sa.10.05.
So.11.05.
Mo.12.05.
Di.13.05.
Mi.14.05.
Do.15.05.
Fr.16.05.
Sa.17.05.
So.18.05.
Mo.19.05.
Di.20.05.
Mi.21.05.
Do.22.05.
Fr.23.05.
Sa.24.05.
So.25.05.
Mo.26.05.
Di.27.05.
Mi.28.05.
Do.29.05.
Fr.30.05.
Sa.31.05.
So.01.06.
Mo.02.06.
Di.03.06.
Mi.04.06.
Do.05.06.
Fr.06.06.
Sa.07.06.
So.08.06.
Mo.09.06.
Di.10.06.
Mi.11.06.
Do.12.06.
Fr.13.06.
Sa.14.06.
So.15.06.
Mo.16.06.
Di.17.06.
Mi.18.06.
Do.19.06.
Fr.20.06.
Sa.21.06.
So.22.06.
Mo.23.06.
Di.24.06.
Mi.25.06.
Do.26.06.
Fr.27.06.
Sa.28.06.
So.29.06.
Mo.30.06.
Di.01.07.
Mi.02.07.
Do.03.07.
Fr.04.07.
Sa.05.07.
So.06.07.
Mo.07.07.
Di.08.07.
Mi.09.07.
Do.10.07.
Fr.11.07.
Sa.12.07.
So.13.07.
Mo.14.07.
Di.15.07.
Mi.16.07.
Do.17.07.
Fr.18.07.
Sa.19.07.
So.20.07.
Mo.21.07.
Di.22.07.
Mi.23.07.
Do.24.07.
Fr.25.07.
Sa.26.07.
So.27.07.
Mo.28.07.
Di.29.07.
Mi.30.07.
Do.31.07.
Fr.01.08
Fr.01.08.
Sa.02.08.
So.03.08.
Mo.04.08.
Di.05.08.
Mi.06.08.
Do.07.08.
Fr.08.08.
Sa.09.08.
So.10.08.
Mo.11.08.
Di.12.08.
Mi.13.08.
Do.14.08.
Fr.15.08.
Sa.16.08.
So.17.08.
Mo.18.08.
Di.19.08.
Mi.20.08.
Do.21.08.
Fr.22.08.
Sa.23.08.
So.24.08.
Mo.25.08.
Di.26.08.
Mi.27.08.
Do.28.08.
Fr.29.08.
Sa.30.08.
So.31.08.
Mo.01.09.
Di.02.09.
Mi.03.09.
Do.04.09.
Fr.05.09.
Sa.06.09.
So.07.09.
Mo.08.09.
Di.09.09.
Mi.10.09.
Do.11.09.
Fr.12.09.
Sa.13.09.
So.14.09.
Mo.15.09.
Di.16.09.
Mi.17.09.
Do.18.09.
Fr.19.09.
Sa.20.09.
So.21.09.
Mo.22.09.
Di.23.09.
Mi.24.09.
Do.25.09.
Fr.26.09.
Sa.27.09.
So.28.09.
Mo.29.09.

September 2008 – Februar 2009

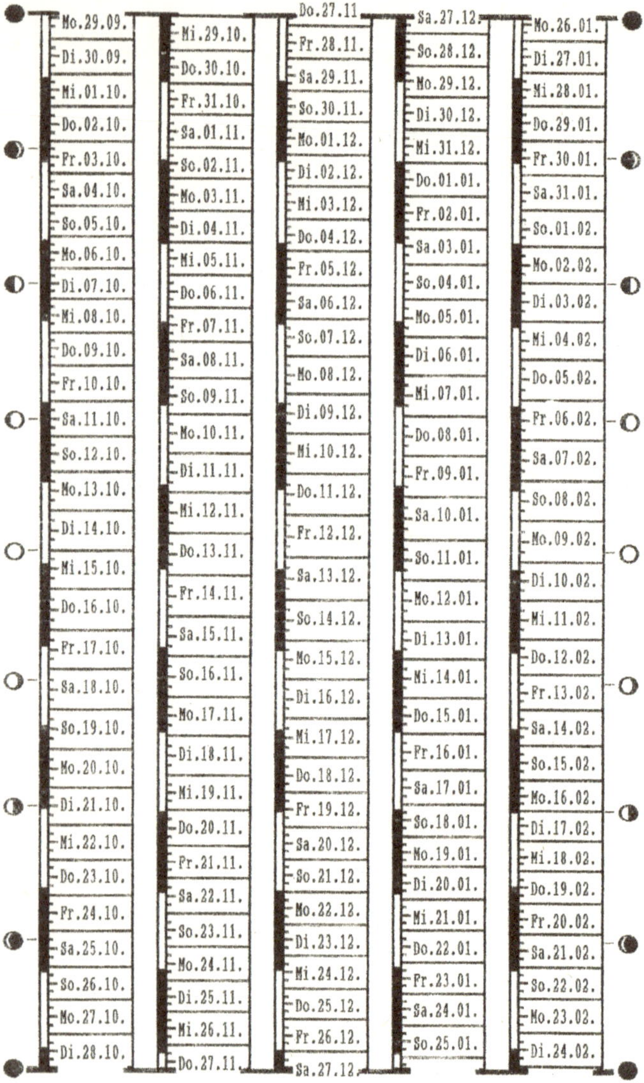

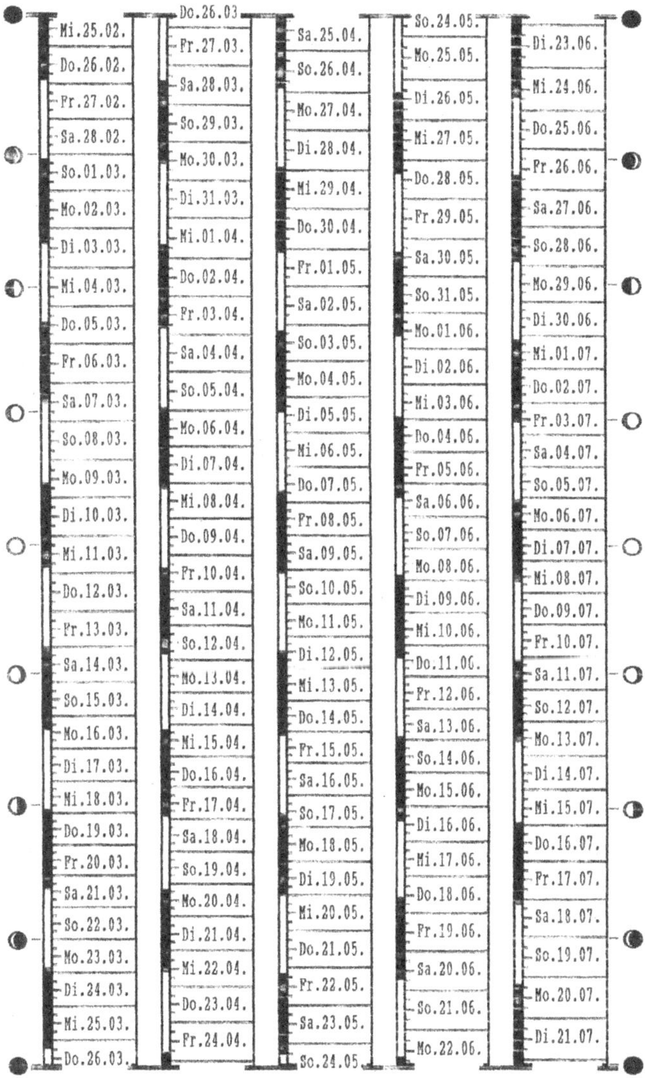
Mi.25.02.
Do.26.02.
Fr.27.02.
Sa.28.02.
So.01.03.
Mo.02.03.
Di.03.03.
Mi.04.03.
Do.05.03.
Fr.06.03.
Sa.07.03.
So.08.03.
Mo.09.03.
Di.10.03.
Mi.11.03.
Do.12.03.
Fr.13.03.
Sa.14.03.
So.15.03.
Mo.16.03.
Di.17.03.
Mi.18.03.
Do.19.03.
Fr.20.03.
Sa.21.03.
So.22.03.
Mo.23.03.
Di.24.03.
Mi.25.03.
Do.26.03.
Do.26.03
Fr.27.03.
Sa.28.03.
So.29.03.
Mo.30.03.
Di.31.03.
Mi.01.04.
Do.02.04.
Fr.03.04.
Sa.04.04.
So.05.04.
Mo.06.04.
Di.07.04.
Mi.08.04.
Do.09.04.
Fr.10.04.
Sa.11.04.
So.12.04.
Mo.13.04.
Di.14.04.
Mi.15.04.
Do.16.04.
Fr.17.04.
Sa.18.04.
So.19.04.
Mo.20.04.
Di.21.04.
Mi.22.04.
Do.23.04.
Fr.24.04.
Sa.25.04.
So.26.04.
Mo.27.04.
Di.28.04.
Mi.29.04.
Do.30.04.
Fr.01.05.
Sa.02.05.
So.03.05.
Mo.04.05.
Di.05.05.
Mi.06.05.
Do.07.05.
Fr.08.05.
Sa.09.05.
So.10.05.
Mo.11.05.
Di.12.05.
Mi.13.05.
Do.14.05.
Fr.15.05.
Sa.16.05.
So.17.05.
Mo.18.05.
Di.19.05.
Mi.20.05.
Do.21.05.
Fr.22.05.
Sa.23.05.
So.24.05.
So.24.05.
Mo.25.05.
Di.26.05.
Mi.27.05.
Do.28.05.
Fr.29.05.
Sa.30.05.
So.31.05.
Mo.01.06.
Di.02.06.
Mi.03.06.
Do.04.06.
Fr.05.06.
Sa.06.06.
So.07.06.
Mo.08.06.
Di.09.06.
Mi.10.06.
Do.11.06.
Fr.12.06.
Sa.13.06.
So.14.06.
Mo.15.06.
Di.16.06.
Mi.17.06.
Do.18.06.
Fr.19.06.
Sa.20.06.
So.21.06.
Mo.22.06.
Di.23.06.
Mi.24.06.
Do.25.06.
Fr.26.06.
Sa.27.06.
So.28.06.
Mo.29.06.
Di.30.06.
Mi.01.07.
Do.02.07.
Fr.03.07.
Sa.04.07.
So.05.07.
Mo.06.07.
Di.07.07.
Mi.08.07.
Do.09.07.
Fr.10.07.
Sa.11.07.
So.12.07.
Mo.13.07.
Di.14.07.
Mi.15.07.
Do.16.07.
Fr.17.07.
Sa.18.07.
So.19.07.
Mo.20.07.
Di.21.07.

Juli 2009 – Dezember 2009

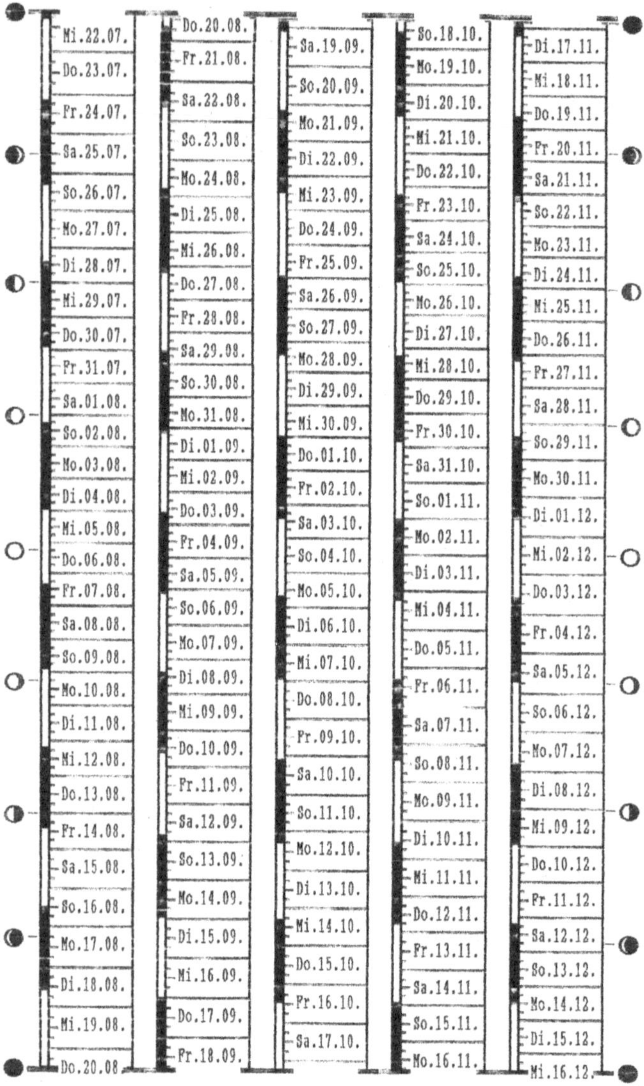

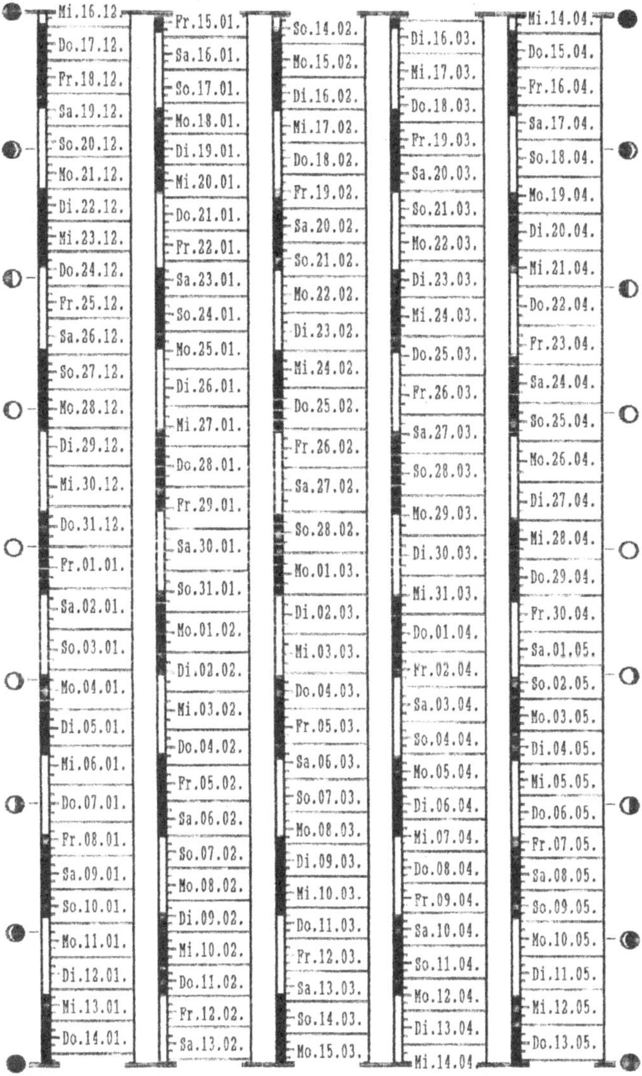
Mi.16.12.
Do.17.12.
Fr.18.12.
Sa.19.12.
So.20.12.
Mo.21.12.
Di.22.12.
Mi.23.12.
Do.24.12.
Fr.25.12.
Sa.26.12.
So.27.12.
Mo.28.12.
Di.29.12.
Mi.30.12.
Do.31.12.
Fr.01.01.
Sa.02.01.
So.03.01.
Mo.04.01.
Di.05.01.
Mi.06.01.
Do.07.01.
Fr.08.01.
Sa.09.01.
So.10.01.
Mo.11.01.
Di.12.01.
Mi.13.01.
Do.14.01.
Fr.15.01.
Sa.16.01.
So.17.01.
Mo.18.01.
Di.19.01.
Mi.20.01.
Do.21.01.
Fr.22.01.
Sa.23.01.
So.24.01.
Mo.25.01.
Di.26.01.
Mi.27.01.
Do.28.01.
Fr.29.01.
Sa.30.01.
So.31.01.
Mo.01.02.
Di.02.02.
Mi.03.02.
Do.04.02.
Fr.05.02.
Sa.06.02.
So.07.02.
Mo.08.02.
Di.09.02.
Mi.10.02.
Do.11.02.
Fr.12.02.
Sa.13.02.
So.14.02.
Mo.15.02.
Di.16.02.
Mi.17.02.
Do.18.02.
Fr.19.02.
Sa.20.02.
So.21.02.
Mo.22.02.
Di.23.02.
Mi.24.02.
Do.25.02.
Fr.26.02.
Sa.27.02.
So.28.02.
Mo.01.03.
Di.02.03.
Mi.03.03.
Do.04.03.
Fr.05.03.
Sa.06.03.
So.07.03.
Mo.08.03.
Di.09.03.
Mi.10.03.
Do.11.03.
Fr.12.03.
Sa.13.03.
So.14.03.
Mo.15.03.
Di.16.03.
Mi.17.03.
Do.18.03.
Fr.19.03.
Sa.20.03.
So.21.03.
Mo.22.03.
Di.23.03.
Mi.24.03.
Do.25.03.
Fr.26.03.
Sa.27.03.
So.28.03.
Mo.29.03.
Di.30.03.
Mi.31.03.
Do.01.04.
Fr.02.04.
Sa.03.04.
So.04.04.
Mo.05.04.
Di.06.04.
Mi.07.04.
Do.08.04.
Fr.09.04.
Sa.10.04.
So.11.04.
Mo.12.04.
Di.13.04.
Mi.14.04.
Mi.14.04.
Do.15.04.
Fr.16.04.
Sa.17.04.
So.18.04.
Mo.19.04.
Di.20.04.
Mi.21.04.
Do.22.04.
Fr.23.04.
Sa.24.04.
So.25.04.
Mo.26.04.
Di.27.04.
Mi.28.04.
Do.29.04.
Fr.30.04.
Sa.01.05.
So.02.05.
Mo.03.05.
Di.04.05.
Mi.05.05.
Do.06.05.
Fr.07.05.
Sa.08.05.
So.09.05.
Mo.10.05.
Di.11.05.
Mi.12.05.
Do.13.05.

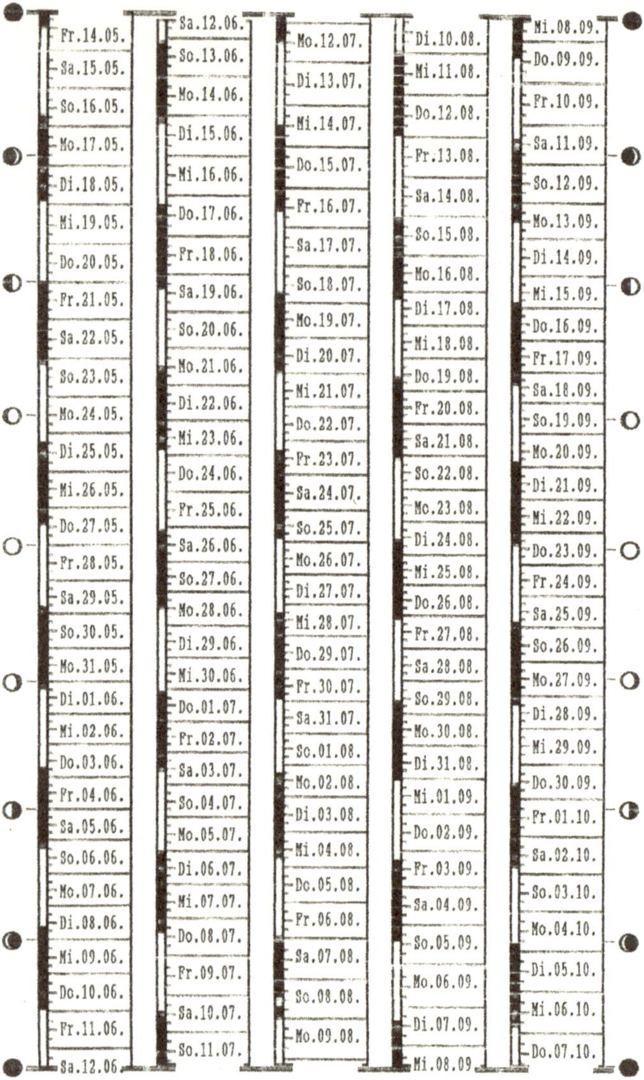
Fr.14.05.
Sa.15.05.
So.16.05.
Mo.17.05.
Di.18.05.
Mi.19.05.
Do.20.05.
Fr.21.05.
Sa.22.05.
So.23.05.
Mo.24.05.
Di.25.05.
Mi.26.05.
Do.27.05.
Fr.28.05.
Sa.29.05.
So.30.05.
Mo.31.05.
Di.01.06.
Mi.02.06.
Do.03.06.
Fr.04.06.
Sa.05.06.
So.06.06.
Mo.07.06.
Di.08.06.
Mi.09.06.
Do.10.06.
Fr.11.06.
Sa.12.06.
Sa.12.06.
So.13.06.
Mo.14.06.
Di.15.06.
Mi.16.06.
Do.17.06.
Fr.18.06.
Sa.19.06.
So.20.06.
Mo.21.06.
Di.22.06.
Mi.23.06.
Do.24.06.
Fr.25.06.
Sa.26.06.
So.27.06.
Mo.28.06.
Di.29.06.
Mi.30.06.
Do.01.07.
Fr.02.07.
Sa.03.07.
So.04.07.
Mo.05.07.
Di.06.07.
Mi.07.07.
Do.08.07.
Fr.09.07.
Sa.10.07.
So.11.07.
Mo.12.07.
Di.13.07.
Mi.14.07.
Do.15.07.
Fr.16.07.
Sa.17.07.
So.18.07.
Mo.19.07.
Di.20.07.
Mi.21.07.
Do.22.07.
Fr.23.07.
Sa.24.07.
So.25.07.
Mo.26.07.
Di.27.07.
Mi.28.07.
Do.29.07.
Fr.30.07.
Sa.31.07.
So.01.08.
Mo.02.08.
Di.03.08.
Mi.04.08.
Do.05.08.
Fr.06.08.
Sa.07.08.
So.08.08.
Mo.09.08.
Di.10.08.
Mi.11.08.
Do.12.08.
Fr.13.08.
Sa.14.08.
So.15.08.
Mo.16.08.
Di.17.08.
Mi.18.08.
Do.19.08.
Fr.20.08.
Sa.21.08.
So.22.08.
Mo.23.08.
Di.24.08.
Mi.25.08.
Do.26.08.
Fr.27.08.
Sa.28.08.
So.29.08.
Mo.30.08.
Di.31.08.
Mi.01.09.
Do.02.09.
Fr.03.09.
Sa.04.09.
So.05.09.
Mo.06.09.
Di.07.09.
Mi.08.09.
Mi.08.09.
Do.09.09.
Fr.10.09.
Sa.11.09.
So.12.09.
Mo.13.09.
Di.14.09.
Mi.15.09.
Do.16.09.
Fr.17.09.
Sa.18.09.
So.19.09.
Mo.20.09.
Di.21.09.
Mi.22.09.
Do.23.09.
Fr.24.09.
Sa.25.09.
So.26.09.
Mo.27.09.
Di.28.09.
Mi.29.09.
Do.30.09.
Fr.01.10.
Sa.02.10.
So.03.10.
Mo.04.10.
Di.05.10.
Mi.06.10.
Do.07.10.

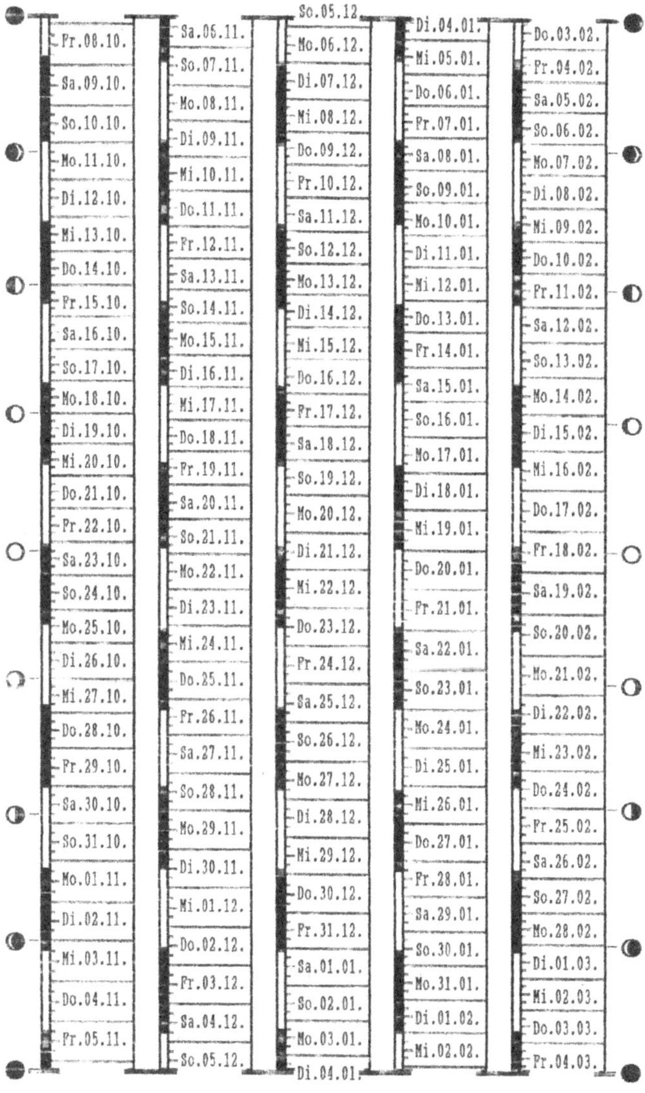
So.05.12
Di.04.01.
Fr.08.10.
Sa.09.10.
So.10.10.
Mo.11.10.
Di.12.10.
Mi.13.10.
Do.14.10.
Fr.15.10.
Sa.16.10.
So.17.10.
Mo.18.10.
Di.19.10.
Mi.20.10.
Do.21.10.
Fr.22.10.
Sa.23.10.
So.24.10.
Mo.25.10.
Di.26.10.
Mi.27.10.
Do.28.10.
Fr.29.10.
Sa.30.10.
So.31.10.
Mo.01.11.
Di.02.11.
Mi.03.11.
Do.04.11.
Fr.05.11.
Sa.06.11.
So.07.11.
Mo.08.11.
Di.09.11.
Mi.10.11.
Do.11.11.
Fr.12.11.
Sa.13.11.
So.14.11.
Mo.15.11.
Di.16.11.
Mi.17.11.
Do.18.11.
Fr.19.11.
Sa.20.11.
So.21.11.
Mo.22.11.
Di.23.11.
Mi.24.11.
Do.25.11.
Fr.26.11.
Sa.27.11.
So.28.11.
Mo.29.11.
Di.30.11.
Mi.01.12.
Do.02.12.
Fr.03.12.
Sa.04.12.
So.05.12.
Mo.06.12.
Di.07.12.
Mi.08.12.
Do.09.12.
Fr.10.12.
Sa.11.12.
So.12.12.
Mo.13.12.
Di.14.12.
Mi.15.12.
Do.16.12.
Fr.17.12.
Sa.18.12.
So.19.12.
Mo.20.12.
Di.21.12.
Mi.22.12.
Do.23.12.
Fr.24.12.
Sa.25.12.
So.26.12.
Mo.27.12.
Di.28.12.
Mi.29.12.
Do.30.12.
Fr.31.12.
Sa.01.01.
So.02.01.
Mo.03.01.
Di.04.01
Mi.05.01.
Do.06.01.
Fr.07.01.
Sa.08.01.
So.09.01.
Mo.10.01.
Di.11.01.
Mi.12.01.
Do.13.01.
Fr.14.01.
Sa.15.01.
So.16.01.
Mo.17.01.
Di.18.01.
Mi.19.01.
Do.20.01.
Fr.21.01.
Sa.22.01.
So.23.01.
Mo.24.01.
Di.25.01.
Mi.26.01.
Do.27.01.
Fr.28.01.
Sa.29.01.
So.30.01.
Mo.31.01.
Di.01.02.
Mi.02.02.
Do.03.02.
Fr.04.02.
Sa.05.02.
So.06.02.
Mo.07.02.
Di.08.02.
Mi.09.02.
Do.10.02.
Fr.11.02.
Sa.12.02.
So.13.02.
Mo.14.02.
Di.15.02.
Mi.16.02.
Do.17.02.
Fr.18.02.
Sa.19.02.
So.20.02.
Mo.21.02.
Di.22.02.
Mi.23.02.
Do.24.02.
Fr.25.02.
Sa.26.02.
So.27.02.
Mo.28.02.
Di.01.03.
Mi.02.03.
Do.03.03.
Fr.04.03.

März 2011 – Juli 2011

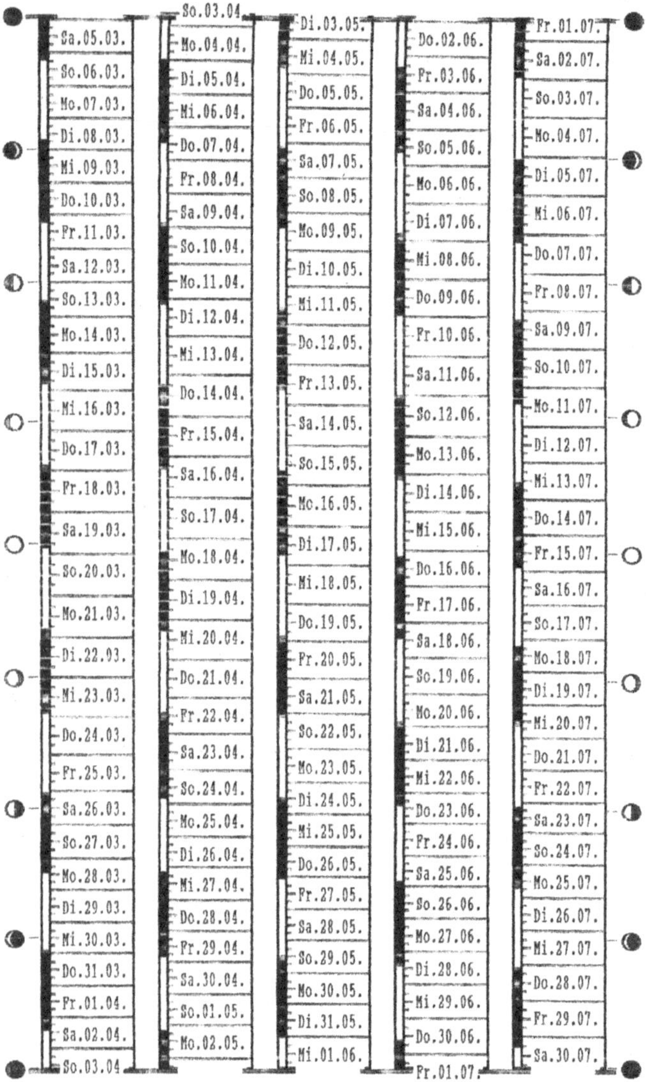

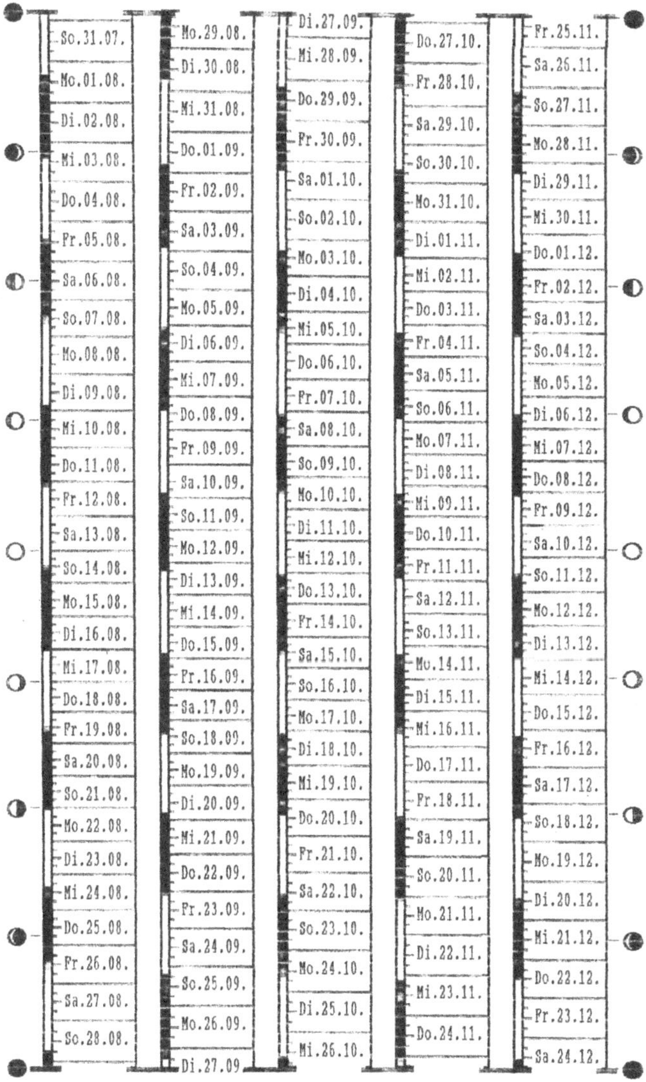
So.31.07.
Mo.01.08.
Di.02.08.
Mi.03.08.
Do.04.08.
Fr.05.08.
Sa.06.08.
So.07.08.
Mo.08.08.
Di.09.08.
Mi.10.08.
Do.11.08.
Fr.12.08.
Sa.13.08.
So.14.08.
Mo.15.08.
Di.16.08.
Mi.17.08.
Do.18.08.
Fr.19.08.
Sa.20.08.
So.21.08.
Mo.22.08.
Di.23.08.
Mi.24.08.
Do.25.08.
Fr.26.08.
Sa.27.08.
So.28.08.
Mo.29.08.
Di.30.08.
Mi.31.08.
Do.01.09.
Fr.02.09.
Sa.03.09.
So.04.09.
Mo.05.09.
Di.06.09.
Mi.07.09.
Do.08.09.
Fr.09.09.
Sa.10.09.
So.11.09.
Mo.12.09.
Di.13.09.
Mi.14.09.
Do.15.09.
Fr.16.09.
Sa.17.09.
So.18.09.
Mo.19.09.
Di.20.09.
Mi.21.09.
Do.22.09.
Fr.23.09.
Sa.24.09.
So.25.09.
Mo.26.09.
Di.27.09
Di.27.09.
Mi.28.09.
Do.29.09.
Fr.30.09.
Sa.01.10.
So.02.10.
Mo.03.10.
Di.04.10.
Mi.05.10.
Do.06.10.
Fr.07.10.
Sa.08.10.
So.09.10.
Mo.10.10.
Di.11.10.
Mi.12.10.
Do.13.10.
Fr.14.10.
Sa.15.10.
So.16.10.
Mo.17.10.
Di.18.10.
Mi.19.10.
Do.20.10.
Fr.21.10.
Sa.22.10.
So.23.10.
Mo.24.10.
Di.25.10.
Mi.26.10.
Do.27.10.
Fr.28.10.
Sa.29.10.
So.30.10.
Mo.31.10.
Di.01.11.
Mi.02.11.
Do.03.11.
Fr.04.11.
Sa.05.11.
So.06.11.
Mo.07.11.
Di.08.11.
Mi.09.11.
Do.10.11.
Fr.11.11.
Sa.12.11.
So.13.11.
Mo.14.11.
Di.15.11.
Mi.16.11.
Do.17.11.
Fr.18.11.
Sa.19.11.
So.20.11.
Mo.21.11.
Di.22.11.
Mi.23.11.
Do.24.11.
Fr.25.11.
Sa.26.11.
So.27.11.
Mo.28.11.
Di.29.11.
Mi.30.11.
Do.01.12.
Fr.02.12.
Sa.03.12.
So.04.12.
Mo.05.12.
Di.06.12.
Mi.07.12.
Do.08.12.
Fr.09.12.
Sa.10.12.
So.11.12.
Mo.12.12.
Di.13.12.
Mi.14.12.
Do.15.12.
Fr.16.12.
Sa.17.12.
So.18.12.
Mo.19.12.
Di.20.12.
Mi.21.12.
Do.22.12.
Fr.23.12.
Sa.24.12.

Dezember 2011 – Mai 2012

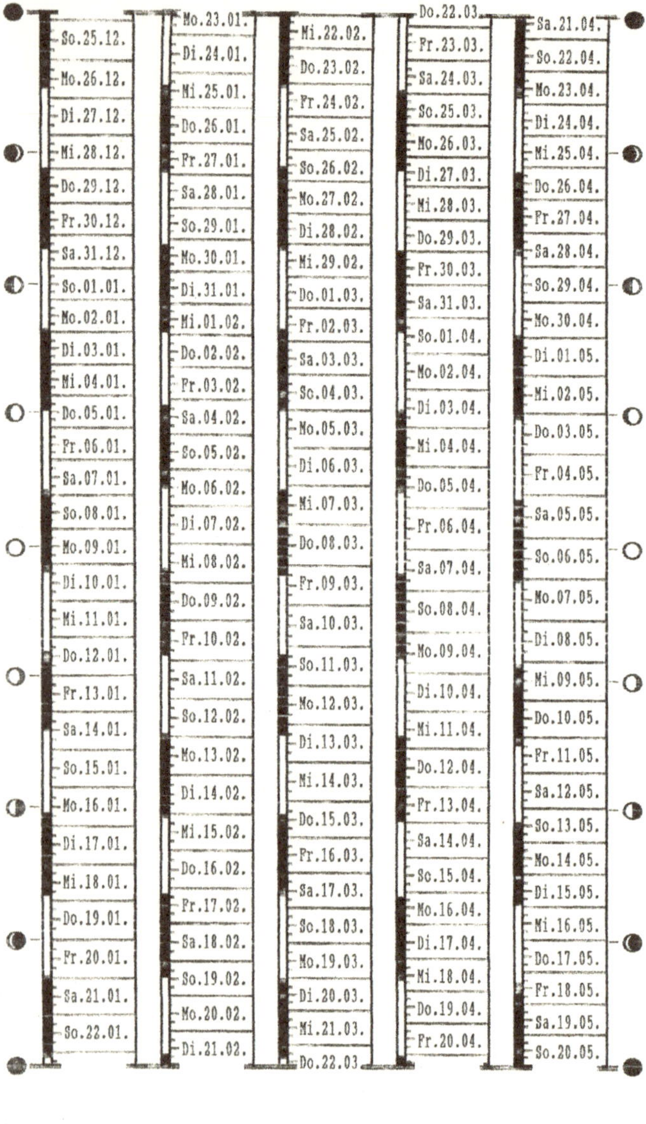

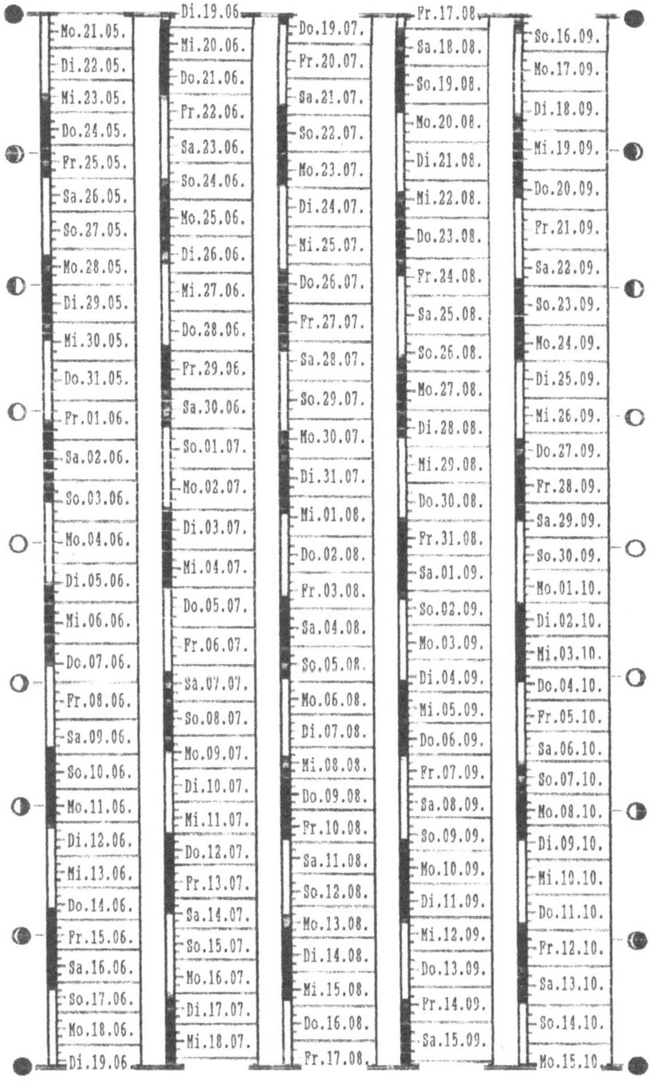
Mo.21.05.
Di.22.05.
Mi.23.05.
Do.24.05.
Fr.25.05.
Sa.26.05.
So.27.05.
Mo.28.05.
Di.29.05.
Mi.30.05.
Do.31.05.
Fr.01.06.
Sa.02.06.
So.03.06.
Mo.04.06.
Di.05.06.
Mi.06.06.
Do.07.06.
Fr.08.06.
Sa.09.06.
So.10.06.
Mo.11.06.
Di.12.06.
Mi.13.06.
Do.14.06.
Fr.15.06.
Sa.16.06.
So.17.06.
Mo.18.06.
Di.19.06.
Di.19.06.
Mi.20.06.
Do.21.06.
Fr.22.06.
Sa.23.06.
So.24.06.
Mo.25.06.
Di.26.06.
Mi.27.06.
Do.28.06.
Fr.29.06.
Sa.30.06.
So.01.07.
Mo.02.07.
Di.03.07.
Mi.04.07.
Do.05.07.
Fr.06.07.
Sa.07.07.
So.08.07.
Mo.09.07.
Di.10.07.
Mi.11.07.
Do.12.07.
Fr.13.07.
Sa.14.07.
So.15.07.
Mo.16.07.
Di.17.07.
Mi.18.07.
Do.19.07.
Fr.20.07.
Sa.21.07.
So.22.07.
Mo.23.07.
Di.24.07.
Mi.25.07.
Do.26.07.
Fr.27.07.
Sa.28.07.
So.29.07.
Mo.30.07.
Di.31.07.
Mi.01.08.
Do.02.08.
Fr.03.08.
Sa.04.08.
So.05.08.
Mo.06.08.
Di.07.08.
Mi.08.08.
Do.09.08.
Fr.10.08.
Sa.11.08.
So.12.08.
Mo.13.08.
Di.14.08.
Mi.15.08.
Do.16.08.
Fr.17.08.
Fr.17.08.
Sa.18.08.
So.19.08.
Mo.20.08.
Di.21.08.
Mi.22.08.
Do.23.08.
Fr.24.08.
Sa.25.08.
So.26.08.
Mo.27.08.
Di.28.08.
Mi.29.08.
Do.30.08.
Fr.31.08.
Sa.01.09.
So.02.09.
Mo.03.09.
Di.04.09.
Mi.05.09.
Do.06.09.
Fr.07.09.
Sa.08.09.
So.09.09.
Mo.10.09.
Di.11.09.
Mi.12.09.
Do.13.09.
Fr.14.09.
Sa.15.09.
So.16.09.
Mo.17.09.
Di.18.09.
Mi.19.09.
Do.20.09.
Fr.21.09.
Sa.22.09.
So.23.09.
Mo.24.09.
Di.25.09.
Mi.26.09.
Do.27.09.
Fr.28.09.
Sa.29.09.
So.30.09.
Mo.01.10.
Di.02.10.
Mi.03.10.
Do.04.10.
Fr.05.10.
Sa.06.10.
So.07.10.
Mo.08.10.
Di.09.10.
Mi.10.10.
Do.11.10.
Fr.12.10.
Sa.13.10.
So.14.10.
Mo.15.10.

Oktober 2012 – März 2013

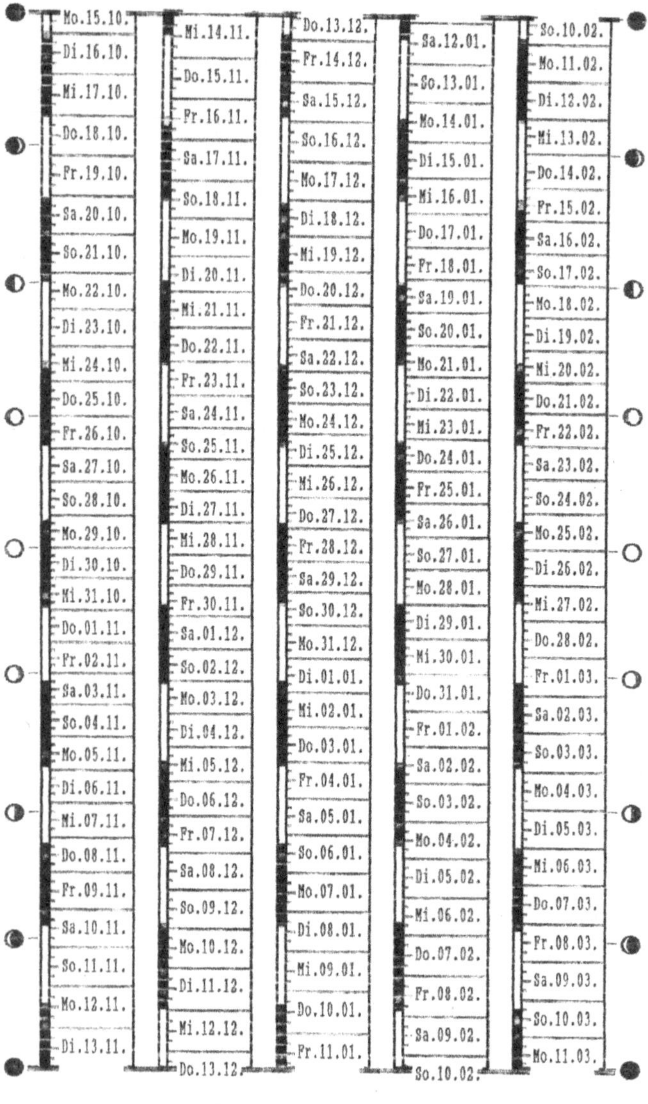

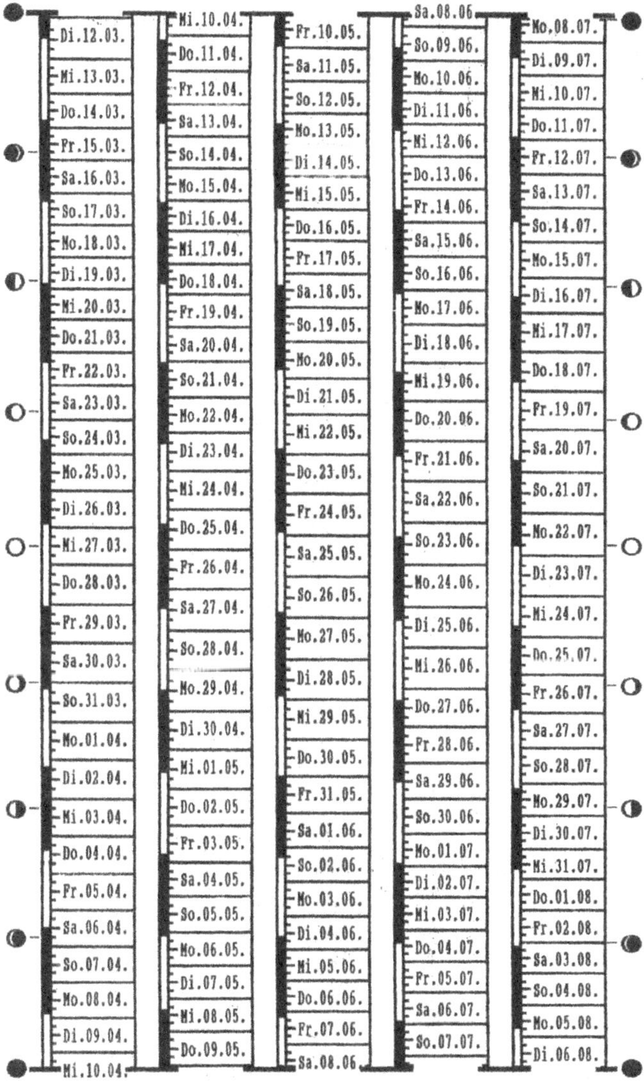
Di.12.03.
Mi.13.03.
Do.14.03.
Fr.15.03.
Sa.16.03.
So.17.03.
Mo.18.03.
Di.19.03.
Mi.20.03.
Do.21.03.
Fr.22.03.
Sa.23.03.
So.24.03.
Mo.25.03.
Di.26.03.
Mi.27.03.
Do.28.03.
Fr.29.03.
Sa.30.03.
So.31.03.
Mo.01.04.
Di.02.04.
Mi.03.04.
Do.04.04.
Fr.05.04.
Sa.06.04.
So.07.04.
Mo.08.04.
Di.09.04.
Mi.10.04.
Mi.10.04.
Do.11.04.
Fr.12.04.
Sa.13.04.
So.14.04.
Mo.15.04.
Di.16.04.
Mi.17.04.
Do.18.04.
Fr.19.04.
Sa.20.04.
So.21.04.
Mo.22.04.
Di.23.04.
Mi.24.04.
Do.25.04.
Fr.26.04.
Sa.27.04.
So.28.04.
Mo.29.04.
Di.30.04.
Mi.01.05.
Do.02.05.
Fr.03.05.
Sa.04.05.
So.05.05.
Mo.06.05.
Di.07.05.
Mi.08.05.
Do.09.05.
Fr.10.05.
Sa.11.05.
So.12.05.
Mo.13.05.
Di.14.05.
Mi.15.05.
Do.16.05.
Fr.17.05.
Sa.18.05.
So.19.05.
Mo.20.05.
Di.21.05.
Mi.22.05.
Do.23.05.
Fr.24.05.
Sa.25.05.
So.26.05.
Mo.27.05.
Di.28.05.
Mi.29.05.
Do.30.05.
Fr.31.05.
Sa.01.06.
So.02.06.
Mo.03.06.
Di.04.06.
Mi.05.06.
Do.06.06.
Fr.07.06.
Sa.08.06
Sa.08.06
So.09.06.
Mo.10.06.
Di.11.06.
Mi.12.06.
Do.13.06.
Fr.14.06.
Sa.15.06.
So.16.06.
Mo.17.06.
Di.18.06.
Mi.19.06.
Do.20.06.
Fr.21.06.
Sa.22.06.
So.23.06.
Mo.24.06.
Di.25.06.
Mi.26.06.
Do.27.06.
Fr.28.06.
Sa.29.06.
So.30.06.
Mo.01.07.
Di.02.07.
Mi.03.07.
Do.04.07.
Fr.05.07.
Sa.06.07.
So.07.07.
Mo.08.07.
Di.09.07.
Mi.10.07.
Do.11.07.
Fr.12.07.
Sa.13.07.
So.14.07.
Mo.15.07.
Di.16.07.
Mi.17.07.
Do.18.07.
Fr.19.07.
Sa.20.07.
So.21.07.
Mo.22.07.
Di.23.07.
Mi.24.07.
Do.25.07.
Fr.26.07.
Sa.27.07.
So.28.07.
Mo.29.07.
Di.30.07.
Mi.31.07.
Do.01.08.
Fr.02.08.
Sa.03.08.
So.04.08.
Mo.05.08.
Di.06.08.

August 2013 – Januar 2014

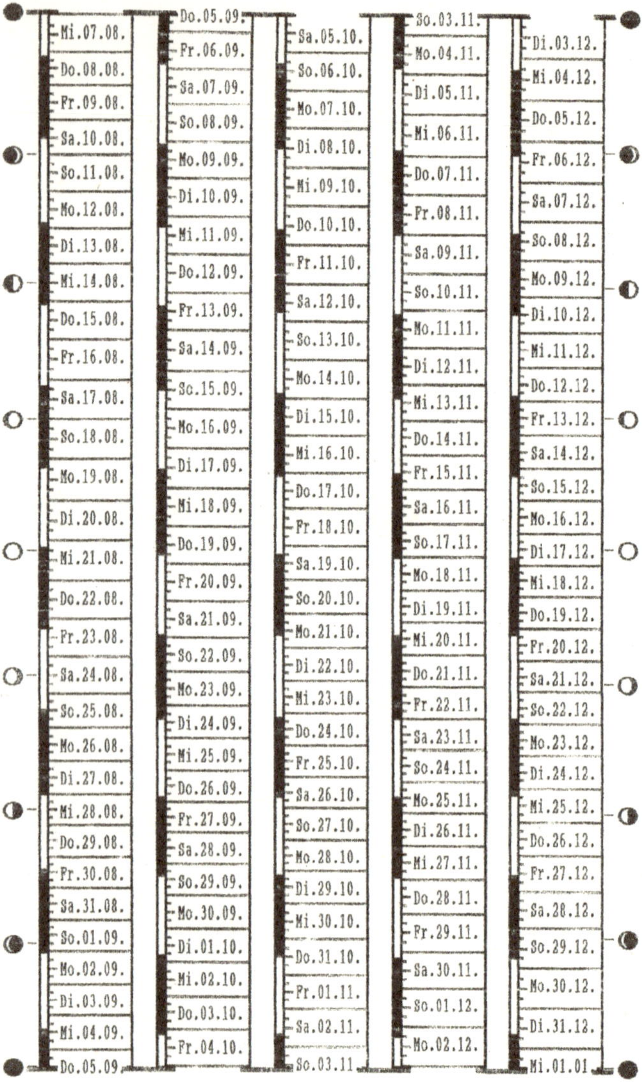

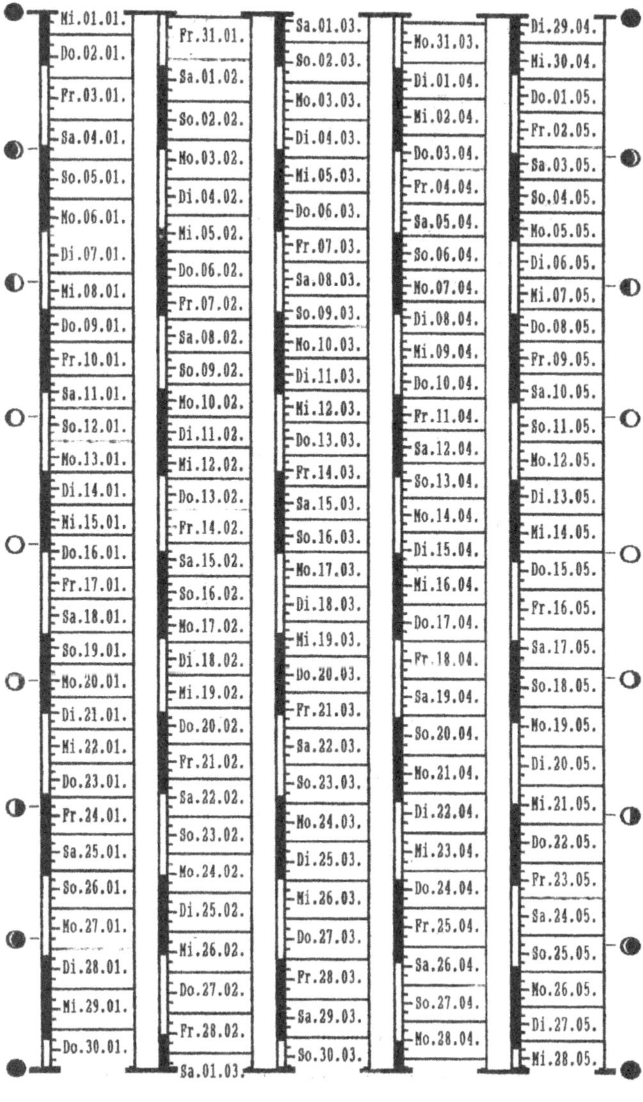

Mi.01.01.
Do.02.01.
Fr.03.01.
Sa.04.01.
So.05.01.
Mo.06.01.
Di.07.01.
Mi.08.01.
Do.09.01.
Fr.10.01.
Sa.11.01.
So.12.01.
Mo.13.01.
Di.14.01.
Mi.15.01.
Do.16.01.
Fr.17.01.
Sa.18.01.
So.19.01.
Mo.20.01.
Di.21.01.
Mi.22.01.
Do.23.01.
Fr.24.01.
Sa.25.01.
So.26.01.
Mo.27.01.
Di.28.01.
Mi.29.01.
Do.30.01.
Fr.31.01.
Sa.01.02.
So.02.02.
Mo.03.02.
Di.04.02.
Mi.05.02.
Do.06.02.
Fr.07.02.
Sa.08.02.
So.09.02.
Mo.10.02.
Di.11.02.
Mi.12.02.
Do.13.02.
Fr.14.02.
Sa.15.02.
So.16.02.
Mo.17.02.
Di.18.02.
Mi.19.02.
Do.20.02.
Fr.21.02.
Sa.22.02.
So.23.02.
Mo.24.02.
Di.25.02.
Mi.26.02.
Do.27.02.
Fr.28.02.
Sa.01.03.
Sa.01.03.
So.02.03.
Mo.03.03.
Di.04.03.
Mi.05.03.
Do.06.03.
Fr.07.03.
Sa.08.03.
So.09.03.
Mo.10.03.
Di.11.03.
Mi.12.03.
Do.13.03.
Fr.14.03.
Sa.15.03.
So.16.03.
Mo.17.03.
Di.18.03.
Mi.19.03.
Do.20.03.
Fr.21.03.
Sa.22.03.
So.23.03.
Mo.24.03.
Di.25.03.
Mi.26.03.
Do.27.03.
Fr.28.03.
Sa.29.03.
So.30.03.
Mo.31.03.
Di.01.04.
Mi.02.04.
Do.03.04.
Fr.04.04.
Sa.05.04.
So.06.04.
Mo.07.04.
Di.08.04.
Mi.09.04.
Do.10.04.
Fr.11.04.
Sa.12.04.
So.13.04.
Mo.14.04.
Di.15.04.
Mi.16.04.
Do.17.04.
Fr.18.04.
Sa.19.04.
So.20.04.
Mo.21.04.
Di.22.04.
Mi.23.04.
Do.24.04.
Fr.25.04.
Sa.26.04.
So.27.04.
Mo.28.04.
Di.29.04.
Mi.30.04.
Do.01.05.
Fr.02.05.
Sa.03.05.
So.04.05.
Mo.05.05.
Di.06.05.
Mi.07.05.
Do.08.05.
Fr.09.05.
Sa.10.05.
So.11.05.
Mo.12.05.
Di.13.05.
Mi.14.05.
Do.15.05.
Fr.16.05.
Sa.17.05.
So.18.05.
Mo.19.05.
Di.20.05.
Mi.21.05.
Do.22.05.
Fr.23.05.
Sa.24.05.
So.25.05.
Mo.26.05.
Di.27.05.
Mi.28.05.

Mai 2014 – Oktober 2014

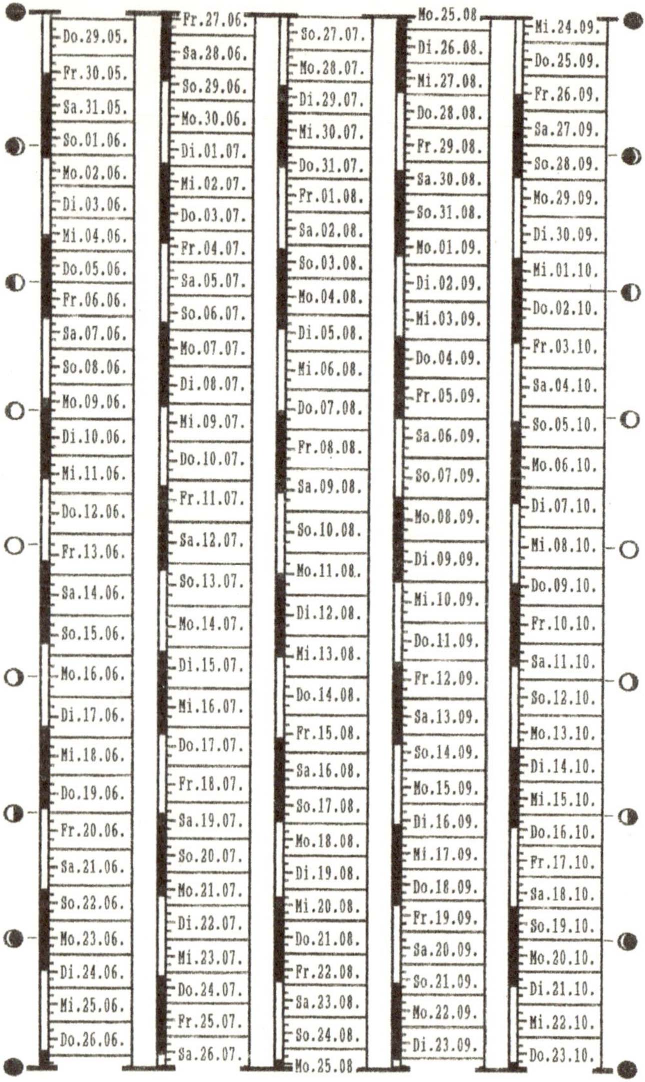

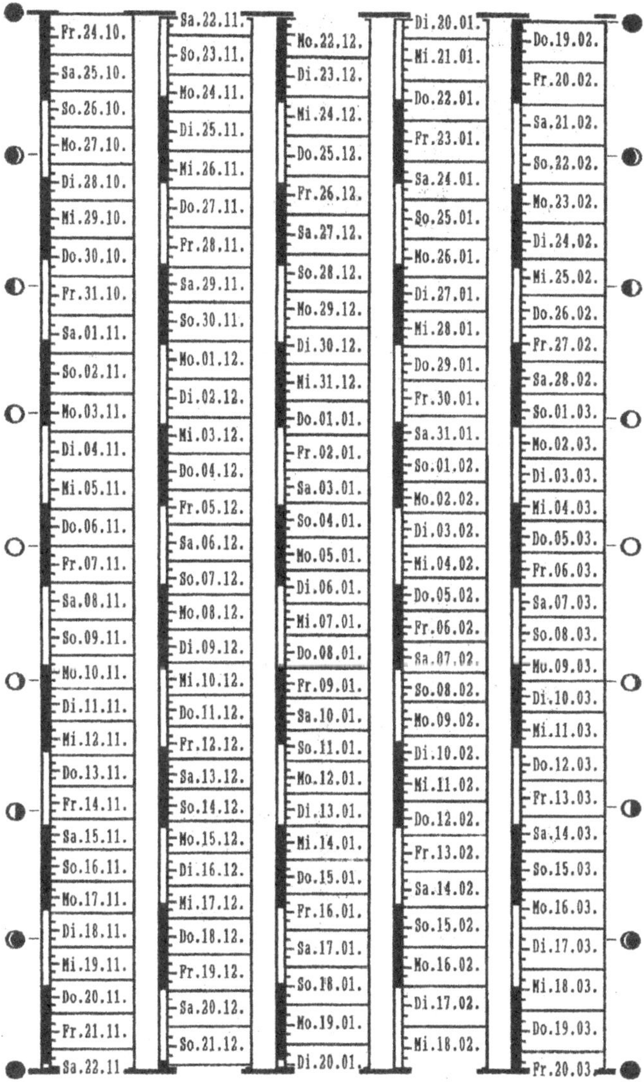
Fr.24.10.
Sa.25.10.
So.26.10.
Mo.27.10.
Di.28.10.
Mi.29.10.
Do.30.10.
Fr.31.10.
Sa.01.11.
So.02.11.
Mo.03.11.
Di.04.11.
Mi.05.11.
Do.06.11.
Fr.07.11.
Sa.08.11.
So.09.11.
Mo.10.11.
Di.11.11.
Mi.12.11.
Do.13.11.
Fr.14.11.
Sa.15.11.
So.16.11.
Mo.17.11.
Di.18.11.
Mi.19.11.
Do.20.11.
Fr.21.11.
Sa.22.11
Sa.22.11.
So.23.11.
Mo.24.11.
Di.25.11.
Mi.26.11.
Do.27.11.
Fr.28.11.
Sa.29.11.
So.30.11.
Mo.01.12.
Di.02.12.
Mi.03.12.
Do.04.12.
Fr.05.12.
Sa.06.12.
So.07.12.
Mo.08.12.
Di.09.12.
Mi.10.12.
Do.11.12.
Fr.12.12.
Sa.13.12.
So.14.12.
Mo.15.12.
Di.16.12.
Mi.17.12.
Do.18.12.
Fr.19.12.
Sa.20.12.
So.21.12.
Mo.22.12.
Di.23.12.
Mi.24.12.
Do.25.12.
Fr.26.12.
Sa.27.12.
So.28.12.
Mo.29.12.
Di.30.12.
Mi.31.12.
Do.01.01.
Fr.02.01.
Sa.03.01.
So.04.01.
Mo.05.01.
Di.06.01.
Mi.07.01.
Do.08.01.
Fr.09.01.
Sa.10.01.
So.11.01.
Mo.12.01.
Di.13.01.
Mi.14.01.
Do.15.01.
Fr.16.01.
Sa.17.01.
So.18.01.
Mo.19.01.
Di.20.01.
Di.20.01.
Mi.21.01.
Do.22.01.
Fr.23.01.
Sa.24.01.
So.25.01.
Mo.26.01.
Di.27.01.
Mi.28.01.
Do.29.01.
Fr.30.01.
Sa.31.01.
So.01.02.
Mo.02.02.
Di.03.02.
Mi.04.02.
Do.05.02.
Fr.06.02.
Sa.07.02.
So.08.02.
Mo.09.02.
Di.10.02.
Mi.11.02.
Do.12.02.
Fr.13.02.
Sa.14.02.
So.15.02.
Mo.16.02.
Di.17.02.
Mi.18.02.
Do.19.02.
Fr.20.02.
Sa.21.02.
So.22.02.
Mo.23.02.
Di.24.02.
Mi.25.02.
Do.26.02.
Fr.27.02.
Sa.28.02.
So.01.03.
Mo.02.03.
Di.03.03.
Mi.04.03.
Do.05.03.
Fr.06.03.
Sa.07.03.
So.08.03.
Mo.09.03.
Di.10.03.
Mi.11.03.
Do.12.03.
Fr.13.03.
Sa.14.03.
So.15.03.
Mo.16.03.
Di.17.03.
Mi.18.03.
Do.19.03.
Fr.20.03.

März 2015 – August 2015

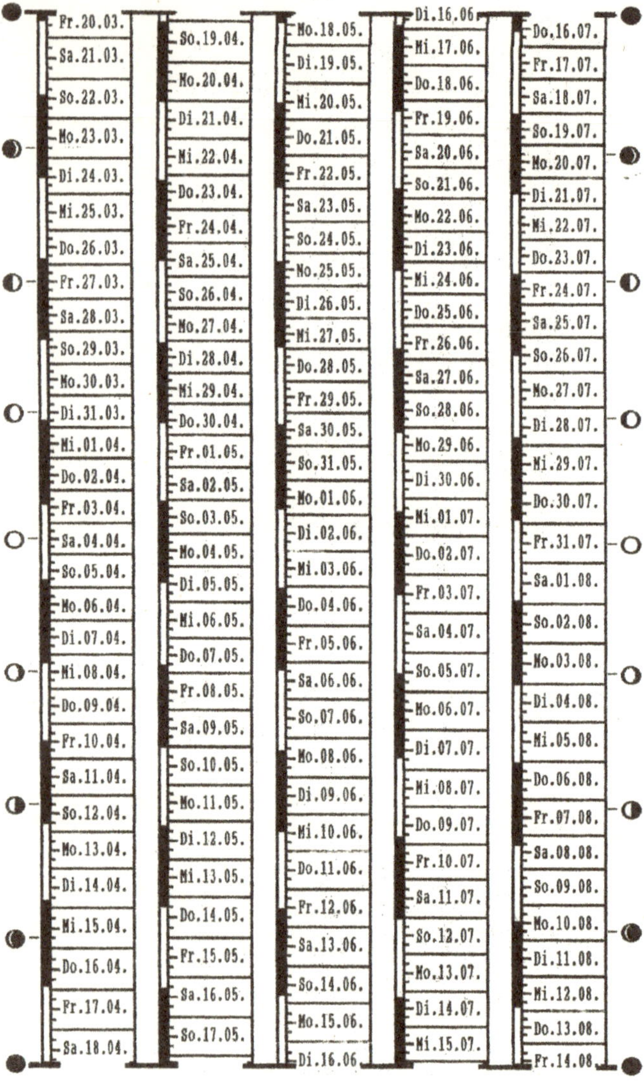

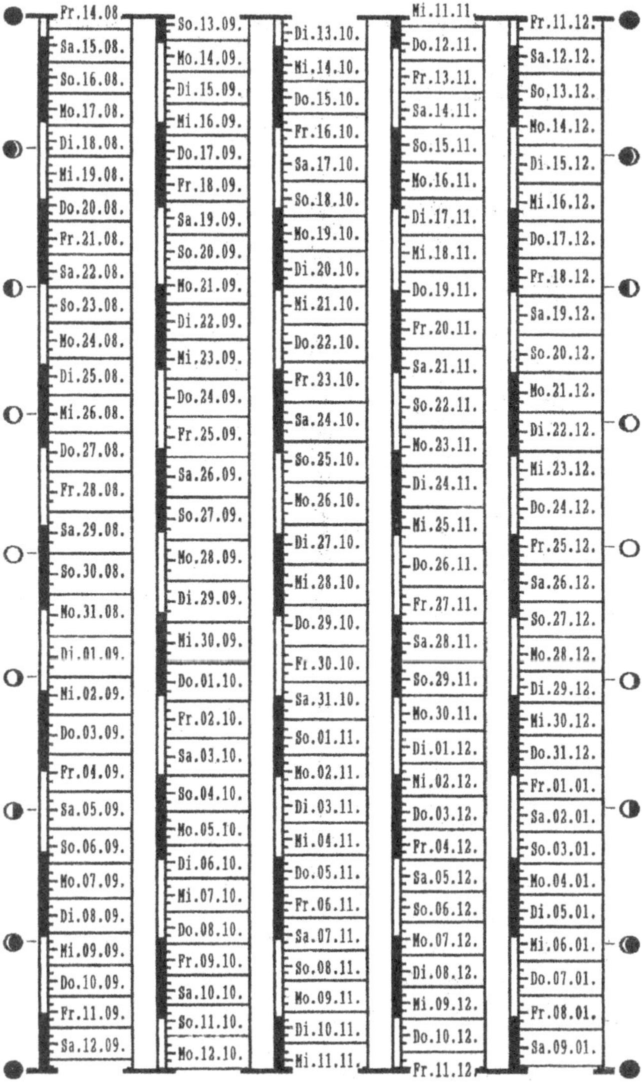
Fr.14.08
Sa.15.08.
So.16.08.
Mo.17.08.
Di.18.08.
Mi.19.08.
Do.20.08.
Fr.21.08.
Sa.22.08.
So.23.08.
Mo.24.08.
Di.25.08.
Mi.26.08.
Do.27.08.
Fr.28.08.
Sa.29.08.
So.30.08.
Mo.31.08.
Di.01.09.
Mi.02.09.
Do.03.09.
Fr.04.09.
Sa.05.09.
So.06.09.
Mo.07.09.
Di.08.09.
Mi.09.09.
Do.10.09.
Fr.11.09.
Sa.12.09.
So.13.09.
Mo.14.09.
Di.15.09.
Mi.16.09.
Do.17.09.
Fr.18.09.
Sa.19.09.
So.20.09.
Mo.21.09.
Di.22.09.
Mi.23.09.
Do.24.09.
Fr.25.09.
Sa.26.09.
So.27.09.
Mo.28.09.
Di.29.09.
Mi.30.09.
Do.01.10.
Fr.02.10.
Sa.03.10.
So.04.10.
Mo.05.10.
Di.06.10.
Mi.07.10.
Do.08.10.
Fr.09.10.
Sa.10.10.
So.11.10.
Mo.12.10.
Di.13.10.
Mi.14.10.
Do.15.10.
Fr.16.10.
Sa.17.10.
So.18.10.
Mo.19.10.
Di.20.10.
Mi.21.10.
Do.22.10.
Fr.23.10.
Sa.24.10.
So.25.10.
Mo.26.10.
Di.27.10.
Mi.28.10.
Do.29.10.
Fr.30.10.
Sa.31.10.
So.01.11.
Mo.02.11.
Di.03.11.
Mi.04.11.
Do.05.11.
Fr.06.11.
Sa.07.11.
So.08.11.
Mo.09.11.
Di.10.11.
Mi.11.11.
Mi.11.11
Do.12.11.
Fr.13.11.
Sa.14.11.
So.15.11.
Mo.16.11.
Di.17.11.
Mi.18.11.
Do.19.11.
Fr.20.11.
Sa.21.11.
So.22.11.
Mo.23.11.
Di.24.11.
Mi.25.11.
Do.26.11.
Fr.27.11.
Sa.28.11.
So.29.11.
Mo.30.11.
Di.01.12.
Mi.02.12.
Do.03.12.
Fr.04.12.
Sa.05.12.
So.06.12.
Mo.07.12.
Di.08.12.
Mi.09.12.
Do.10.12.
Fr.11.12
Fr.11.12.
Sa.12.12.
So.13.12.
Mo.14.12.
Di.15.12.
Mi.16.12.
Do.17.12.
Fr.18.12.
Sa.19.12.
So.20.12.
Mo.21.12.
Di.22.12.
Mi.23.12.
Do.24.12.
Fr.25.12.
Sa.26.12.
So.27.12.
Mo.28.12.
Di.29.12.
Mi.30.12.
Do.31.12.
Fr.01.01.
Sa.02.01.
So.03.01.
Mo.04.01.
Di.05.01.
Mi.06.01.
Do.07.01.
Fr.08.01.
Sa.09.01.

Januar 2016 – Juni 2016

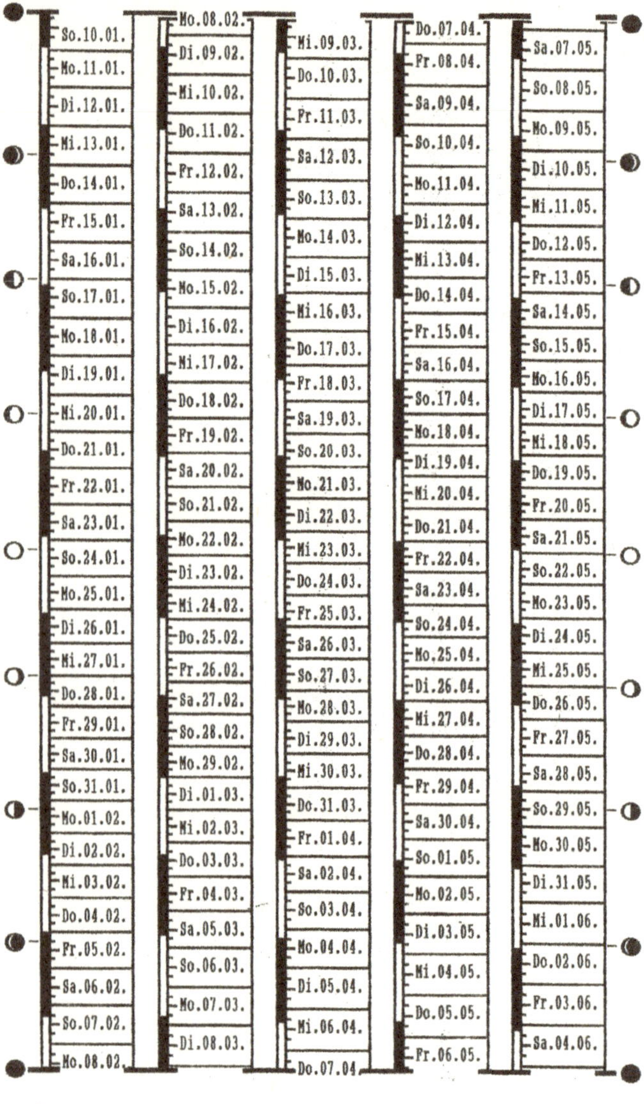

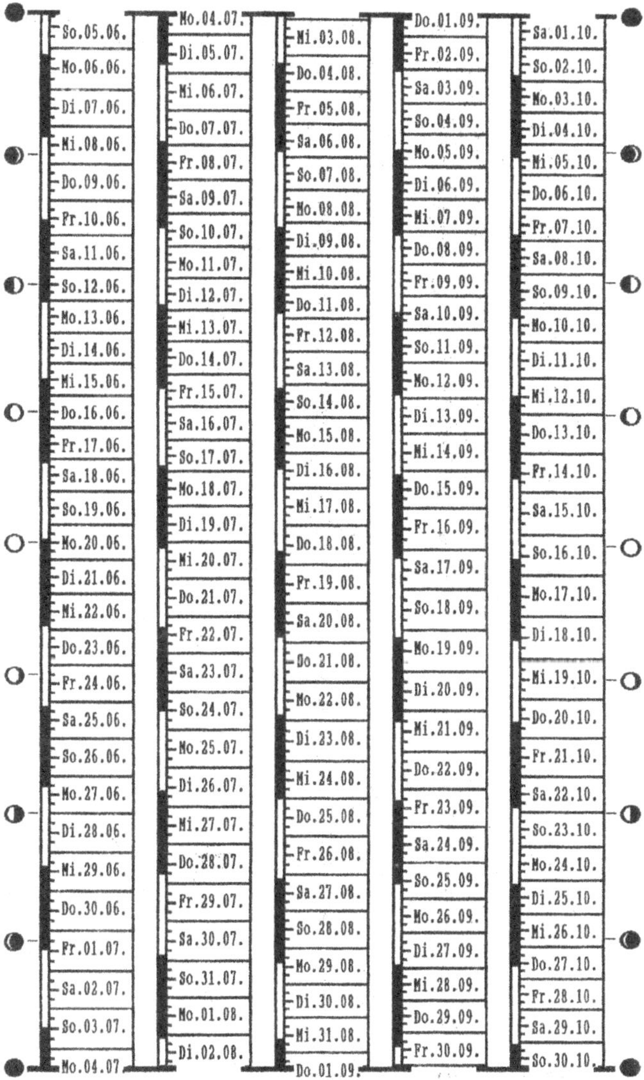
So.05.06.
Mo.06.06.
Di.07.06.
Mi.08.06.
Do.09.06.
Fr.10.06.
Sa.11.06.
So.12.06.
Mo.13.06.
Di.14.06.
Mi.15.06.
Do.16.06.
Fr.17.06.
Sa.18.06.
So.19.06.
Mo.20.06.
Di.21.06.
Mi.22.06.
Do.23.06.
Fr.24.06.
Sa.25.06.
So.26.06.
Mo.27.06.
Di.28.06.
Mi.29.06.
Do.30.06.
Fr.01.07.
Sa.02.07.
So.03.07.
Mo.04.07.
Mo.04.07.
Di.05.07.
Mi.06.07.
Do.07.07.
Fr.08.07.
Sa.09.07.
So.10.07.
Mo.11.07.
Di.12.07.
Mi.13.07.
Do.14.07.
Fr.15.07.
Sa.16.07.
So.17.07.
Mo.18.07.
Di.19.07.
Mi.20.07.
Do.21.07.
Fr.22.07.
Sa.23.07.
So.24.07.
Mo.25.07.
Di.26.07.
Mi.27.07.
Do.28.07.
Fr.29.07.
Sa.30.07.
So.31.07.
Mo.01.08.
Di.02.08.
Mi.03.08.
Do.04.08.
Fr.05.08.
Sa.06.08.
So.07.08.
Mo.08.08.
Di.09.08.
Mi.10.08.
Do.11.08.
Fr.12.08.
Sa.13.08.
So.14.08.
Mo.15.08.
Di.16.08.
Mi.17.08.
Do.18.08.
Fr.19.08.
Sa.20.08.
So.21.08.
Mo.22.08.
Di.23.08.
Mi.24.08.
Do.25.08.
Fr.26.08.
Sa.27.08.
So.28.08.
Mo.29.08.
Di.30.08.
Mi.31.08.
Do.01.09.
Do.01.09.
Fr.02.09.
Sa.03.09.
So.04.09.
Mo.05.09.
Di.06.09.
Mi.07.09.
Do.08.09.
Fr.09.09.
Sa.10.09.
So.11.09.
Mo.12.09.
Di.13.09.
Mi.14.09.
Do.15.09.
Fr.16.09.
Sa.17.09.
So.18.09.
Mo.19.09.
Di.20.09.
Mi.21.09.
Do.22.09.
Fr.23.09.
Sa.24.09.
So.25.09.
Mo.26.09.
Di.27.09.
Mi.28.09.
Do.29.09.
Fr.30.09.
Sa.01.10.
So.02.10.
Mo.03.10.
Di.04.10.
Mi.05.10.
Do.06.10.
Fr.07.10.
Sa.08.10.
So.09.10.
Mo.10.10.
Di.11.10.
Mi.12.10.
Do.13.10.
Fr.14.10.
Sa.15.10.
So.16.10.
Mo.17.10.
Di.18.10.
Mi.19.10.
Do.20.10.
Fr.21.10.
Sa.22.10.
So.23.10.
Mo.24.10.
Di.25.10.
Mi.26.10.
Do.27.10.
Fr.28.10.
Sa.29.10.
So.30.10.

Oktober 2016 – März 2017

So.30.10.
Mo.31.10.
Di.01.11.
Mi.02.11.
Do.03.11.
Fr.04.11.
Sa.05.11.
So.06.11.
Mo.07.11.
Di.08.11.
Mi.09.11.
Do.10.11.
Fr.11.11.
Sa.12.11.
So.13.11.
Mo.14.11.
Di.15.11.
Mi.16.11.
Do.17.11.
Fr.18.11.
Sa.19.11.
So.20.11.
Mo.21.11.
Di.22.11.
Mi.23.11.
Do.24.11.
Fr.25.11.
Sa.26.11.
So.27.11.
Mo.28.11.
Di.29.11.

Di.29.11.
Mi.30.11.
Do.01.12.
Fr.02.12.
Sa.03.12.
So.04.12.
Mo.05.12.
Di.06.12.
Mi.07.12.
Do.08.12.
Fr.09.12.
Sa.10.12.
So.11.12.
Mo.12.12.
Di.13.12.
Mi.14.12.
Do.15.12.
Fr.16.12.
Sa.17.12.
So.18.12.
Mo.19.12.
Di.20.12.
Mi.21.12.
Do.22.12.
Fr.23.12.
Sa.24.12.
So.25.12.
Mo.26.12.
Di.27.12.
Mi.28.12.

Do.29.12.
Fr.30.12.
Sa.31.12.
So.01.01.
Mo.02.01.
Di.03.01.
Mi.04.01.
Do.05.01.
Fr.06.01.
Sa.07.01.
So.08.01.
Mo.09.01.
Di.10.01.
Mi.11.01.
Do.12.01.
Fr.13.01.
Sa.14.01.
So.15.01.
Mo.16.01.
Di.17.01.
Mi.18.01.
Do.19.01.
Fr.20.01.
Sa.21.01.
So.22.01.
Mo.23.01.
Di.24.01.
Mi.25.01.
Do.26.01.
Fr.27.01.

Sa.28.01.
So.29.01.
Mo.30.01.
Di.31.01.
Mi.01.02.
Do.02.02.
Fr.03.02.
Sa.04.02.
So.05.02.
Mo.06.02.
Di.07.02.
Mi.08.02.
Do.09.02.
Fr.10.02.
Sa.11.02.
So.12.02.
Mo.13.02.
Di.14.02.
Mi.15.02.
Do.16.02.
Fr.17.02.
Sa.18.02.
So.19.02.
Mo.20.02.
Di.21.02.
Mi.22.02.
Do.23.02.
Fr.24.02.
Sa.25.02.
So.26.02.

So.26.02.
Mo.27.02.
Di.28.02.
Mi.01.03.
Do.02.03.
Fr.03.03.
Sa.04.03.
So.05.03.
Mo.06.03.
Di.07.03.
Mi.08.03.
Do.09.03.
Fr.10.03.
Sa.11.03.
So.12.03.
Mo.13.03.
Di.14.03.
Mi.15.03.
Do.16.03.
Fr.17.03.
Sa.18.03.
So.19.03.
Mo.20.03.
Di.21.03.
Mi.22.03.
Do.23.03.
Fr.24.03.
Sa.25.03.
So.26.03.
Mo.27.03.

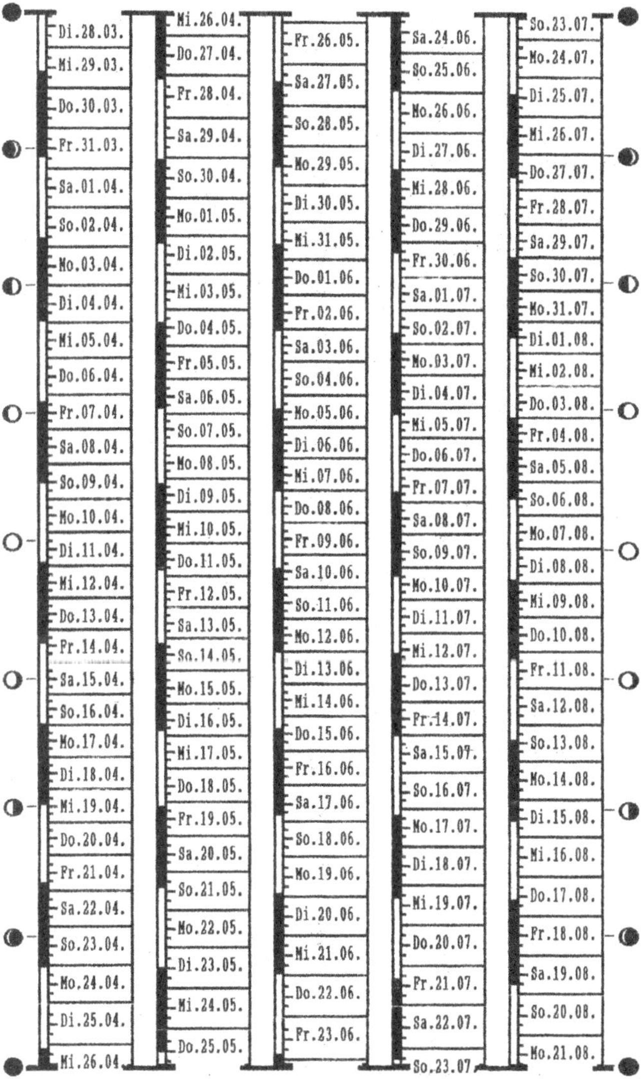
Di.28.03.
Mi.29.03.
Do.30.03.
Fr.31.03.
Sa.01.04.
So.02.04.
Mo.03.04.
Di.04.04.
Mi.05.04.
Do.06.04.
Fr.07.04.
Sa.08.04.
So.09.04.
Mo.10.04.
Di.11.04.
Mi.12.04.
Do.13.04.
Fr.14.04.
Sa.15.04.
So.16.04.
Mo.17.04.
Di.18.04.
Mi.19.04.
Do.20.04.
Fr.21.04.
Sa.22.04.
So.23.04.
Mo.24.04.
Di.25.04.
Mi.26.04.
Mi.26.04.
Do.27.04.
Fr.28.04.
Sa.29.04.
So.30.04.
Mo.01.05.
Di.02.05.
Mi.03.05.
Do.04.05.
Fr.05.05.
Sa.06.05.
So.07.05.
Mo.08.05.
Di.09.05.
Mi.10.05.
Do.11.05.
Fr.12.05.
Sa.13.05.
So.14.05.
Mo.15.05.
Di.16.05.
Mi.17.05.
Do.18.05.
Fr.19.05.
Sa.20.05.
So.21.05.
Mo.22.05.
Di.23.05.
Mi.24.05.
Do.25.05.
Fr.26.05.
Sa.27.05.
So.28.05.
Mo.29.05.
Di.30.05.
Mi.31.05.
Do.01.06.
Fr.02.06.
Sa.03.06.
So.04.06.
Mo.05.06.
Di.06.06.
Mi.07.06.
Do.08.06.
Fr.09.06.
Sa.10.06.
So.11.06.
Mo.12.06.
Di.13.06.
Mi.14.06.
Do.15.06.
Fr.16.06.
Sa.17.06.
So.18.06.
Mo.19.06.
Di.20.06.
Mi.21.06.
Do.22.06.
Fr.23.06.
Sa.24.06.
So.25.06.
Mo.26.06.
Di.27.06.
Mi.28.06.
Do.29.06.
Fr.30.06.
Sa.01.07.
So.02.07.
Mo.03.07.
Di.04.07.
Mi.05.07.
Do.06.07.
Fr.07.07.
Sa.08.07.
So.09.07.
Mo.10.07.
Di.11.07.
Mi.12.07.
Do.13.07.
Fr.14.07.
Sa.15.07.
So.16.07.
Mo.17.07.
Di.18.07.
Mi.19.07.
Do.20.07.
Fr.21.07.
Sa.22.07.
So.23.07.
So.23.07.
Mo.24.07.
Di.25.07.
Mi.26.07.
Do.27.07.
Fr.28.07.
Sa.29.07.
So.30.07.
Mo.31.07.
Di.01.08.
Mi.02.08.
Do.03.08.
Fr.04.08.
Sa.05.08.
So.06.08.
Mo.07.08.
Di.08.08.
Mi.09.08.
Do.10.08.
Fr.11.08.
Sa.12.08.
So.13.08.
Mo.14.08.
Di.15.08.
Mi.16.08.
Do.17.08.
Fr.18.08.
Sa.19.08.
So.20.08.
Mo.21.08.

August 2017 – Januar 2018

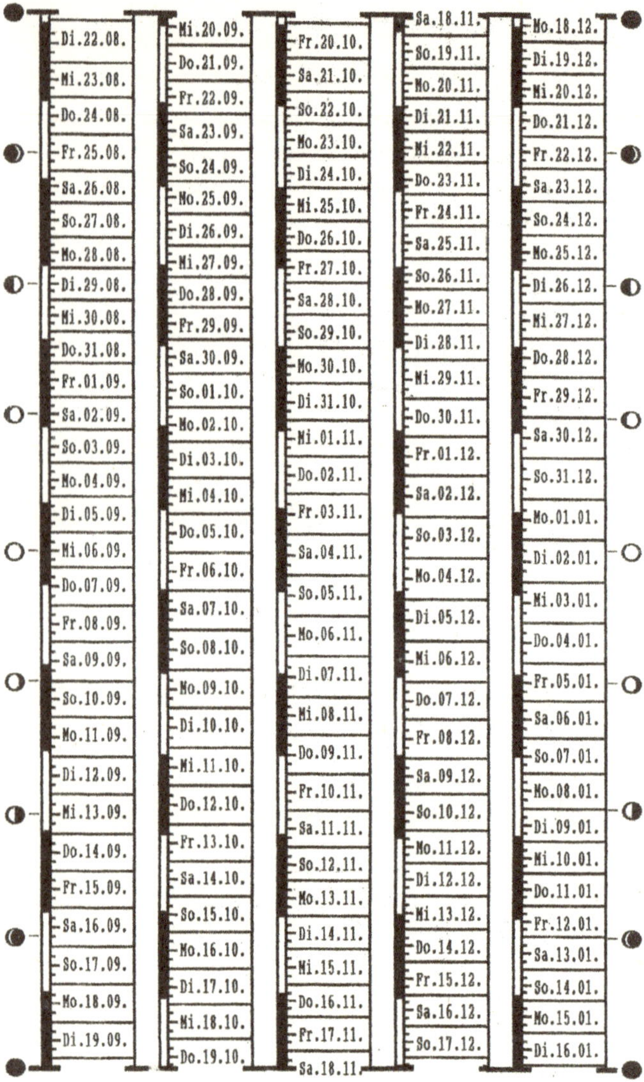

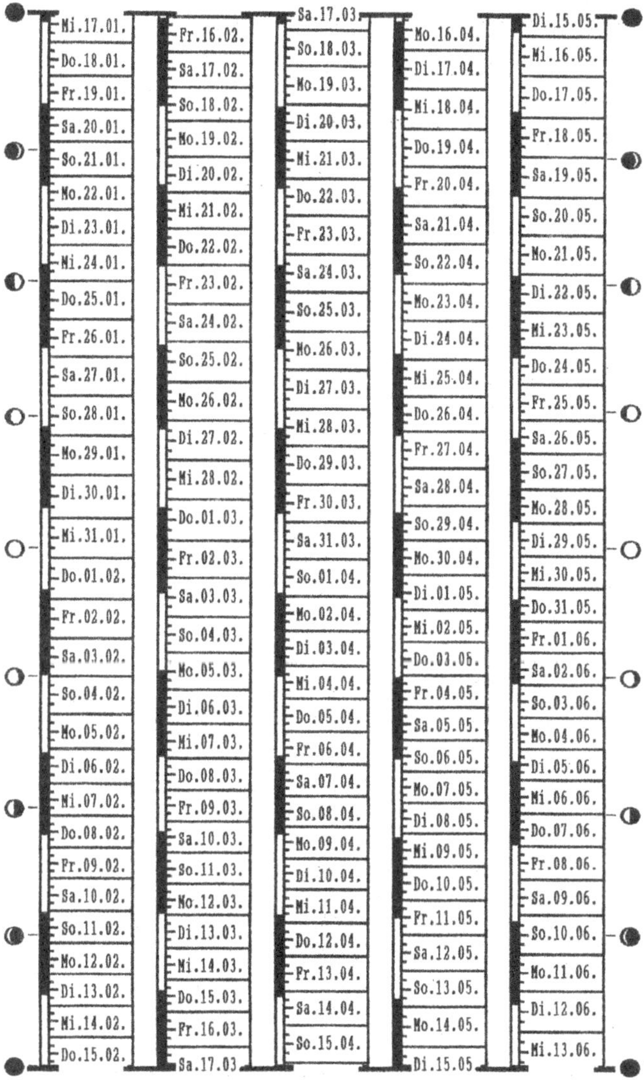
Mi.17.01.
Do.18.01.
Fr.19.01.
Sa.20.01.
So.21.01.
Mo.22.01.
Di.23.01.
Mi.24.01.
Do.25.01.
Fr.26.01.
Sa.27.01.
So.28.01.
Mo.29.01.
Di.30.01.
Mi.31.01.
Do.01.02.
Fr.02.02.
Sa.03.02.
So.04.02.
Mo.05.02.
Di.06.02.
Mi.07.02.
Do.08.02.
Fr.09.02.
Sa.10.02.
So.11.02.
Mo.12.02.
Di.13.02.
Mi.14.02.
Do.15.02.
Fr.16.02.
Sa.17.02.
So.18.02.
Mo.19.02.
Di.20.02.
Mi.21.02.
Do.22.02.
Fr.23.02.
Sa.24.02.
So.25.02.
Mo.26.02.
Di.27.02.
Mi.28.02.
Do.01.03.
Fr.02.03.
Sa.03.03.
So.04.03.
Mo.05.03.
Di.06.03.
Mi.07.03.
Do.08.03.
Fr.09.03.
Sa.10.03.
So.11.03.
Mo.12.03.
Di.13.03.
Mi.14.03.
Do.15.03.
Fr.16.03.
Sa.17.03
Sa.17.03.
So.18.03.
Mo.19.03.
Di.20.03.
Mi.21.03.
Do.22.03.
Fr.23.03.
Sa.24.03.
So.25.03.
Mo.26.03.
Di.27.03.
Mi.28.03.
Do.29.03.
Fr.30.03.
Sa.31.03.
So.01.04.
Mo.02.04.
Di.03.04.
Mi.04.04.
Do.05.04.
Fr.06.04.
Sa.07.04.
So.08.04.
Mo.09.04.
Di.10.04.
Mi.11.04.
Do.12.04.
Fr.13.04.
Sa.14.04.
So.15.04.
Mo.16.04.
Di.17.04.
Mi.18.04.
Do.19.04.
Fr.20.04.
Sa.21.04.
So.22.04.
Mo.23.04.
Di.24.04.
Mi.25.04.
Do.26.04.
Fr.27.04.
Sa.28.04.
So.29.04.
Mo.30.04.
Di.01.05.
Mi.02.05.
Do.03.05.
Fr.04.05.
Sa.05.05.
So.06.05.
Mo.07.05.
Di.08.05.
Mi.09.05.
Do.10.05.
Fr.11.05.
Sa.12.05.
So.13.05.
Mo.14.05.
Di.15.05
Di.15.05.
Mi.16.05.
Do.17.05.
Fr.18.05.
Sa.19.05.
So.20.05.
Mo.21.05.
Di.22.05.
Mi.23.05.
Do.24.05.
Fr.25.05.
Sa.26.05.
So.27.05.
Mo.28.05.
Di.29.05.
Mi.30.05.
Do.31.05.
Fr.01.06.
Sa.02.06.
So.03.06.
Mo.04.06.
Di.05.06.
Mi.06.06.
Do.07.06.
Fr.08.06.
Sa.09.06.
So.10.06.
Mo.11.06.
Di.12.06.
Mi.13.06.

Juni 2018 – November 2018

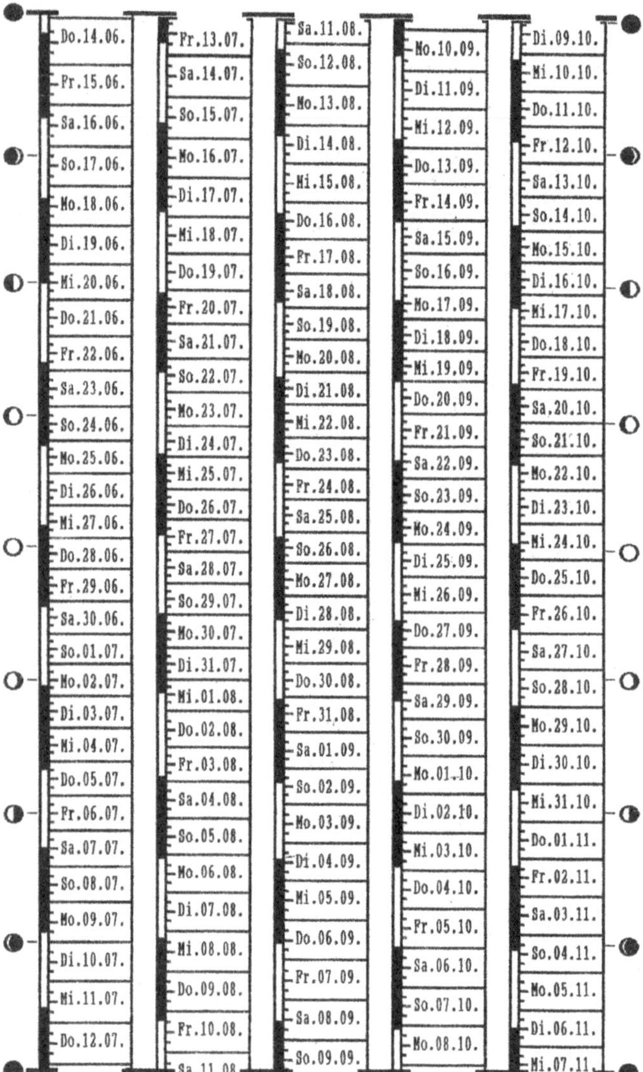

November 2018 – April 2019

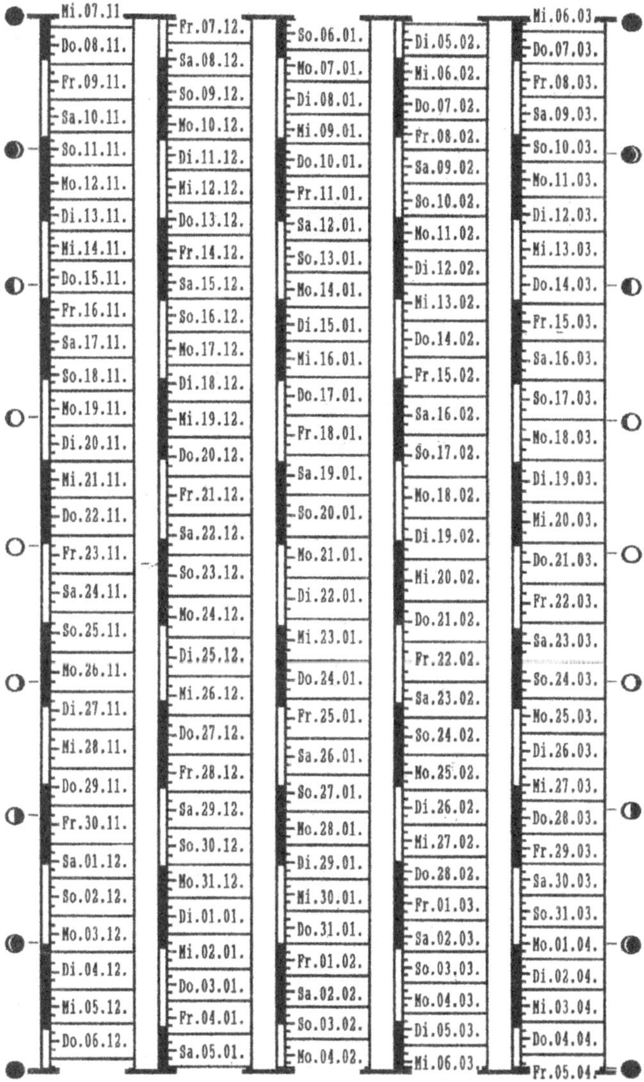

April 2019 – August 2019

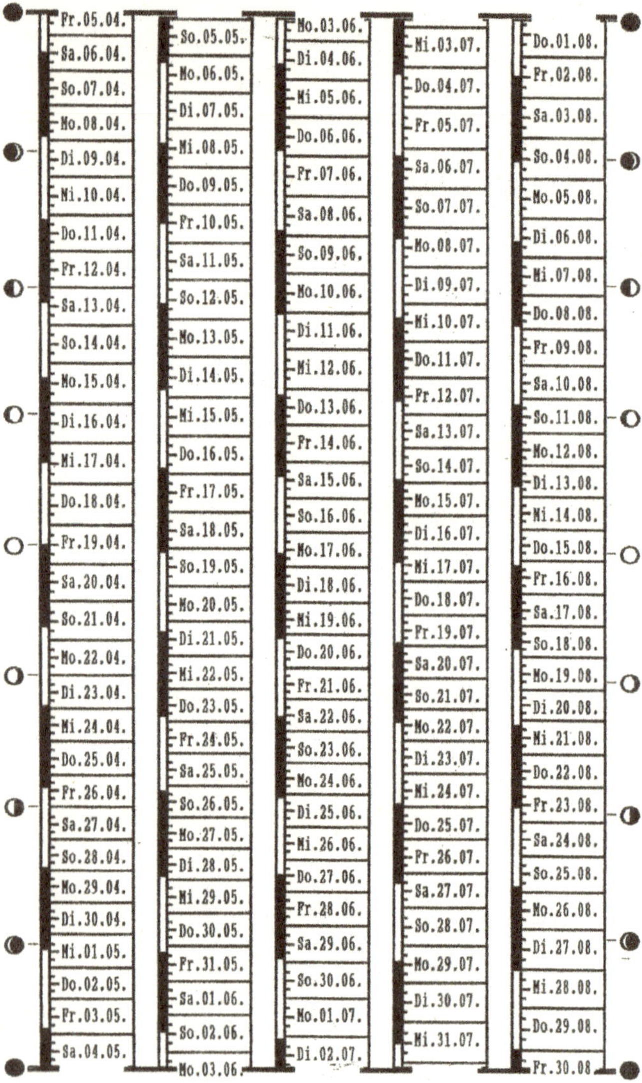

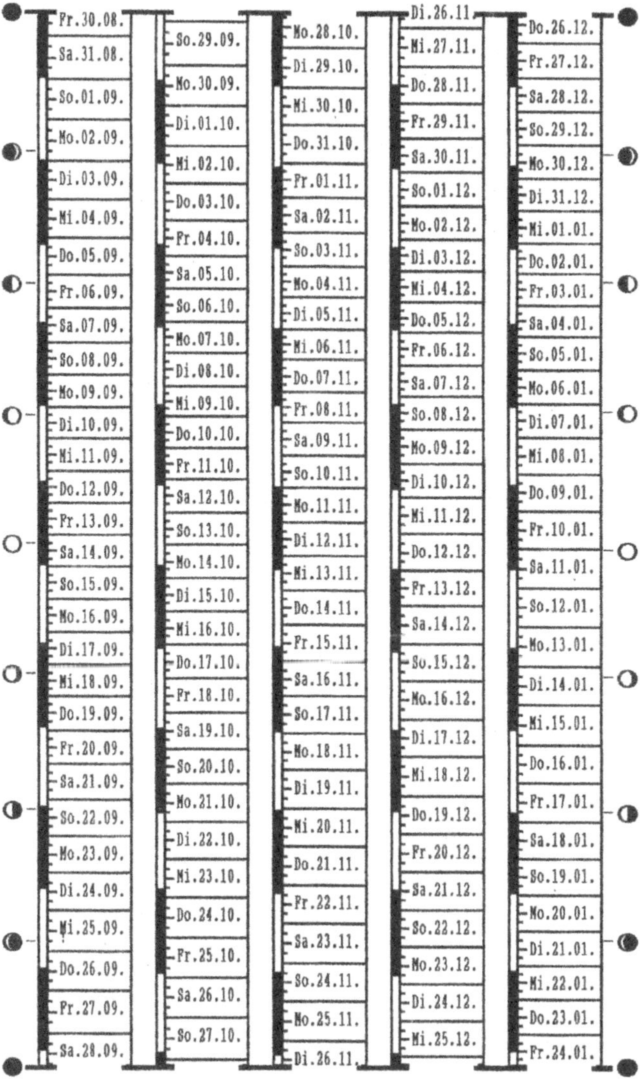
Fr.30.08.
Sa.31.08.
So.01.09.
Mo.02.09.
Di.03.09.
Mi.04.09.
Do.05.09.
Fr.06.09.
Sa.07.09.
So.08.09.
Mo.09.09.
Di.10.09.
Mi.11.09.
Do.12.09.
Fr.13.09.
Sa.14.09.
So.15.09.
Mo.16.09.
Di.17.09.
Mi.18.09.
Do.19.09.
Fr.20.09.
Sa.21.09.
So.22.09.
Mo.23.09.
Di.24.09.
Mi.25.09.
Do.26.09.
Fr.27.09.
Sa.28.09.
So.29.09.
Mo.30.09.
Di.01.10.
Mi.02.10.
Do.03.10.
Fr.04.10.
Sa.05.10.
So.06.10.
Mo.07.10.
Di.08.10.
Mi.09.10.
Do.10.10.
Fr.11.10.
Sa.12.10.
So.13.10.
Mo.14.10.
Di.15.10.
Mi.16.10.
Do.17.10.
Fr.18.10.
Sa.19.10.
So.20.10.
Mo.21.10.
Di.22.10.
Mi.23.10.
Do.24.10.
Fr.25.10.
Sa.26.10.
So.27.10.
Mo.28.10.
Di.29.10.
Mi.30.10.
Do.31.10.
Fr.01.11.
Sa.02.11.
So.03.11.
Mo.04.11.
Di.05.11.
Mi.06.11.
Do.07.11.
Fr.08.11.
Sa.09.11.
So.10.11.
Mo.11.11.
Di.12.11.
Mi.13.11.
Do.14.11.
Fr.15.11.
Sa.16.11.
So.17.11.
Mo.18.11.
Di.19.11.
Mi.20.11.
Do.21.11.
Fr.22.11.
Sa.23.11.
So.24.11.
Mo.25.11.
Di.26.11.
Di.26.11.
Mi.27.11.
Do.28.11.
Fr.29.11.
Sa.30.11.
So.01.12.
Mo.02.12.
Di.03.12.
Mi.04.12.
Do.05.12.
Fr.06.12.
Sa.07.12.
So.08.12.
Mo.09.12.
Di.10.12.
Mi.11.12.
Do.12.12.
Fr.13.12.
Sa.14.12.
So.15.12.
Mo.16.12.
Di.17.12.
Mi.18.12.
Do.19.12.
Fr.20.12.
Sa.21.12.
So.22.12.
Mo.23.12.
Di.24.12.
Mi.25.12.
Do.26.12.
Fr.27.12.
Sa.28.12.
So.29.12.
Mo.30.12.
Di.31.12.
Mi.01.01.
Do.02.01.
Fr.03.01.
Sa.04.01.
So.05.01.
Mo.06.01.
Di.07.01.
Mi.08.01.
Do.09.01.
Fr.10.01.
Sa.11.01.
So.12.01.
Mo.13.01.
Di.14.01.
Mi.15.01.
Do.16.01.
Fr.17.01.
Sa.18.01.
So.19.01.
Mo.20.01.
Di.21.01.
Mi.22.01.
Do.23.01.
Fr.24.01.

Januar 2020 – Juni 2020

Sa.25.01.
So.26.01.
Mo.27.01.
Di.28.01.
Mi.29.01.
Do.30.01.
Fr.31.01.
Sa.01.02.
So.02.02.
Mo.03.02.
Di.04.02.
Mi.05.02.
Do.06.02.
Fr.07.02.
Sa.08.02.
So.09.02.
Mo.10.02.
Di.11.02.
Mi.12.02.
Do.13.02.
Fr.14.02.
Sa.15.02.
So.16.02.
Mo.17.02.
Di.18.02.
Mi.19.02.
Do.20.02.
Fr.21.02.
Sa.22.02.
So.23.02.

So.23.02.
Mo.24.02.
Di.25.02.
Mi.26.02.
Do.27.02.
Fr.28.02.
Sa.29.02.
So.01.03.
Mo.02.03.
Di.03.03.
Mi.04.03.
Do.05.03.
Fr.06.03.
Sa.07.03.
So.08.03.
Mo.09.03.
Di.10.03.
Mi.11.03.
Do.12.03.
Fr.13.03.
Sa.14.03.
So.15.03.
Mo.16.03.
Di.17.03.
Mi.18.03.
Do.19.03.
Fr.20.03.
Sa.21.03.
So.22.03.
Mo.23.03.
Di.24.03.

Di.24.03.
Mi.25.03.
Do.26.03.
Fr.27.03.
Sa.28.03.
So.29.03.
Mo.30.03.
Di.31.03.
Mi.01.04.
Do.02.04.
Fr.03.04.
Sa.04.04.
So.05.04.
Mo.06.04.
Di.07.04.
Mi.08.04.
Do.09.04.
Fr.10.04.
Sa.11.04.
So.12.04.
Mo.13.04.
Di.14.04.
Mi.15.04.
Do.16.04.
Fr.17.04.
Sa.18.04.
So.19.04.
Mo.20.04.
Di.21.04.
Mi.22.04.

Do.23.04.
Fr.24.04.
Sa.25.04.
So.26.04.
Mo.27.04.
Di.28.04.
Mi.29.04.
Do.30.04.
Fr.01.05.
Sa.02.05.
So.03.05.
Mo.04.05.
Di.05.05.
Mi.06.05.
Do.07.05.
Fr.08.05.
Sa.09.05.
So.10.05.
Mo.11.05.
Di.12.05.
Mi.13.05.
Do.14.05.
Fr.15.05.
Sa.16.05.
So.17.05.
Mo.18.05.
Di.19.05.
Mi.20.05.
Do.21.05.
Fr.22.05.

Fr.22.05.
Sa.23.05.
So.24.05.
Mo.25.05.
Di.26.05.
Mi.27.05.
Do.28.05.
Fr.29.05.
Sa.30.05.
So.31.05.
Mo.01.06.
Di.02.06.
Mi.03.06.
Do.04.06.
Fr.05.06.
Sa.06.06.
So.07.06.
Mo.08.06.
Di.09.06.
Mi.10.06.
Do.11.06.
Fr.12.06.
Sa.13.06.
So.14.06.
Mo.15.06.
Di.16.06.
Mi.17.06.
Do.18.06.
Fr.19.06.
Sa.20.06.

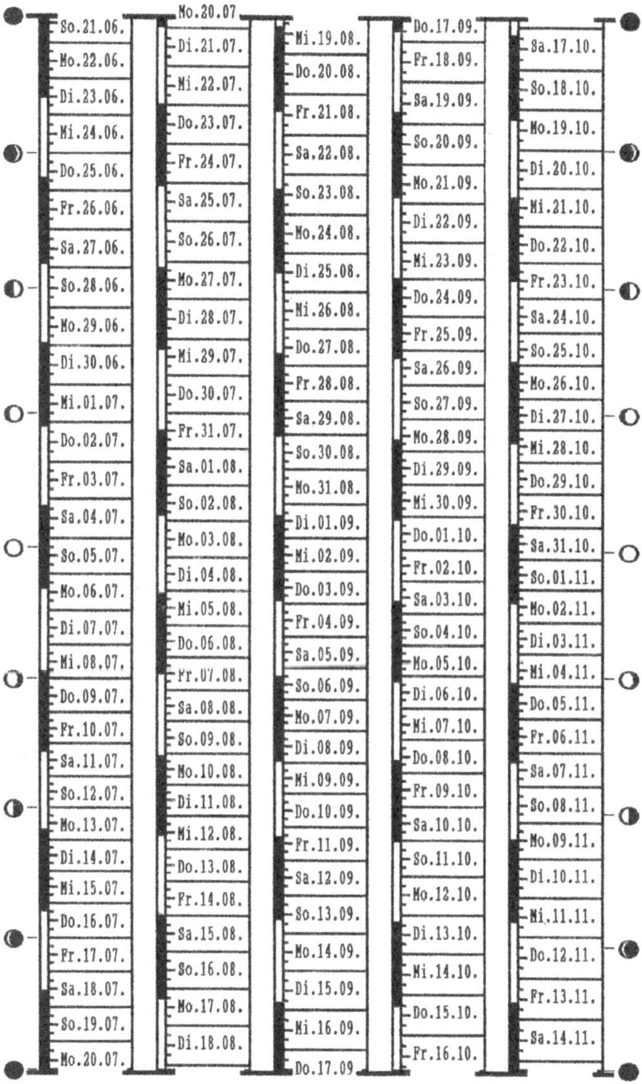
So.21.06.
Mo.22.06.
Di.23.06.
Mi.24.06.
Do.25.06.
Fr.26.06.
Sa.27.06.
So.28.06.
Mo.29.06.
Di.30.06.
Mi.01.07.
Do.02.07.
Fr.03.07.
Sa.04.07.
So.05.07.
Mo.06.07.
Di.07.07.
Mi.08.07.
Do.09.07.
Fr.10.07.
Sa.11.07.
So.12.07.
Mo.13.07.
Di.14.07.
Mi.15.07.
Do.16.07.
Fr.17.07.
Sa.18.07.
So.19.07.
Mo.20.07.
Mo.20.07
Di.21.07.
Mi.22.07.
Do.23.07.
Fr.24.07.
Sa.25.07.
So.26.07.
Mo.27.07.
Di.28.07.
Mi.29.07.
Do.30.07.
Fr.31.07.
Sa.01.08.
So.02.08.
Mo.03.08.
Di.04.08.
Mi.05.08.
Do.06.08.
Fr.07.08.
Sa.08.08.
So.09.08.
Mo.10.08.
Di.11.08.
Mi.12.08.
Do.13.08.
Fr.14.08.
Sa.15.08.
So.16.08.
Mo.17.08.
Di.18.08.
Mi.19.08.
Do.20.08.
Fr.21.08.
Sa.22.08.
So.23.08.
Mo.24.08.
Di.25.08.
Mi.26.08.
Do.27.08.
Fr.28.08.
Sa.29.08.
So.30.08.
Mo.31.08.
Di.01.09.
Mi.02.09.
Do.03.09.
Fr.04.09.
Sa.05.09.
So.06.09.
Mo.07.09.
Di.08.09.
Mi.09.09.
Do.10.09.
Fr.11.09.
Sa.12.09.
So.13.09.
Mo.14.09.
Di.15.09.
Mi.16.09.
Do.17.09
Do.17.09.
Fr.18.09.
Sa.19.09.
So.20.09.
Mo.21.09.
Di.22.09.
Mi.23.09.
Do.24.09.
Fr.25.09.
Sa.26.09.
So.27.09.
Mo.28.09.
Di.29.09.
Mi.30.09.
Do.01.10.
Fr.02.10.
Sa.03.10.
So.04.10.
Mo.05.10.
Di.06.10.
Mi.07.10.
Do.08.10.
Fr.09.10.
Sa.10.10.
So.11.10.
Mo.12.10.
Di.13.10.
Mi.14.10.
Do.15.10.
Fr.16.10.
Sa.17.10.
So.18.10.
Mo.19.10.
Di.20.10.
Mi.21.10.
Do.22.10.
Fr.23.10.
Sa.24.10.
So.25.10.
Mo.26.10.
Di.27.10.
Mi.28.10.
Do.29.10.
Fr.30.10.
Sa.31.10.
So.01.11.
Mo.02.11.
Di.03.11.
Mi.04.11.
Do.05.11.
Fr.06.11.
Sa.07.11.
So.08.11.
Mo.09.11.
Di.10.11.
Mi.11.11.
Do.12.11.
Fr.13.11.
Sa.14.11.

November 2020 – April 2021

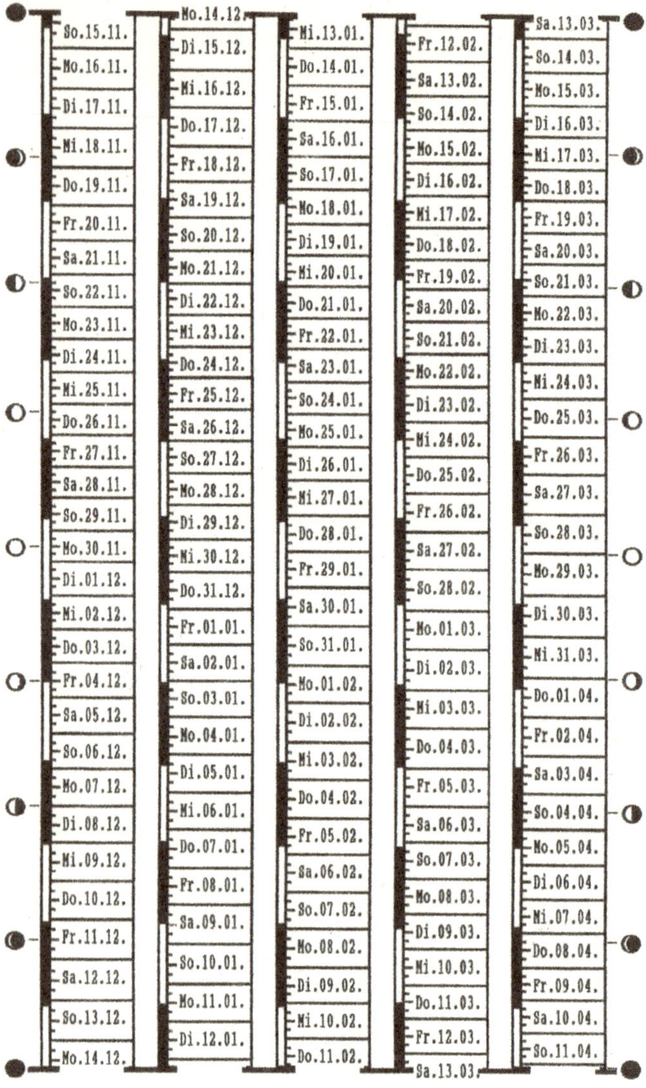

April 2021 – September 2021

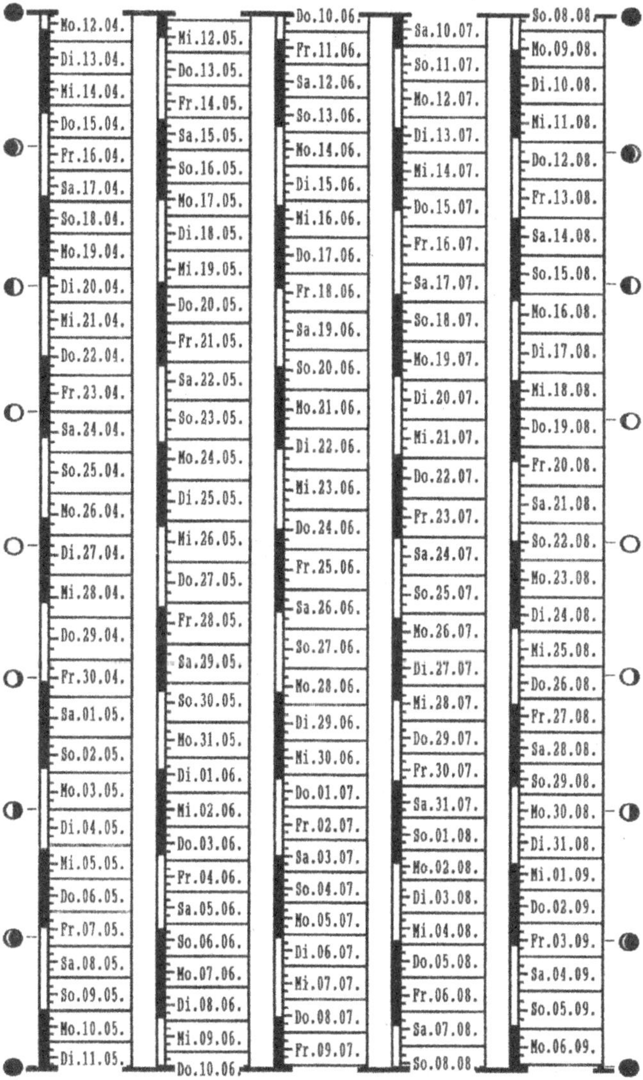

September 2021 – Januar 2022

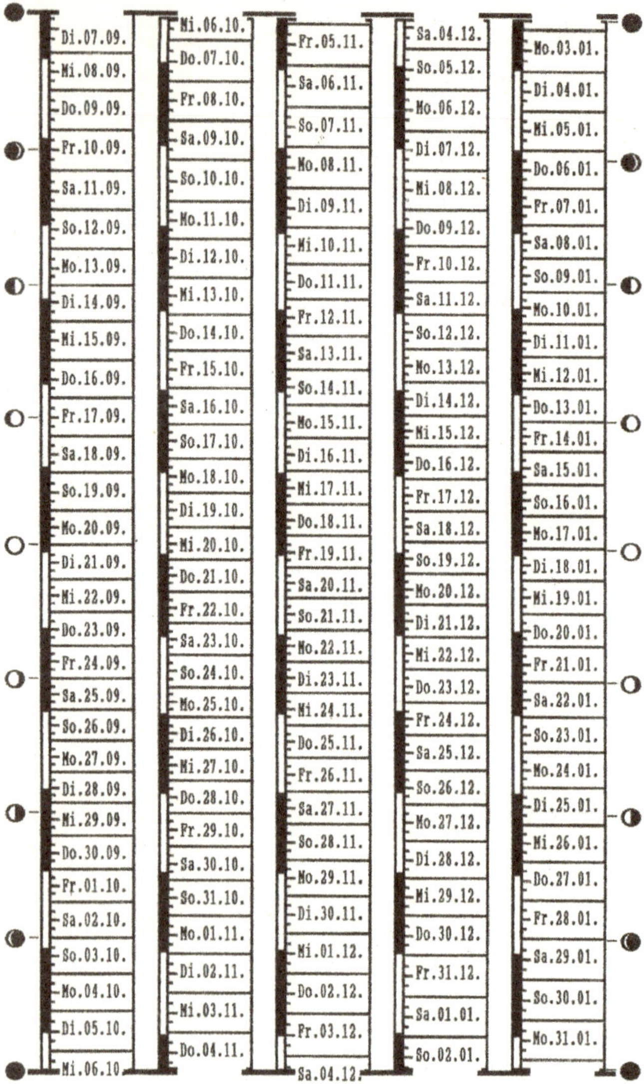

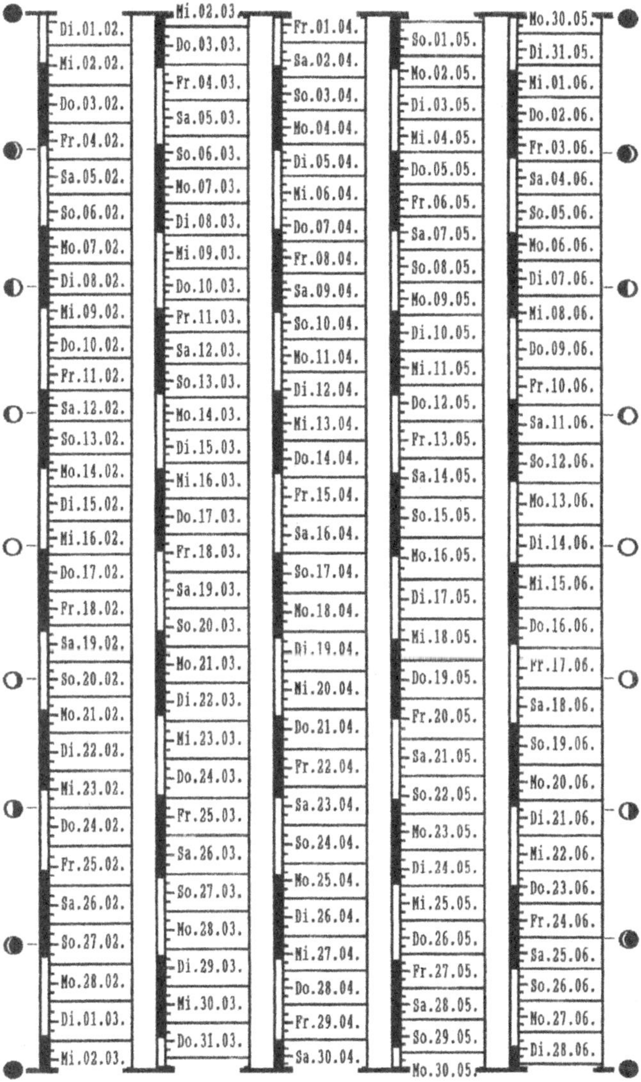
Di.01.02.
Mi.02.02.
Do.03.02.
Fr.04.02.
Sa.05.02.
So.06.02.
Mo.07.02.
Di.08.02.
Mi.09.02.
Do.10.02.
Fr.11.02.
Sa.12.02.
So.13.02.
Mo.14.02.
Di.15.02.
Mi.16.02.
Do.17.02.
Fr.18.02.
Sa.19.02.
So.20.02.
Mo.21.02.
Di.22.02.
Mi.23.02.
Do.24.02.
Fr.25.02.
Sa.26.02.
So.27.02.
Mo.28.02.
Di.01.03.
Mi.02.03.
Mi.02.03.
Do.03.03.
Fr.04.03.
Sa.05.03.
So.06.03.
Mo.07.03.
Di.08.03.
Mi.09.03.
Do.10.03.
Fr.11.03.
Sa.12.03.
So.13.03.
Mo.14.03.
Di.15.03.
Mi.16.03.
Do.17.03.
Fr.18.03.
Sa.19.03.
So.20.03.
Mo.21.03.
Di.22.03.
Mi.23.03.
Do.24.03.
Fr.25.03.
Sa.26.03.
So.27.03.
Mo.28.03.
Di.29.03.
Mi.30.03.
Do.31.03.
Fr.01.04.
Sa.02.04.
So.03.04.
Mo.04.04.
Di.05.04.
Mi.06.04.
Do.07.04.
Fr.08.04.
Sa.09.04.
So.10.04.
Mo.11.04.
Di.12.04.
Mi.13.04.
Do.14.04.
Fr.15.04.
Sa.16.04.
So.17.04.
Mo.18.04.
Di.19.04.
Mi.20.04.
Do.21.04.
Fr.22.04.
Sa.23.04.
So.24.04.
Mo.25.04.
Di.26.04.
Mi.27.04.
Do.28.04.
Fr.29.04.
Sa.30.04.
So.01.05.
Mo.02.05.
Di.03.05.
Mi.04.05.
Do.05.05.
Fr.06.05.
Sa.07.05.
So.08.05.
Mo.09.05.
Di.10.05.
Mi.11.05.
Do.12.05.
Fr.13.05.
Sa.14.05.
So.15.05.
Mo.16.05.
Di.17.05.
Mi.18.05.
Do.19.05.
Fr.20.05.
Sa.21.05.
So.22.05.
Mo.23.05.
Di.24.05.
Mi.25.05.
Do.26.05.
Fr.27.05.
Sa.28.05.
So.29.05.
Mo.30.05.
Mo.30.05.
Di.31.05.
Mi.01.06.
Do.02.06.
Fr.03.06.
Sa.04.06.
So.05.06.
Mo.06.06.
Di.07.06.
Mi.08.06.
Do.09.06.
Fr.10.06.
Sa.11.06.
So.12.06.
Mo.13.06.
Di.14.06.
Mi.15.06.
Do.16.06.
Fr.17.06.
Sa.18.06.
So.19.06.
Mo.20.06.
Di.21.06.
Mi.22.06.
Do.23.06.
Fr.24.06.
Sa.25.06.
So.26.06.
Mo.27.06.
Di.28.06.

Juni 2022 – November 2022

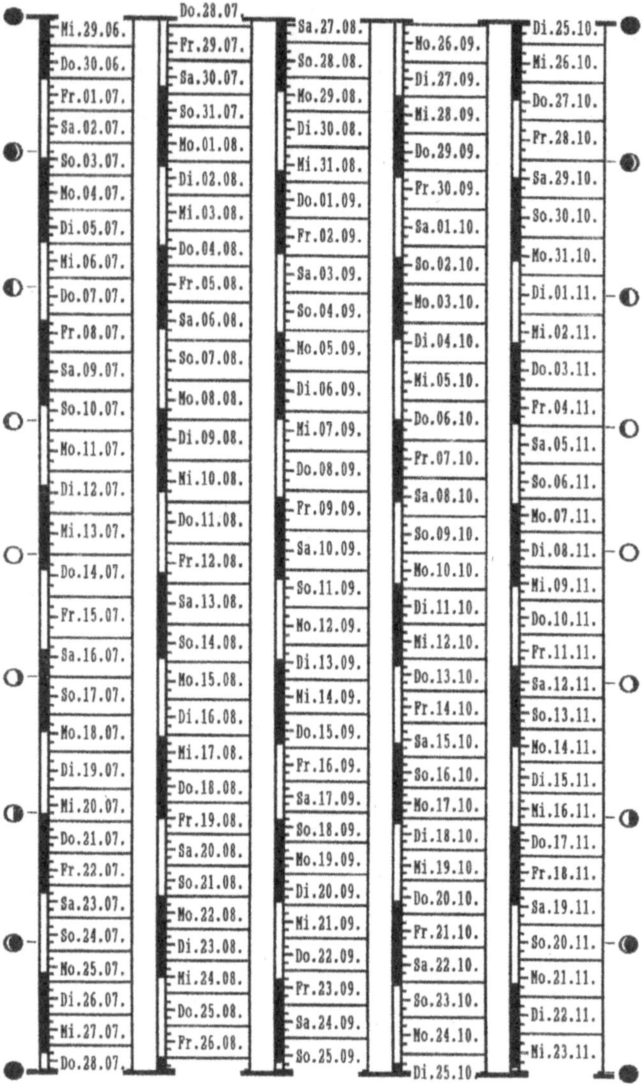

November 2022 – April 2023

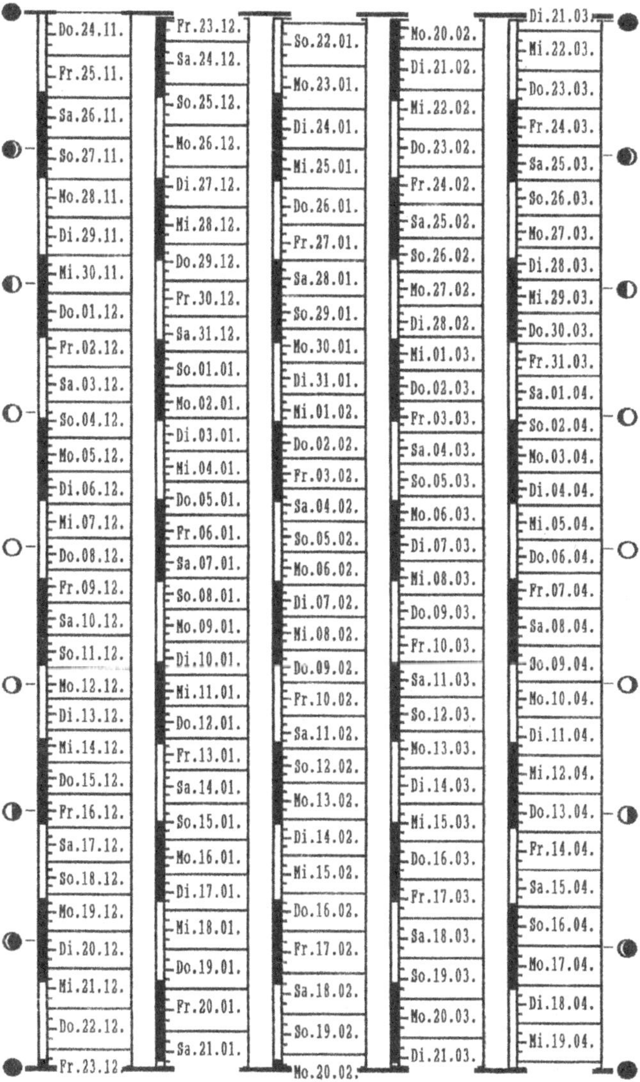

April 2023 – September 2023

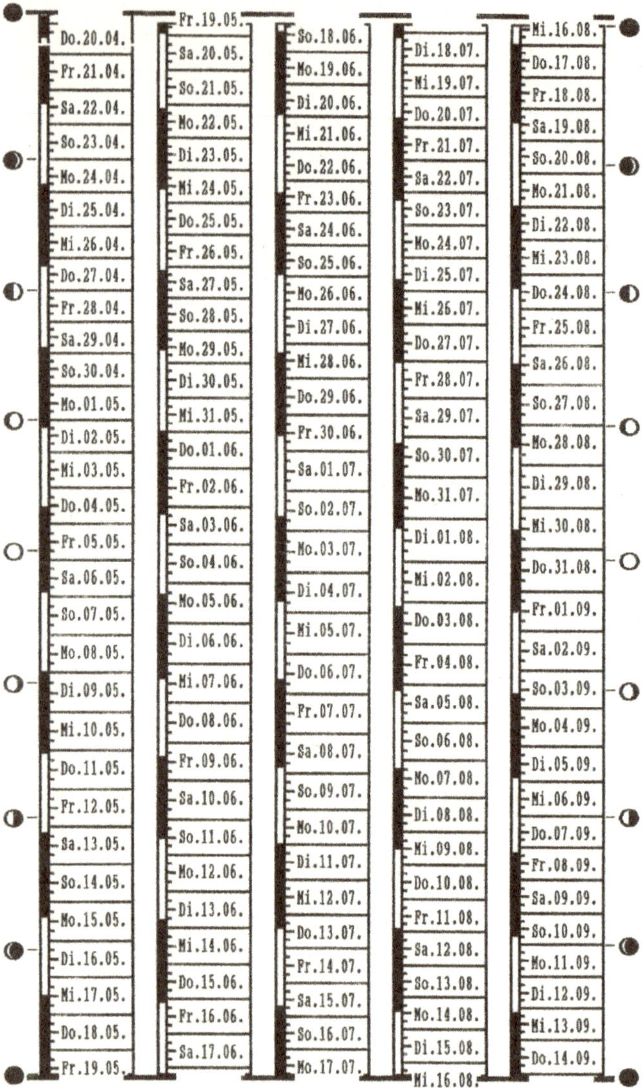

September 2023 – Februar 2024

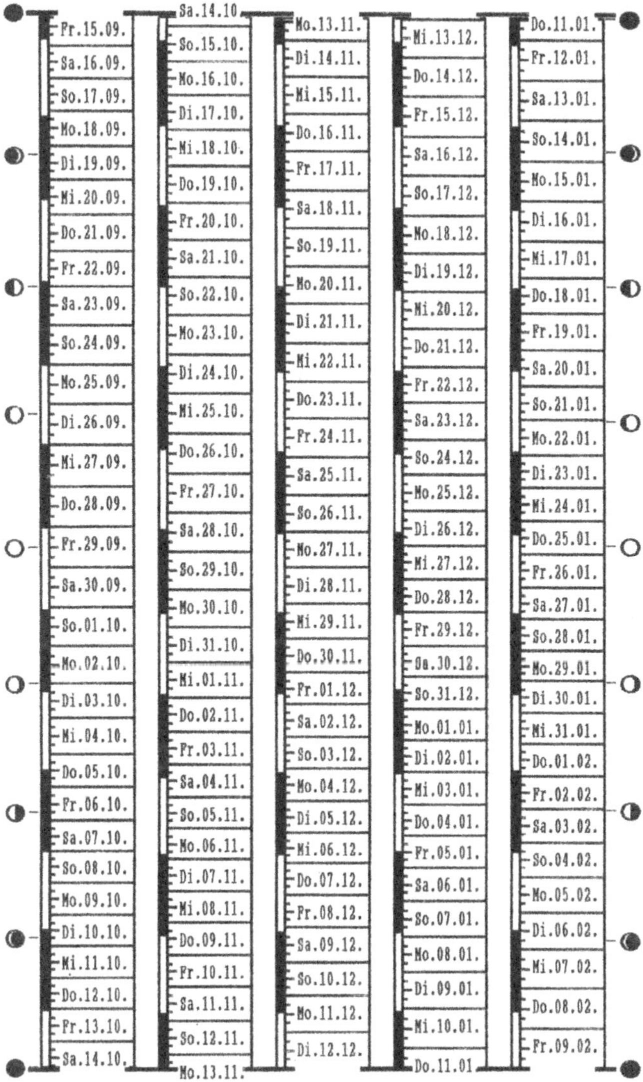

Februar 2024 – Juli 2024

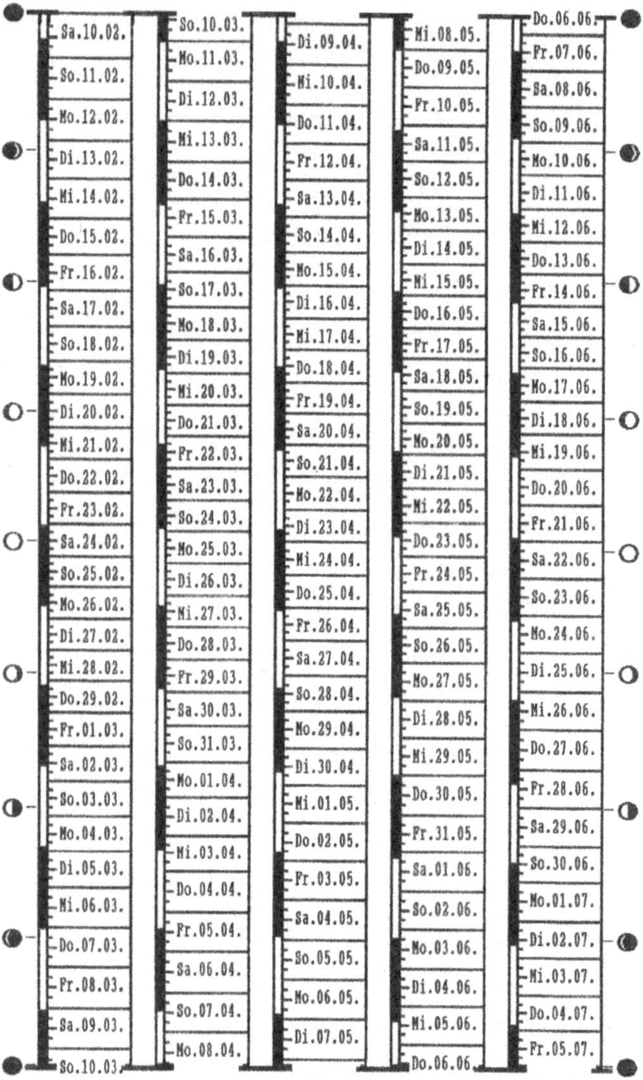

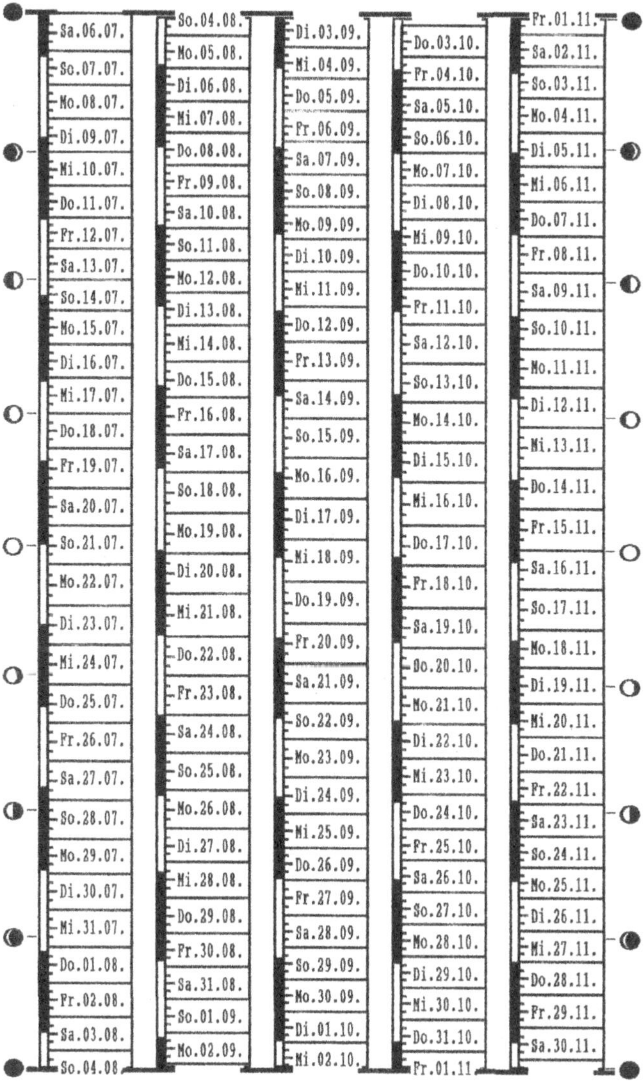
Sa.06.07.
So.07.07.
Mo.08.07.
Di.09.07.
Mi.10.07.
Do.11.07.
Fr.12.07.
Sa.13.07.
So.14.07.
Mo.15.07.
Di.16.07.
Mi.17.07.
Do.18.07.
Fr.19.07.
Sa.20.07.
So.21.07.
Mo.22.07.
Di.23.07.
Mi.24.07.
Do.25.07.
Fr.26.07.
Sa.27.07.
So.28.07.
Mo.29.07.
Di.30.07.
Mi.31.07.
Do.01.08.
Fr.02.08.
Sa.03.08.
So.04.08
So.04.08.
Mo.05.08.
Di.06.08.
Mi.07.08.
Do.08.08.
Fr.09.08.
Sa.10.08.
So.11.08.
Mo.12.08.
Di.13.08.
Mi.14.08.
Do.15.08.
Fr.16.08.
Sa.17.08.
So.18.08.
Mo.19.08.
Di.20.08.
Mi.21.08.
Do.22.08.
Fr.23.08.
Sa.24.08.
So.25.08.
Mo.26.08.
Di.27.08.
Mi.28.08.
Do.29.08.
Fr.30.08.
Sa.31.08.
So.01.09.
Mo.02.09.
Di.03.09.
Mi.04.09.
Do.05.09.
Fr.06.09.
Sa.07.09.
So.08.09.
Mo.09.09.
Di.10.09.
Mi.11.09.
Do.12.09.
Fr.13.09.
Sa.14.09.
So.15.09.
Mo.16.09.
Di.17.09.
Mi.18.09.
Do.19.09.
Fr.20.09.
Sa.21.09.
So.22.09.
Mo.23.09.
Di.24.09.
Mi.25.09.
Do.26.09.
Fr.27.09.
Sa.28.09.
So.29.09.
Mo.30.09.
Di.01.10.
Mi.02.10.
Do.03.10.
Fr.04.10.
Sa.05.10.
So.06.10.
Mo.07.10.
Di.08.10.
Mi.09.10.
Do.10.10.
Fr.11.10.
Sa.12.10.
So.13.10.
Mo.14.10.
Di.15.10.
Mi.16.10.
Do.17.10.
Fr.18.10.
Sa.19.10.
So.20.10.
Mo.21.10.
Di.22.10.
Mi.23.10.
Do.24.10.
Fr.25.10.
Sa.26.10.
So.27.10.
Mo.28.10.
Di.29.10.
Mi.30.10.
Do.31.10.
Fr.01.11
Fr.01.11.
Sa.02.11.
So.03.11.
Mo.04.11.
Di.05.11.
Mi.06.11.
Do.07.11.
Fr.08.11.
Sa.09.11.
So.10.11.
Mo.11.11.
Di.12.11.
Mi.13.11.
Do.14.11.
Fr.15.11.
Sa.16.11.
So.17.11.
Mo.18.11.
Di.19.11.
Mi.20.11.
Do.21.11.
Fr.22.11.
Sa.23.11.
So.24.11.
Mo.25.11.
Di.26.11.
Mi.27.11.
Do.28.11.
Fr.29.11.
Sa.30.11.

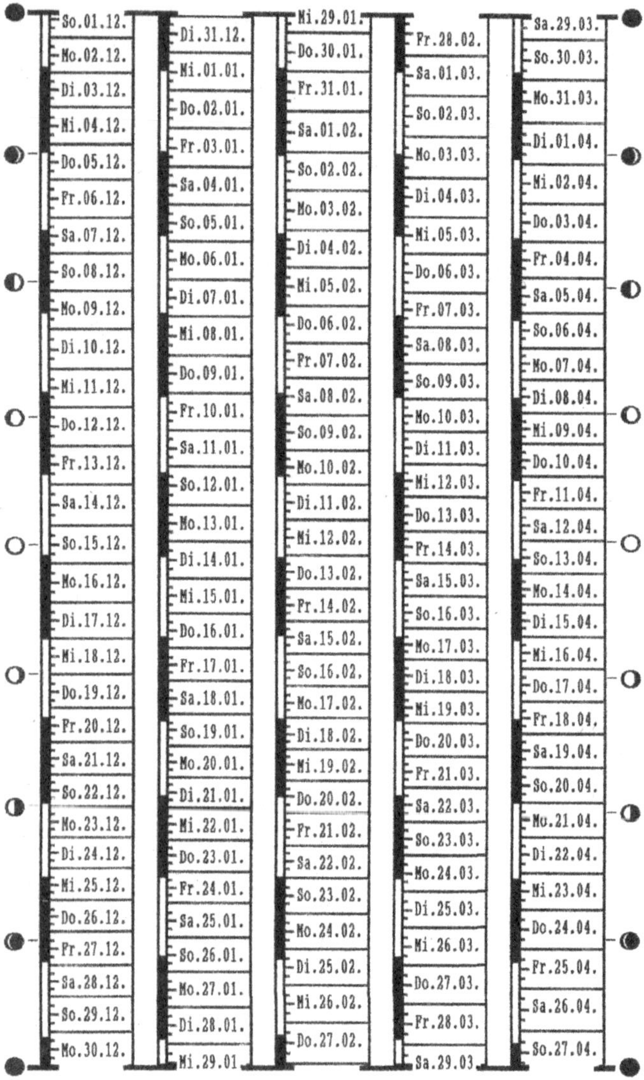
So.01.12.
Mo.02.12.
Di.03.12.
Mi.04.12.
Do.05.12.
Fr.06.12.
Sa.07.12.
So.08.12.
Mo.09.12.
Di.10.12.
Mi.11.12.
Do.12.12.
Fr.13.12.
Sa.14.12.
So.15.12.
Mo.16.12.
Di.17.12.
Mi.18.12.
Do.19.12.
Fr.20.12.
Sa.21.12.
So.22.12.
Mo.23.12.
Di.24.12.
Mi.25.12.
Do.26.12.
Fr.27.12.
Sa.28.12.
So.29.12.
Mo.30.12.
Di.31.12.
Mi.01.01.
Do.02.01.
Fr.03.01.
Sa.04.01.
So.05.01.
Mo.06.01.
Di.07.01.
Mi.08.01.
Do.09.01.
Fr.10.01.
Sa.11.01.
So.12.01.
Mo.13.01.
Di.14.01.
Mi.15.01.
Do.16.01.
Fr.17.01.
Sa.18.01.
So.19.01.
Mo.20.01.
Di.21.01.
Mi.22.01.
Do.23.01.
Fr.24.01.
Sa.25.01.
So.26.01.
Mo.27.01.
Di.28.01.
Mi.29.01
Mi.29.01.
Do.30.01.
Fr.31.01.
Sa.01.02.
So.02.02.
Mo.03.02.
Di.04.02.
Mi.05.02.
Do.06.02.
Fr.07.02.
Sa.08.02.
So.09.02.
Mo.10.02.
Di.11.02.
Mi.12.02.
Do.13.02.
Fr.14.02.
Sa.15.02.
So.16.02.
Mo.17.02.
Di.18.02.
Mi.19.02.
Do.20.02.
Fr.21.02.
Sa.22.02.
So.23.02.
Mo.24.02.
Di.25.02.
Mi.26.02.
Do.27.02.
Fr.28.02.
Sa.01.03.
So.02.03.
Mo.03.03.
Di.04.03.
Mi.05.03.
Do.06.03.
Fr.07.03.
Sa.08.03.
So.09.03.
Mo.10.03.
Di.11.03.
Mi.12.03.
Do.13.03.
Fr.14.03.
Sa.15.03.
So.16.03.
Mo.17.03.
Di.18.03.
Mi.19.03.
Do.20.03.
Fr.21.03.
Sa.22.03.
So.23.03.
Mo.24.03.
Di.25.03.
Mi.26.03.
Do.27.03.
Fr.28.03.
Sa.29.03
Sa.29.03.
So.30.03.
Mo.31.03.
Di.01.04.
Mi.02.04.
Do.03.04.
Fr.04.04.
Sa.05.04.
So.06.04.
Mo.07.04.
Di.08.04.
Mi.09.04.
Do.10.04.
Fr.11.04.
Sa.12.04.
So.13.04.
Mo.14.04.
Di.15.04.
Mi.16.04.
Do.17.04.
Fr.18.04.
Sa.19.04.
So.20.04.
Mo.21.04.
Di.22.04.
Mi.23.04.
Do.24.04.
Fr.25.04.
Sa.26.04.
So.27.04.

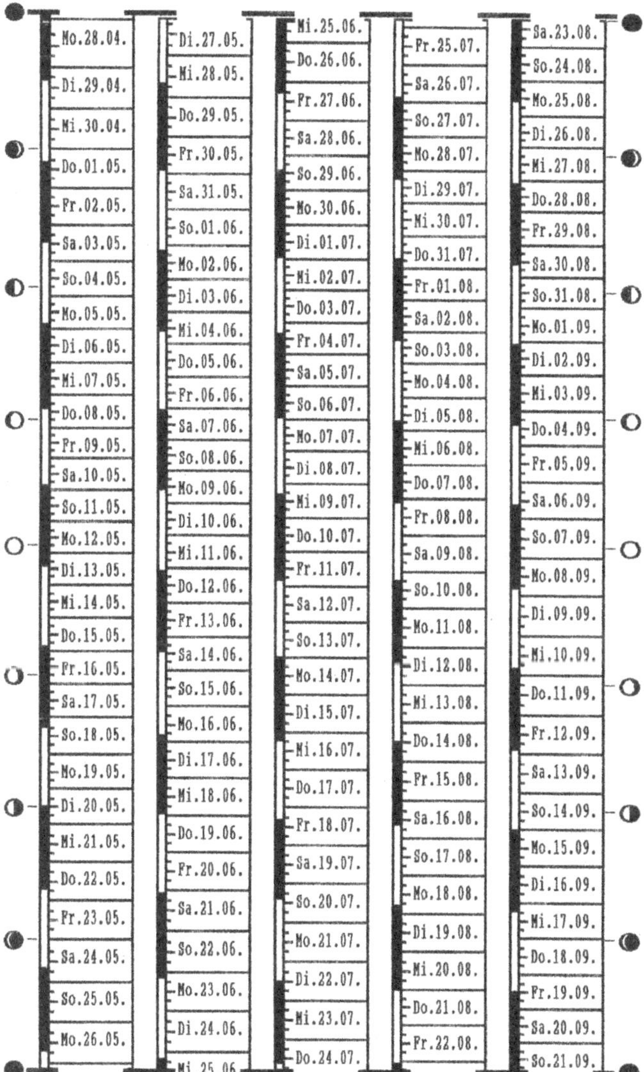
Mo.28.04.
Di.29.04.
Mi.30.04.
Do.01.05.
Fr.02.05.
Sa.03.05.
So.04.05.
Mo.05.05.
Di.06.05.
Mi.07.05.
Do.08.05.
Fr.09.05.
Sa.10.05.
So.11.05.
Mo.12.05.
Di.13.05.
Mi.14.05.
Do.15.05.
Fr.16.05.
Sa.17.05.
So.18.05.
Mo.19.05.
Di.20.05.
Mi.21.05.
Do.22.05.
Fr.23.05.
Sa.24.05.
So.25.05.
Mo.26.05.
Di.27.05.
Mi.28.05.
Do.29.05.
Fr.30.05.
Sa.31.05.
So.01.06.
Mo.02.06.
Di.03.06.
Mi.04.06.
Do.05.06.
Fr.06.06.
Sa.07.06.
So.08.06.
Mo.09.06.
Di.10.06.
Mi.11.06.
Do.12.06.
Fr.13.06.
Sa.14.06.
So.15.06.
Mo.16.06.
Di.17.06.
Mi.18.06.
Do.19.06.
Fr.20.06.
Sa.21.06.
So.22.06.
Mo.23.06.
Di.24.06.
Mi.25.06.
Mi.25.06.
Do.26.06.
Fr.27.06.
Sa.28.06.
So.29.06.
Mo.30.06.
Di.01.07.
Mi.02.07.
Do.03.07.
Fr.04.07.
Sa.05.07.
So.06.07.
Mo.07.07.
Di.08.07.
Mi.09.07.
Do.10.07.
Fr.11.07.
Sa.12.07.
So.13.07.
Mo.14.07.
Di.15.07.
Mi.16.07.
Do.17.07.
Fr.18.07.
Sa.19.07.
So.20.07.
Mo.21.07.
Di.22.07.
Mi.23.07.
Do.24.07.
Fr.25.07.
Sa.26.07.
So.27.07.
Mo.28.07.
Di.29.07.
Mi.30.07.
Do.31.07.
Fr.01.08.
Sa.02.08.
So.03.08.
Mo.04.08.
Di.05.08.
Mi.06.08.
Do.07.08.
Fr.08.08.
Sa.09.08.
So.10.08.
Mo.11.08.
Di.12.08.
Mi.13.08.
Do.14.08.
Fr.15.08.
Sa.16.08.
So.17.08.
Mo.18.08.
Di.19.08.
Mi.20.08.
Do.21.08.
Fr.22.08.
Sa.23.08.
So.24.08.
Mo.25.08.
Di.26.08.
Mi.27.08.
Do.28.08.
Fr.29.08.
Sa.30.08.
So.31.08.
Mo.01.09.
Di.02.09.
Mi.03.09.
Do.04.09.
Fr.05.09.
Sa.06.09.
So.07.09.
Mo.08.09.
Di.09.09.
Mi.10.09.
Do.11.09.
Fr.12.09.
Sa.13.09.
So.14.09.
Mo.15.09.
Di.16.09.
Mi.17.09.
Do.18.09.
Fr.19.09.
Sa.20.09.
So.21.09.

September 2025 – Februar 2026

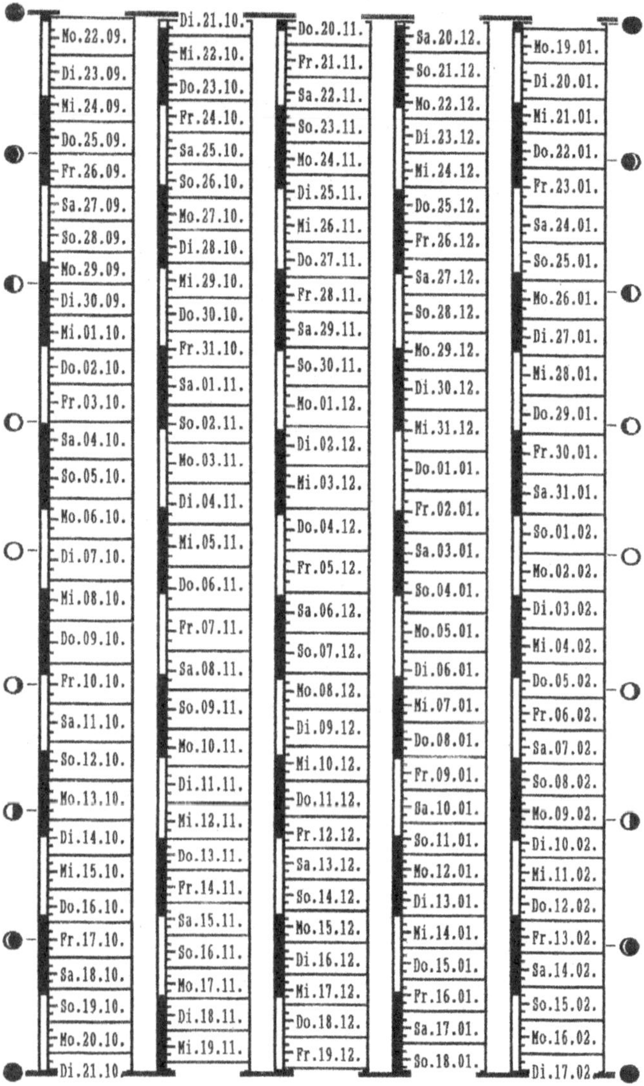

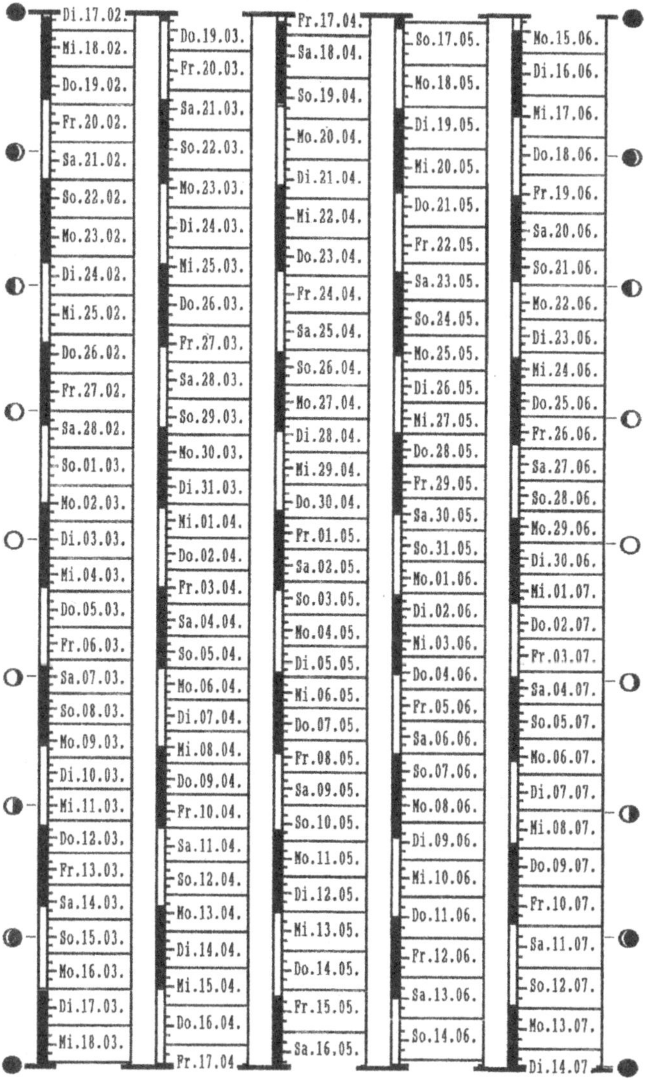
Di.17.02.
Mi.18.02.
Do.19.02.
Fr.20.02.
Sa.21.02.
So.22.02.
Mo.23.02.
Di.24.02.
Mi.25.02.
Do.26.02.
Fr.27.02.
Sa.28.02.
So.01.03.
Mo.02.03.
Di.03.03.
Mi.04.03.
Do.05.03.
Fr.06.03.
Sa.07.03.
So.08.03.
Mo.09.03.
Di.10.03.
Mi.11.03.
Do.12.03.
Fr.13.03.
Sa.14.03.
So.15.03.
Mo.16.03.
Di.17.03.
Mi.18.03.
Do.19.03.
Fr.20.03.
Sa.21.03.
So.22.03.
Mo.23.03.
Di.24.03.
Mi.25.03.
Do.26.03.
Fr.27.03.
Sa.28.03.
So.29.03.
Mo.30.03.
Di.31.03.
Mi.01.04.
Do.02.04.
Fr.03.04.
Sa.04.04.
So.05.04.
Mo.06.04.
Di.07.04.
Mi.08.04.
Do.09.04.
Fr.10.04.
Sa.11.04.
So.12.04.
Mo.13.04.
Di.14.04.
Mi.15.04.
Do.16.04.
Fr.17.04
Fr.17.04.
Sa.18.04.
So.19.04.
Mo.20.04.
Di.21.04.
Mi.22.04.
Do.23.04.
Fr.24.04.
Sa.25.04.
So.26.04.
Mo.27.04.
Di.28.04.
Mi.29.04.
Do.30.04.
Fr.01.05.
Sa.02.05.
So.03.05.
Mo.04.05.
Di.05.05.
Mi.06.05.
Do.07.05.
Fr.08.05.
Sa.09.05.
So.10.05.
Mo.11.05.
Di.12.05.
Mi.13.05.
Do.14.05.
Fr.15.05.
Sa.16.05.
So.17.05.
Mo.18.05.
Di.19.05.
Mi.20.05.
Do.21.05.
Fr.22.05.
Sa.23.05.
So.24.05.
Mo.25.05.
Di.26.05.
Mi.27.05.
Do.28.05.
Fr.29.05.
Sa.30.05.
So.31.05.
Mo.01.06.
Di.02.06.
Mi.03.06.
Do.04.06.
Fr.05.06.
Sa.06.06.
So.07.06.
Mo.08.06.
Di.09.06.
Mi.10.06.
Do.11.06.
Fr.12.06.
Sa.13.06.
So.14.06.
Mo.15.06.
Di.16.06.
Mi.17.06.
Do.18.06.
Fr.19.06.
Sa.20.06.
So.21.06.
Mo.22.06.
Di.23.06.
Mi.24.06.
Do.25.06.
Fr.26.06.
Sa.27.06.
So.28.06.
Mo.29.06.
Di.30.06.
Mi.01.07.
Do.02.07.
Fr.03.07.
Sa.04.07.
So.05.07.
Mo.06.07.
Di.07.07.
Mi.08.07.
Do.09.07.
Fr.10.07.
Sa.11.07.
So.12.07.
Mo.13.07.
Di.14.07.

Juli 2026 – Dezember 2026

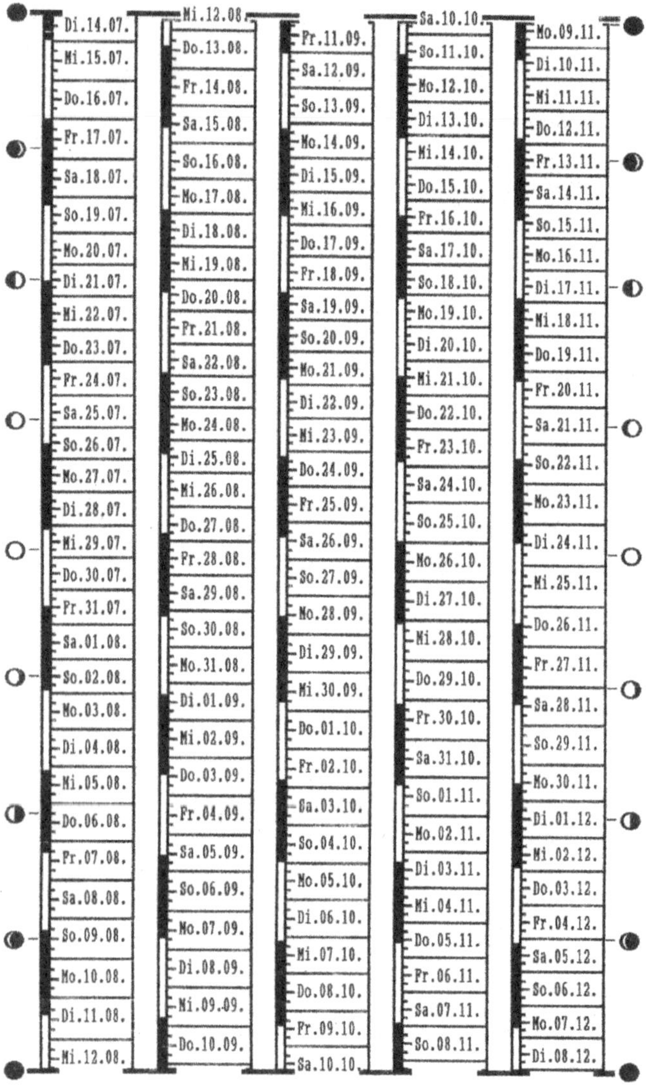

Dezember 2026 – Mai 2027

Mi.09.12.
Do.10.12.
Fr.11.12.
Sa.12.12.
So.13.12.
Mo.14.12.
Di.15.12.
Mi.16.12.
Do.17.12.
Fr.18.12.
Sa.19.12.
So.20.12.
Mo.21.12.
Di.22.12.
Mi.23.12.
Do.24.12.
Fr.25.12.
Sa.26.12.
So.27.12.
Mo.28.12.
Di.29.12.
Mi.30.12.
Do.31.12.
Fr.01.01.
Sa.02.01.
So.03.01.
Mo.04.01.
Di.05.01.
Mi.06.01.
Do.07.01.

Fr.08.01.
Sa.09.01.
So.10.01.
Mo.11.01.
Di.12.01.
Mi.13.01.
Do.14.01.
Fr.15.01.
Sa.16.01.
So.17.01.
Mo.18.01.
Di.19.01.
Mi.20.01.
Do.21.01.
Fr.22.01.
Sa.23.01.
So.24.01.
Mo.25.01.
Di.26.01.
Mi.27.01.
Do.28.01.
Fr.29.01.
Sa.30.01.
So.31.01.
Mo.01.02.
Di.02.02.
Mi.03.02.
Do.04.02.
Fr.05.02.
Sa.06.02

Sa.06.02
So.07.02.
Mo.08.02.
Di.09.02.
Mi.10.02.
Do.11.02.
Fr.12.02.
Sa.13.02.
So.14.02.
Mo.15.02.
Di.16.02.
Mi.17.02.
Do.18.02.
Fr.19.02.
Sa.20.02.
So.21.02.
Mo.22.02.
Di.23.02.
Mi.24.02.
Do.25.02.
Fr.26.02.
Sa.27.02.
So.28.02.
Mo.01.03.
Di.02.03.
Mi.03.03.
Do.04.03.
Fr.05.03.
Sa.06.03.
So.07.03.
Mo.08.03.

Mo.08.03.
Di.09.03.
Mi.10.03.
Do.11.03.
Fr.12.03.
Sa.13.03.
So.14.03.
Mo.15.03.
Di.16.03.
Mi.17.03.
Do.18.03.
Fr.19.03.
Sa.20.03.
So.21.03.
Mo.22.03.
Di.23.03.
Mi.24.03.
Do.25.03.
Fr.26.03.
Sa.27.03.
So.28.03.
Mo.29.03.
Di.30.03.
Mi.31.03.
Do.01.04.
Fr.02.04.
Sa.03.04.
So.04.04.
Mo.05.04.
Di.06.04.

Mi.07.04.
Do.08.04.
Fr.09.04.
Sa.10.04.
So.11.04.
Mo.12.04.
Di.13.04.
Mi.14.04.
Do.15.04.
Fr.16.04.
Sa.17.04.
So.18.04.
Mo.19.04.
Di.20.04.
Mi.21.04.
Do.22.04.
Fr.23.04.
Sa.24.04.
So.25.04.
Mo.26.04.
Di.27.04.
Mi.28.04.
Do.29.04.
Fr.30.04.
Sa.01.05.
So.02.05.
Mo.03.05.
Di.04.05.
Mi.05.05.
Do.06.05.

Mai 2027 – September 2027

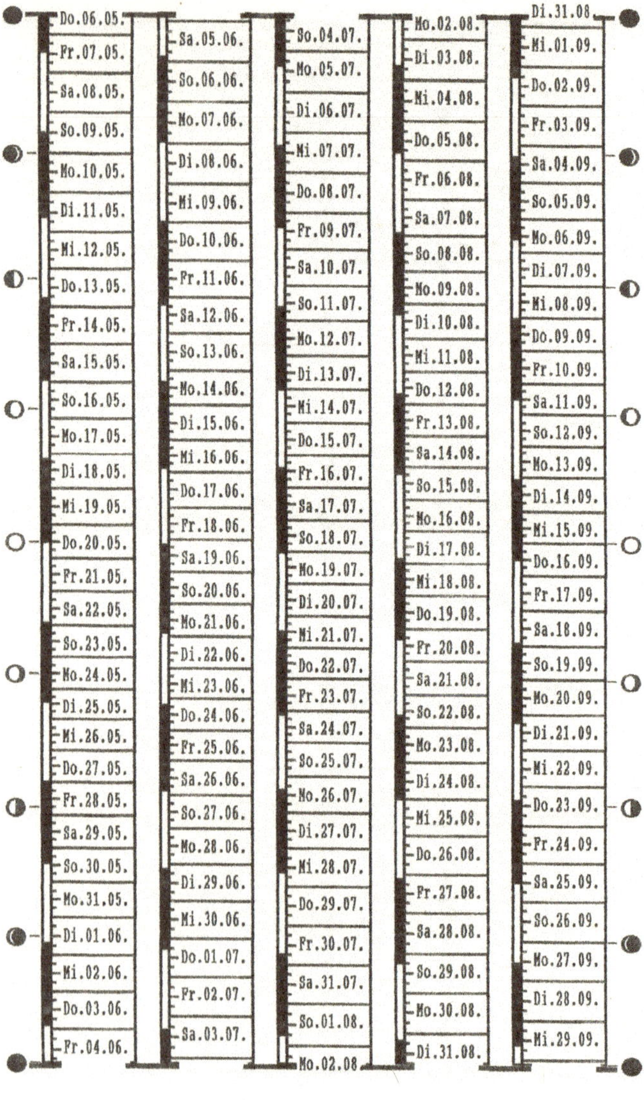

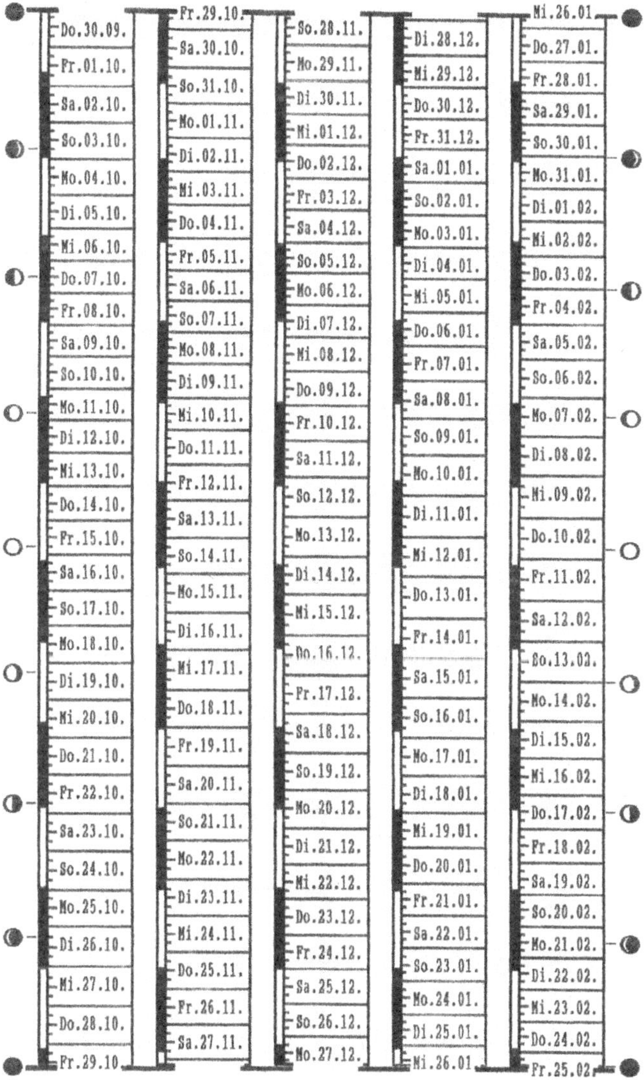
Do.30.09.
Fr.01.10.
Sa.02.10.
So.03.10.
Mo.04.10.
Di.05.10.
Mi.06.10.
Do.07.10.
Fr.08.10.
Sa.09.10.
So.10.10.
Mo.11.10.
Di.12.10.
Mi.13.10.
Do.14.10.
Fr.15.10.
Sa.16.10.
So.17.10.
Mo.18.10.
Di.19.10.
Mi.20.10.
Do.21.10.
Fr.22.10.
Sa.23.10.
So.24.10.
Mo.25.10.
Di.26.10.
Mi.27.10.
Do.28.10.
Fr.29.10.
Fr.29.10.
Sa.30.10.
So.31.10.
Mo.01.11.
Di.02.11.
Mi.03.11.
Do.04.11.
Fr.05.11.
Sa.06.11.
So.07.11.
Mo.08.11.
Di.09.11.
Mi.10.11.
Do.11.11.
Fr.12.11.
Sa.13.11.
So.14.11.
Mo.15.11.
Di.16.11.
Mi.17.11.
Do.18.11.
Fr.19.11.
Sa.20.11.
So.21.11.
Mo.22.11.
Di.23.11.
Mi.24.11.
Do.25.11.
Fr.26.11.
Sa.27.11.
So.28.11.
Mo.29.11.
Di.30.11.
Mi.01.12.
Do.02.12.
Fr.03.12.
Sa.04.12.
So.05.12.
Mo.06.12.
Di.07.12.
Mi.08.12.
Do.09.12.
Fr.10.12.
Sa.11.12.
So.12.12.
Mo.13.12.
Di.14.12.
Mi.15.12.
Do.16.12.
Fr.17.12.
Sa.18.12.
So.19.12.
Mo.20.12.
Di.21.12.
Mi.22.12.
Do.23.12.
Fr.24.12.
Sa.25.12.
So.26.12.
Mo.27.12.
Di.28.12.
Mi.29.12.
Do.30.12.
Fr.31.12.
Sa.01.01.
So.02.01.
Mo.03.01.
Di.04.01.
Mi.05.01.
Do.06.01.
Fr.07.01.
Sa.08.01.
So.09.01.
Mo.10.01.
Di.11.01.
Mi.12.01.
Do.13.01.
Fr.14.01.
Sa.15.01.
So.16.01.
Mo.17.01.
Di.18.01.
Mi.19.01.
Do.20.01.
Fr.21.01.
Sa.22.01.
So.23.01.
Mo.24.01.
Di.25.01.
Mi.26.01.
Mi.26.01.
Do.27.01.
Fr.28.01.
Sa.29.01.
So.30.01.
Mo.31.01.
Di.01.02.
Mi.02.02.
Do.03.02.
Fr.04.02.
Sa.05.02.
So.06.02.
Mo.07.02.
Di.08.02.
Mi.09.02.
Do.10.02.
Fr.11.02.
Sa.12.02.
So.13.02.
Mo.14.02.
Di.15.02.
Mi.16.02.
Do.17.02.
Fr.18.02.
Sa.19.02.
So.20.02.
Mo.21.02.
Di.22.02.
Mi.23.02.
Do.24.02.
Fr.25.02.

Februar 2028 – Juli 2028

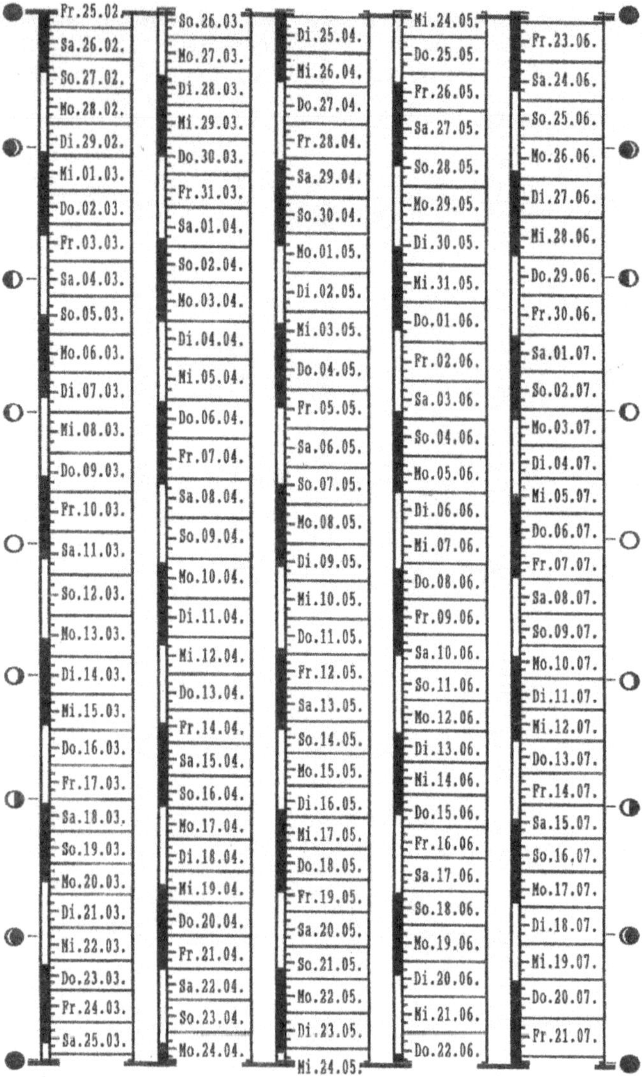

Sa.22.07.
So.23.07.
Mo.24.07.
Di.25.07.
Mi.26.07.
Do.27.07.
Fr.28.07.
Sa.29.07.
So.30.07.
Mo.31.07.
Di.01.08.
Mi.02.08.
Do.03.08.
Fr.04.08.
Sa.05.08.
So.06.08.
Mo.07.08.
Di.08.08.
Mi.09.08.
Do.10.08.
Fr.11.08.
Sa.12.08.
So.13.08.
Mo.14.08.
Di.15.08.
Mi.16.08.
Do.17.08.
Fr.18.08.
Sa.19.08.
So.20.08

So.20.08.
Mo.21.08.
Di.22.08.
Mi.23.08.
Do.24.08.
Fr.25.08.
Sa.26.08.
So.27.08.
Mo.28.08.
Di.29.08.
Mi.30.08.
Do.31.08.
Fr.01.09.
Sa.02.09.
So.03.09.
Mo.04.09.
Di.05.09.
Mi.06.09.
Do.07.09.
Fr.08.09.
Sa.09.09.
So.10.09.
Mo.11.09.
Di.12.09.
Mi.13.09.
Do.14.09.
Fr.15.09.
Sa.16.09.
So.17.09.
Mo.18.09.

Di.19.09.
Mi.20.09.
Do.21.09.
Fr.22.09.
Sa.23.09.
So.24.09.
Mo.25.09.
Di.26.09.
Mi.27.09.
Do.28.09.
Fr.29.09.
Sa.30.09.
So.01.10.
Mo.02.10.
Di.03.10.
Mi.04.10.
Do.05.10.
Fr.06.10.
Sa.07.10.
So.08.10.
Mo.09.10.
Di.10.10.
Mi.11.10.
Do.12.10.
Fr.13.10.
Sa.14.10.
So.15.10.
Mo.16.10.
Di.17.10.

Mi.18.10.
Do.19.10.
Fr.20.10.
Sa.21.10.
So.22.10.
Mo.23.10.
Di.24.10.
Mi.25.10.
Do.26.10.
Fr.27.10.
Sa.28.10.
So.29.10.
Mo.30.10.
Di.31.10.
Mi.01.11.
Do.02.11.
Fr.03.11.
Sa.04.11.
So.05.11.
Mo.06.11.
Di.07.11.
Mi.08.11.
Do.09.11.
Fr.10.11.
Sa.11.11.
So.12.11.
Mo.13.11.
Di.14.11.
Mi.15.11.
Do.16.11

Do.16.11.
Fr.17.11.
Sa.18.11.
So.19.11.
Mo.20.11.
Di.21.11.
Mi.22.11.
Do.23.11.
Fr.24.11.
Sa.25.11.
So.26.11.
Mo.27.11.
Di.28.11.
Mi.29.11.
Do.30.11.
Fr.01.12.
Sa.02.12.
So.03.12.
Mo.04.12.
Di.05.12.
Mi.06.12.
Do.07.12.
Fr.08.12.
Sa.09.12.
So.10.12.
Mo.11.12.
Di.12.12.
Mi.13.12.
Do.14.12.
Fr.15.12.

Dezember 2028 – Mai 2029

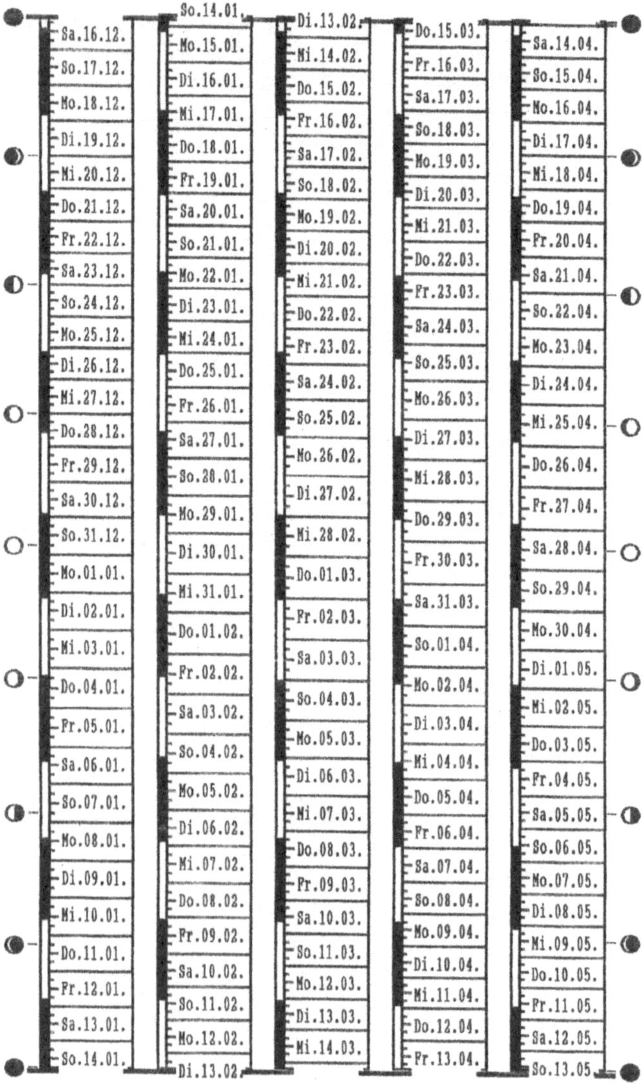

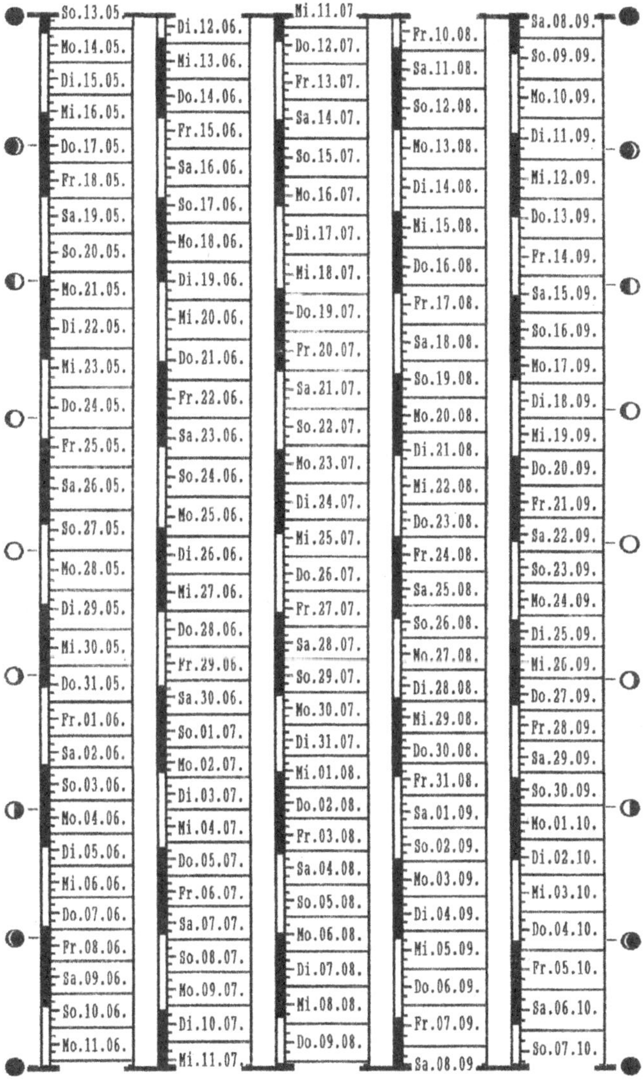
So.13.05
Mo.14.05.
Di.15.05.
Mi.16.05.
Do.17.05.
Fr.18.05.
Sa.19.05.
So.20.05.
Mo.21.05.
Di.22.05.
Mi.23.05.
Do.24.05.
Fr.25.05.
Sa.26.05.
So.27.05.
Mo.28.05.
Di.29.05.
Mi.30.05.
Do.31.05.
Fr.01.06.
Sa.02.06.
So.03.06.
Mo.04.06.
Di.05.06.
Mi.06.06.
Do.07.06.
Fr.08.06.
Sa.09.06.
So.10.06.
Mo.11.06.
Di.12.06.
Mi.13.06.
Do.14.06.
Fr.15.06.
Sa.16.06.
So.17.06.
Mo.18.06.
Di.19.06.
Mi.20.06.
Do.21.06.
Fr.22.06.
Sa.23.06.
So.24.06.
Mo.25.06.
Di.26.06.
Mi.27.06.
Do.28.06.
Fr.29.06.
Sa.30.06.
So.01.07.
Mo.02.07.
Di.03.07.
Mi.04.07.
Do.05.07.
Fr.06.07.
Sa.07.07.
So.08.07.
Mo.09.07.
Di.10.07.
Mi.11.07.
Mi.11.07
Do.12.07.
Fr.13.07.
Sa.14.07.
So.15.07.
Mo.16.07.
Di.17.07.
Mi.18.07.
Do.19.07.
Fr.20.07.
Sa.21.07.
So.22.07.
Mo.23.07.
Di.24.07.
Mi.25.07.
Do.26.07.
Fr.27.07.
Sa.28.07.
So.29.07.
Mo.30.07.
Di.31.07.
Mi.01.08.
Do.02.08.
Fr.03.08.
Sa.04.08.
So.05.08.
Mo.06.08.
Di.07.08.
Mi.08.08.
Do.09.08.
Fr.10.08.
Sa.11.08.
So.12.08.
Mo.13.08.
Di.14.08.
Mi.15.08.
Do.16.08.
Fr.17.08.
Sa.18.08.
So.19.08.
Mo.20.08.
Di.21.08.
Mi.22.08.
Do.23.08.
Fr.24.08.
Sa.25.08.
So.26.08.
Mo.27.08.
Di.28.08.
Mi.29.08.
Do.30.08.
Fr.31.08.
Sa.01.09.
So.02.09.
Mo.03.09.
Di.04.09.
Mi.05.09.
Do.06.09.
Fr.07.09.
Sa.08.09
Sa.08.09.
So.09.09.
Mo.10.09.
Di.11.09.
Mi.12.09.
Do.13.09.
Fr.14.09.
Sa.15.09.
So.16.09.
Mo.17.09.
Di.18.09.
Mi.19.09.
Do.20.09.
Fr.21.09.
Sa.22.09.
So.23.09.
Mo.24.09.
Di.25.09.
Mi.26.09.
Do.27.09.
Fr.28.09.
Sa.29.09.
So.30.09.
Mo.01.10.
Di.02.10.
Mi.03.10.
Do.04.10.
Fr.05.10.
Sa.06.10.
So.07.10.

Oktober 2029 – März 2030

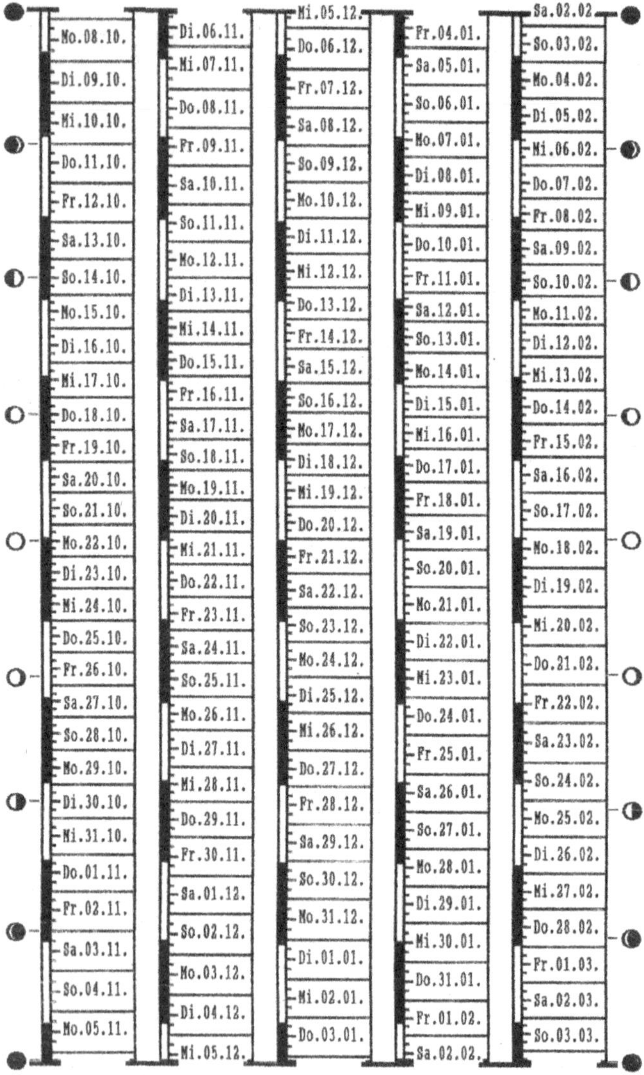

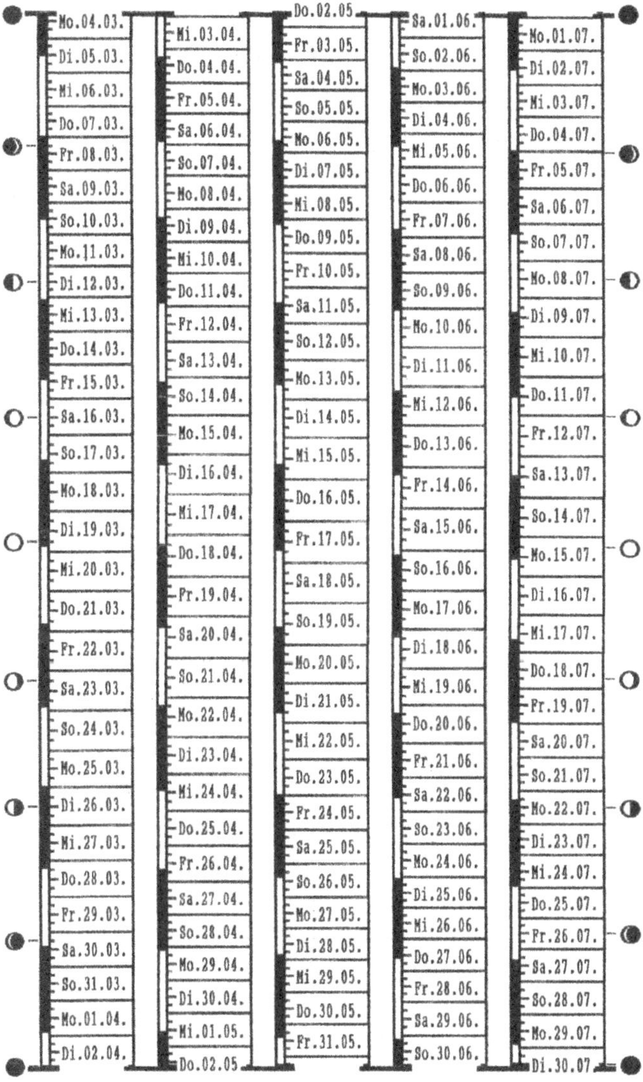
Mo.04.03.
Di.05.03.
Mi.06.03.
Do.07.03.
Fr.08.03.
Sa.09.03.
So.10.03.
Mo.11.03.
Di.12.03.
Mi.13.03.
Do.14.03.
Fr.15.03.
Sa.16.03.
So.17.03.
Mo.18.03.
Di.19.03.
Mi.20.03.
Do.21.03.
Fr.22.03.
Sa.23.03.
So.24.03.
Mo.25.03.
Di.26.03.
Mi.27.03.
Do.28.03.
Fr.29.03.
Sa.30.03.
So.31.03.
Mo.01.04.
Di.02.04.
Mi.03.04.
Do.04.04.
Fr.05.04.
Sa.06.04.
So.07.04.
Mo.08.04.
Di.09.04.
Mi.10.04.
Do.11.04.
Fr.12.04.
Sa.13.04.
So.14.04.
Mo.15.04.
Di.16.04.
Mi.17.04.
Do.18.04.
Fr.19.04.
Sa.20.04.
So.21.04.
Mo.22.04.
Di.23.04.
Mi.24.04.
Do.25.04.
Fr.26.04.
Sa.27.04.
So.28.04.
Mo.29.04.
Di.30.04.
Mi.01.05.
Do.02.05
Do.02.05
Fr.03.05.
Sa.04.05.
So.05.05.
Mo.06.05.
Di.07.05.
Mi.08.05.
Do.09.05.
Fr.10.05.
Sa.11.05.
So.12.05.
Mo.13.05.
Di.14.05.
Mi.15.05.
Do.16.05.
Fr.17.05.
Sa.18.05.
So.19.05.
Mo.20.05.
Di.21.05.
Mi.22.05.
Do.23.05.
Fr.24.05.
Sa.25.05.
So.26.05.
Mo.27.05.
Di.28.05.
Mi.29.05.
Do.30.05.
Fr.31.05.
Sa.01.06.
So.02.06.
Mo.03.06.
Di.04.06.
Mi.05.06.
Do.06.06.
Fr.07.06.
Sa.08.06.
So.09.06.
Mo.10.06.
Di.11.06.
Mi.12.06.
Do.13.06.
Fr.14.06.
Sa.15.06.
So.16.06.
Mo.17.06.
Di.18.06.
Mi.19.06.
Do.20.06.
Fr.21.06.
Sa.22.06.
So.23.06.
Mo.24.06.
Di.25.06.
Mi.26.06.
Do.27.06.
Fr.28.06.
Sa.29.06.
So.30.06.
Mo.01.07.
Di.02.07.
Mi.03.07.
Do.04.07.
Fr.05.07.
Sa.06.07.
So.07.07.
Mo.08.07.
Di.09.07.
Mi.10.07.
Do.11.07.
Fr.12.07.
Sa.13.07.
So.14.07.
Mo.15.07.
Di.16.07.
Mi.17.07.
Do.18.07.
Fr.19.07.
Sa.20.07.
So.21.07.
Mo.22.07.
Di.23.07.
Mi.24.07.
Do.25.07.
Fr.26.07.
Sa.27.07.
So.28.07.
Mo.29.07.
Di.30.07.

Juli 2030 – Dezember 2030

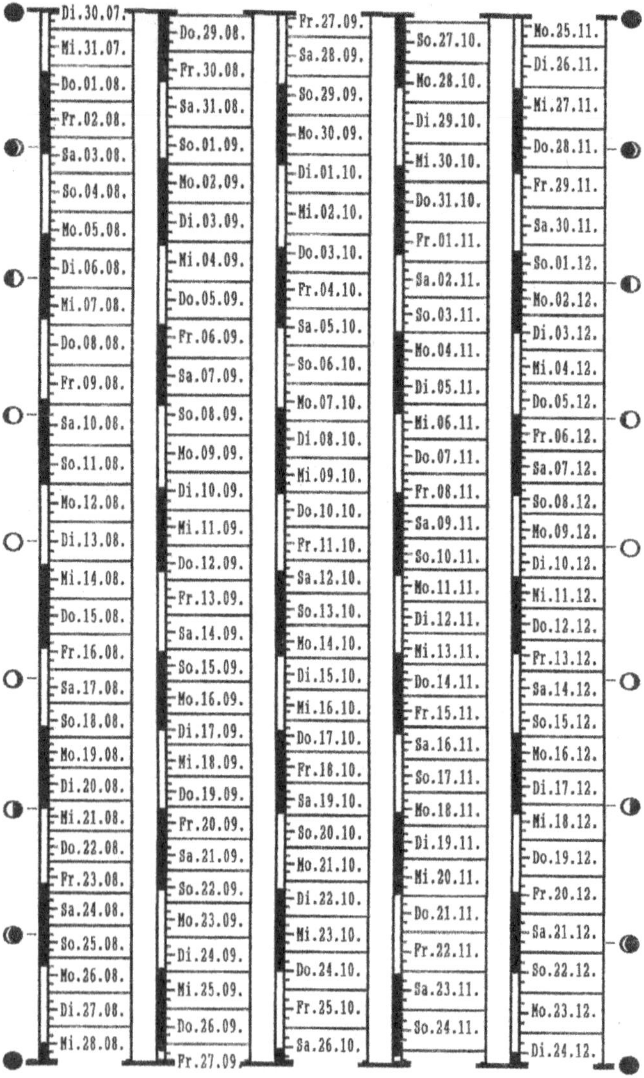

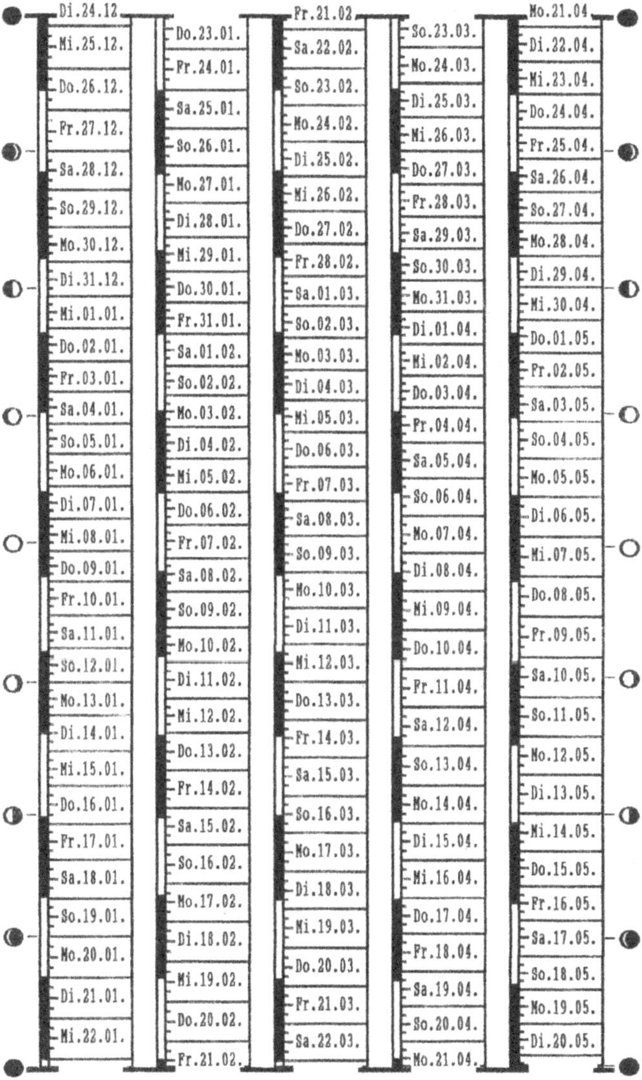
Di.24.12
Mi.25.12.
Do.26.12.
Fr.27.12.
Sa.28.12.
So.29.12.
Mo.30.12.
Di.31.12.
Mi.01.01.
Do.02.01.
Fr.03.01.
Sa.04.01.
So.05.01.
Mo.06.01.
Di.07.01.
Mi.08.01.
Do.09.01.
Fr.10.01.
Sa.11.01.
So.12.01.
Mo.13.01.
Di.14.01.
Mi.15.01.
Do.16.01.
Fr.17.01.
Sa.18.01.
So.19.01.
Mo.20.01.
Di.21.01.
Mi.22.01.
Do.23.01.
Fr.24.01.
Sa.25.01.
So.26.01.
Mo.27.01.
Di.28.01.
Mi.29.01.
Do.30.01.
Fr.31.01.
Sa.01.02.
So.02.02.
Mo.03.02.
Di.04.02.
Mi.05.02.
Do.06.02.
Fr.07.02.
Sa.08.02.
So.09.02.
Mo.10.02.
Di.11.02.
Mi.12.02.
Do.13.02.
Fr.14.02.
Sa.15.02.
So.16.02.
Mo.17.02.
Di.18.02.
Mi.19.02.
Do.20.02.
Fr.21.02.
Fr.21.02
Sa.22.02.
So.23.02.
Mo.24.02.
Di.25.02.
Mi.26.02.
Do.27.02.
Fr.28.02.
Sa.01.03.
So.02.03.
Mo.03.03.
Di.04.03.
Mi.05.03.
Do.06.03.
Fr.07.03.
Sa.08.03.
So.09.03.
Mo.10.03.
Di.11.03.
Mi.12.03.
Do.13.03.
Fr.14.03.
Sa.15.03.
So.16.03.
Mo.17.03.
Di.18.03.
Mi.19.03.
Do.20.03.
Fr.21.03.
Sa.22.03.
So.23.03.
Mo.24.03.
Di.25.03.
Mi.26.03.
Do.27.03.
Fr.28.03.
Sa.29.03.
So.30.03.
Mo.31.03.
Di.01.04.
Mi.02.04.
Do.03.04.
Fr.04.04.
Sa.05.04.
So.06.04.
Mo.07.04.
Di.08.04.
Mi.09.04.
Do.10.04.
Fr.11.04.
Sa.12.04.
So.13.04.
Mo.14.04.
Di.15.04.
Mi.16.04.
Do.17.04.
Fr.18.04.
Sa.19.04.
So.20.04.
Mo.21.04.
Mo.21.04
Di.22.04.
Mi.23.04.
Do.24.04.
Fr.25.04.
Sa.26.04.
So.27.04.
Mo.28.04.
Di.29.04.
Mi.30.04.
Do.01.05.
Fr.02.05.
Sa.03.05.
So.04.05.
Mo.05.05.
Di.06.05.
Mi.07.05.
Do.08.05.
Fr.09.05.
Sa.10.05.
So.11.05.
Mo.12.05.
Di.13.05.
Mi.14.05.
Do.15.05.
Fr.16.05.
Sa.17.05.
So.18.05.
Mo.19.05.
Di.20.05.

Mai 2031 – Oktober 2031

Mi.21.05.	Fr.20.06.	Sa.19.07	Mo.18.08.	Mi.17.09.
Do.22.05.	Sa.21.06.	So.20.07.	Di.19.08.	Do.18.09.
Fr.23.05.	So.22.06.	Mo.21.07.	Mi.20.08.	Fr.19.09.
Sa.24.05.	Mo.23.06.	Di.22.07.	Do.21.08.	Sa.20.09.
So.25.05.	Di.24.06.	Mi.23.07.	Fr.22.08.	So.21.09.
Mo.26.05.	Mi.25.06.	Do.24.07.	Sa.23.08.	Mo.22.09.
Di.27.05.	Do.26.06.	Fr.25.07.	So.24.08.	Di.23.09.
Mi.28.05.	Fr.27.06.	Sa.26.07.	Mo.25.08.	Mi.24.09.
Do.29.05.	Sa.28.06.	So.27.07.	Di.26.08.	Do.25.09.
Fr.30.05.	So.29.06.	Mo.28.07.	Mi.27.08.	Fr.26.09.
Sa.31.05.	Mo.30.06.	Di.29.07.	Do.28.08.	Sa.27.09.
So.01.06.	Di.01.07.	Mi.30.07.	Fr.29.08.	So.28.09.
Mo.02.06.	Mi.02.07.	Do.31.07.	Sa.30.08.	Mo.29.09.
Di.03.06.	Do.03.07.	Fr.01.08.	So.31.08.	Di.30.09.
Mi.04.06.	Fr.04.07.	Sa.02.08.	Mo.01.09.	Mi.01.10.
Do.05.06.	Sa.05.07.	So.03.08.	Di.02.09.	Do.02.10.
Fr.06.06.	So.06.07.	Mo.04.08.	Mi.03.09.	Fr.03.10.
Sa.07.06.	Mo.07.07.	Di.05.08.	Do.04.09.	Sa.04.10.
So.08.06.	Di.08.07.	Mi.06.08.	Fr.05.09.	So.05.10.
Mo.09.06.	Mi.09.07.	Do.07.08.	Sa.06.09.	Mo.06.10.
Di.10.06.	Do.10.07.	Fr.08.08.	So.07.09.	Di.07.10.
Mi.11.06.	Fr.11.07.	Sa.09.08.	Mo.08.09.	Mi.08.10.
Do.12.06.	Sa.12.07.	So.10.08.	Di.09.09.	Do.09.10.
Fr.13.06.	So.13.07.	Mo.11.08.	Mi.10.09.	Fr.10.10.
Sa.14.06.	Mo.14.07.	Di.12.08.	Do.11.09.	Sa.11.10.
So.15.06.	Di.15.07.	Mi.13.08.	Fr.12.09.	So.12.10.
Mo.16.06.	Mi.16.07.	Do.14.08.	Sa.13.09.	Mo.13.10.
Di.17.06.	Do.17.07.	Fr.15.08.	So.14.09.	Di.14.10.
Mi.18.06.	Fr.18.07.	Sa.16.08.	Mo.15.09.	Mi.15.10.
Do.19.06.	Sa.19.07	So.17.08.	Di.16.09.	Do.16.10.

Oktober 2031 – März 2032

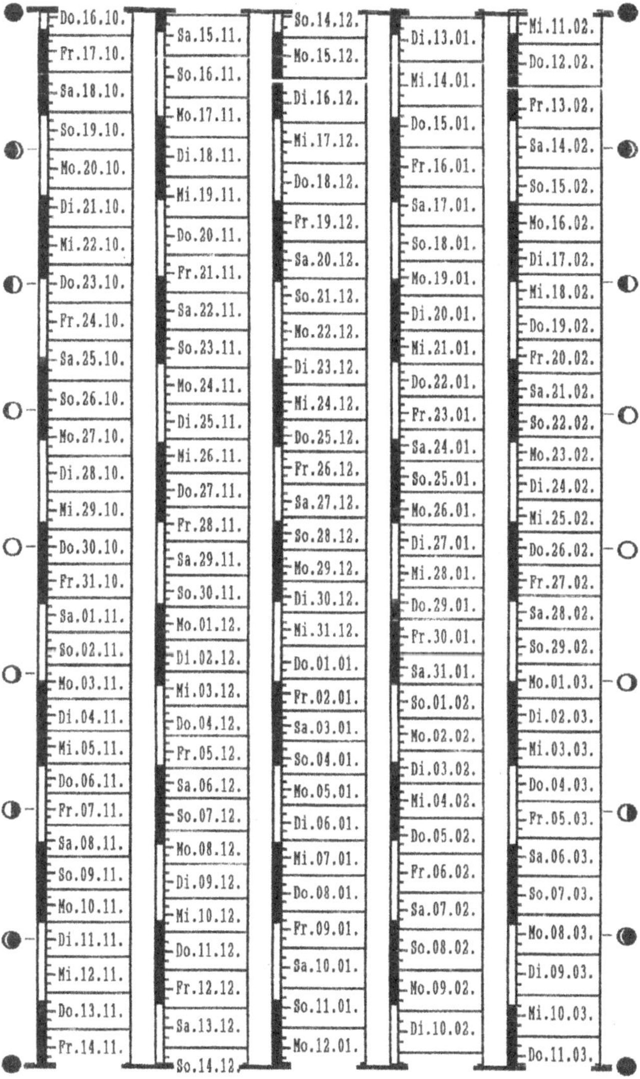

März 2032 – August 2032

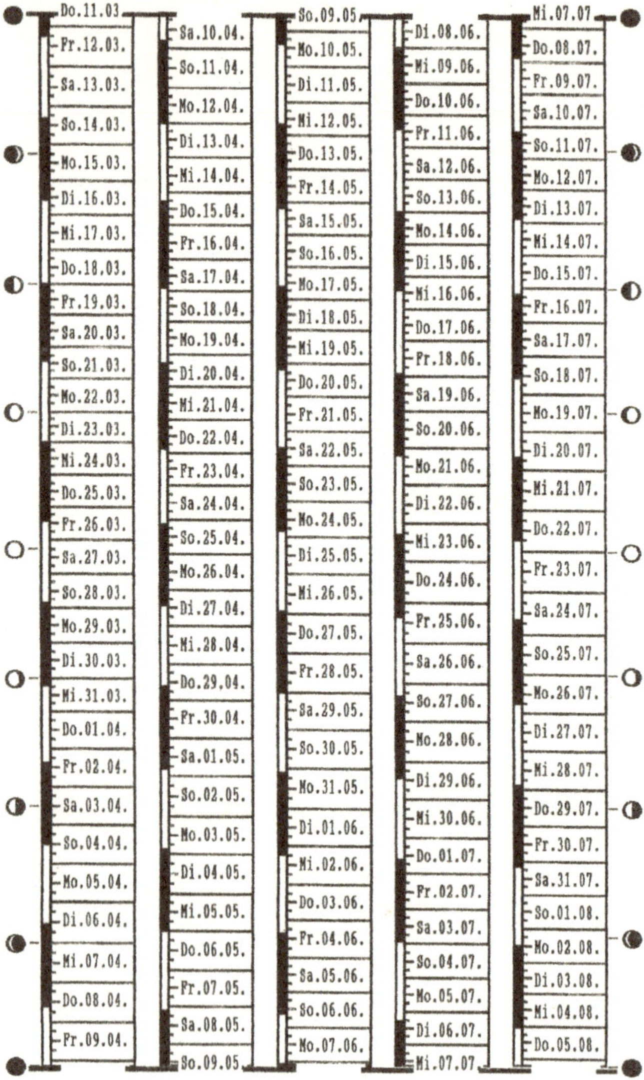

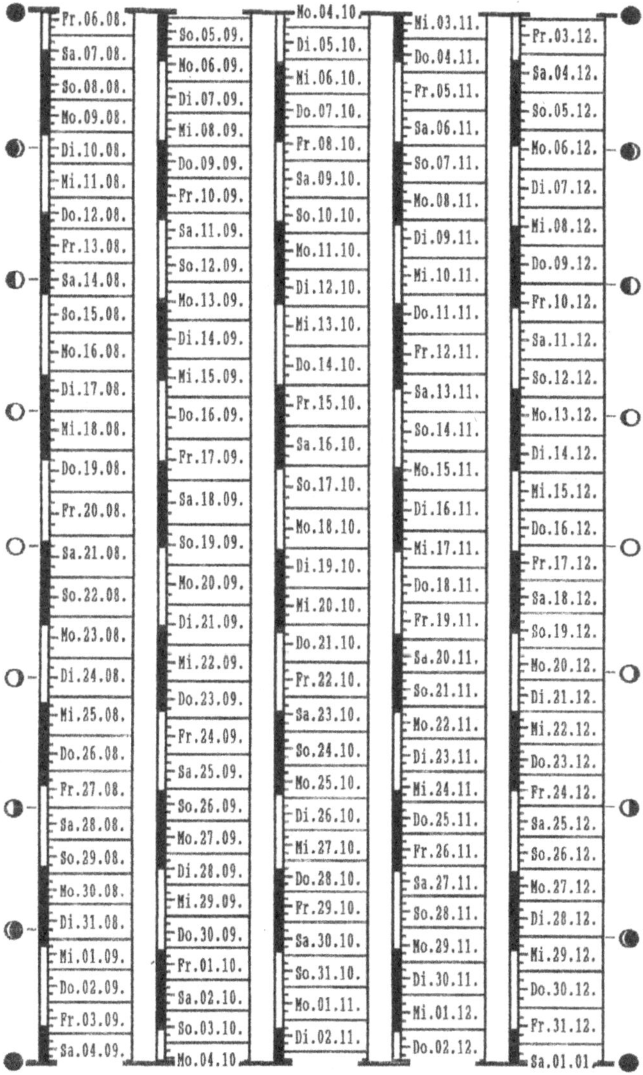
Fr.06.08.
Sa.07.08.
So.08.08.
Mo.09.08.
Di.10.08.
Mi.11.08.
Do.12.08.
Fr.13.08.
Sa.14.08.
So.15.08.
Mo.16.08.
Di.17.08.
Mi.18.08.
Do.19.08.
Fr.20.08.
Sa.21.08.
So.22.08.
Mo.23.08.
Di.24.08.
Mi.25.08.
Do.26.08.
Fr.27.08.
Sa.28.08.
So.29.08.
Mo.30.08.
Di.31.08.
Mi.01.09.
Do.02.09.
Fr.03.09.
Sa.04.09.
So.05.09.
Mo.06.09.
Di.07.09.
Mi.08.09.
Do.09.09.
Fr.10.09.
Sa.11.09.
So.12.09.
Mo.13.09.
Di.14.09.
Mi.15.09.
Do.16.09.
Fr.17.09.
Sa.18.09.
So.19.09.
Mo.20.09.
Di.21.09.
Mi.22.09.
Do.23.09.
Fr.24.09.
Sa.25.09.
So.26.09.
Mo.27.09.
Di.28.09.
Mi.29.09.
Do.30.09.
Fr.01.10.
Sa.02.10.
So.03.10.
Mo.04.10
Mo.04.10
Di.05.10.
Mi.06.10.
Do.07.10.
Fr.08.10.
Sa.09.10.
So.10.10.
Mo.11.10.
Di.12.10.
Mi.13.10.
Do.14.10.
Fr.15.10.
Sa.16.10.
So.17.10.
Mo.18.10.
Di.19.10.
Mi.20.10.
Do.21.10.
Fr.22.10.
Sa.23.10.
So.24.10.
Mo.25.10.
Di.26.10.
Mi.27.10.
Do.28.10.
Fr.29.10.
Sa.30.10.
So.31.10.
Mo.01.11.
Di.02.11.
Mi.03.11.
Do.04.11.
Fr.05.11.
Sa.06.11.
So.07.11.
Mo.08.11.
Di.09.11.
Mi.10.11.
Do.11.11.
Fr.12.11.
Sa.13.11.
So.14.11.
Mo.15.11.
Di.16.11.
Mi.17.11.
Do.18.11.
Fr.19.11.
Sa.20.11.
So.21.11.
Mo.22.11.
Di.23.11.
Mi.24.11.
Do.25.11.
Fr.26.11.
Sa.27.11.
So.28.11.
Mo.29.11.
Di.30.11.
Mi.01.12.
Do.02.12.
Fr.03.12.
Sa.04.12.
So.05.12.
Mo.06.12.
Di.07.12.
Mi.08.12.
Do.09.12.
Fr.10.12.
Sa.11.12.
So.12.12.
Mo.13.12.
Di.14.12.
Mi.15.12.
Do.16.12.
Fr.17.12.
Sa.18.12.
So.19.12.
Mo.20.12.
Di.21.12.
Mi.22.12.
Do.23.12.
Fr.24.12.
Sa.25.12.
So.26.12.
Mo.27.12.
Di.28.12.
Mi.29.12.
Do.30.12.
Fr.31.12.
Sa.01.01

Januar 2033 – Mai 2033

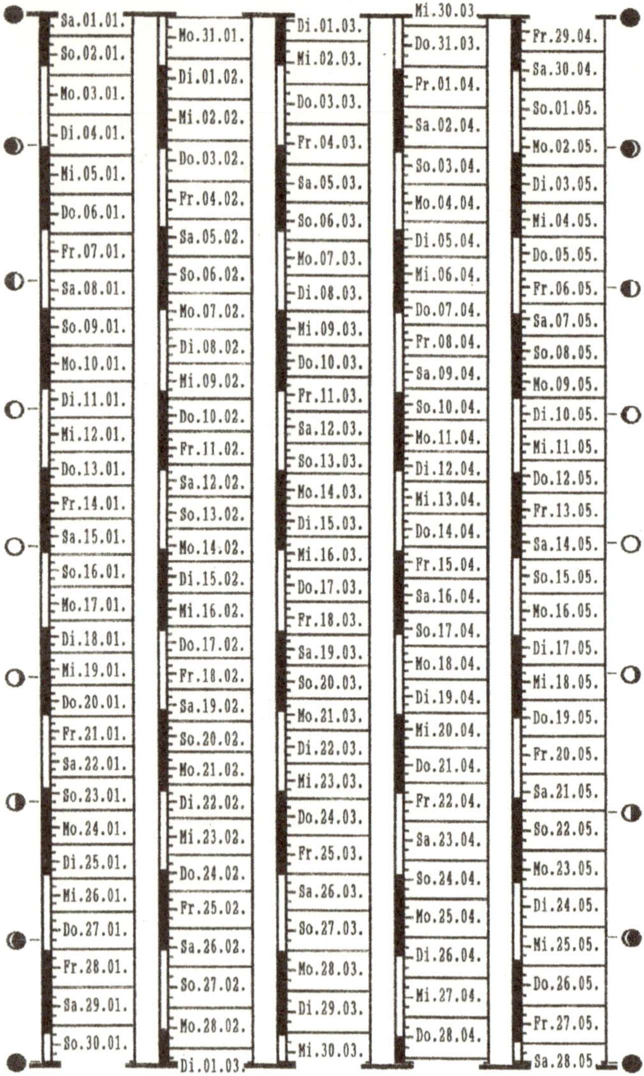

Mai 2033 – Oktober 2033

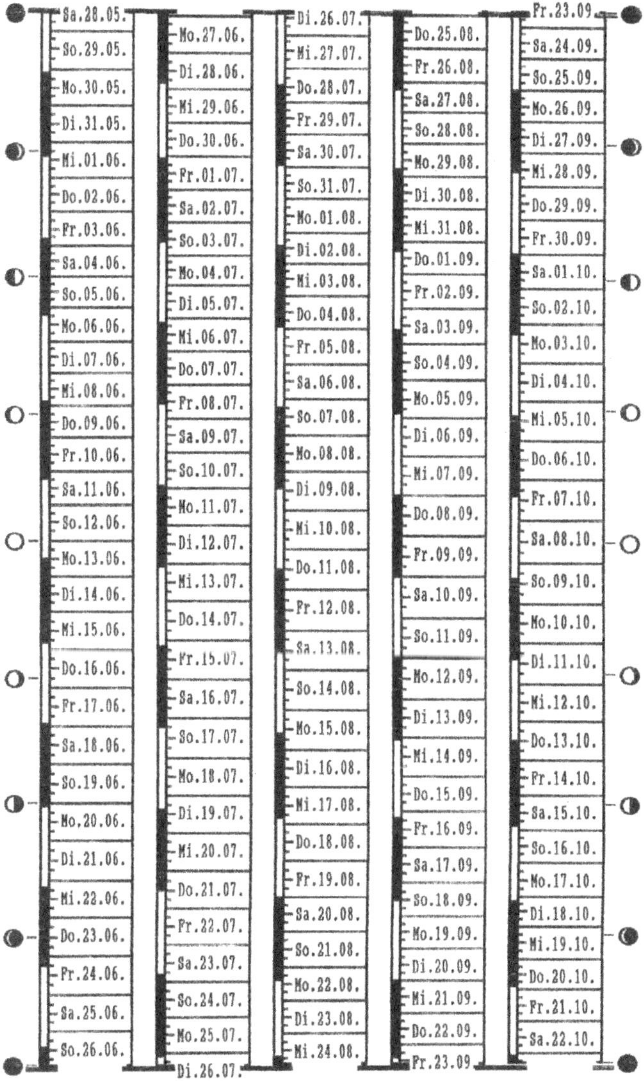

Oktober 2033 – März 2034

So.23.10.
Mo.24.10.
Di.25.10.
Mi.26.10.
Do.27.10.
Fr.28.10.
Sa.29.10.
So.30.10.
Mo.31.10.
Di.01.11.
Mi.02.11.
Do.03.11.
Fr.04.11.
Sa.05.11.
So.06.11.
Mo.07.11.
Di.08.11.
Mi.09.11.
Do.10.11.
Fr.11.11.
Sa.12.11.
So.13.11.
Mo.14.11.
Di.15.11.
Mi.16.11.
Do.17.11.
Fr.18.11.
Sa.19.11.
So.20.11.
Mo.21.11.

Di.22.11.
Mi.23.11.
Do.24.11.
Fr.25.11.
Sa.26.11.
So.27.11.
Mo.28.11.
Di.29.11.
Mi.30.11.
Do.01.12.
Fr.02.12.
Sa.03.12.
So.04.12.
Mo.05.12.
Di.06.12.
Mi.07.12.
Do.08.12.
Fr.09.12.
Sa.10.12.
So.11.12.
Mo.12.12.
Di.13.12.
Mi.14.12.
Do.15.12.
Fr.16.12.
Sa.17.12.
So.18.12.
Mo.19.12.
Di.20.12.
Mi.21.12.

Do.22.12.
Fr.23.12.
Sa.24.12.
So.25.12.
Mo.26.12.
Di.27.12.
Mi.28.12.
Do.29.12.
Fr.30.12.
Sa.31.12.
So.01.01.
Mo.02.01.
Di.03.01.
Mi.04.01.
Do.05.01.
Fr.06.01.
Sa.07.01.
So.08.01.
Mo.09.01.
Di.10.01.
Mi.11.01.
Do.12.01.
Fr.13.01.
Sa.14.01.
So.15.01.
Mo.16.01.
Di.17.01.
Mi.18.01.
Do.19.01.
Fr.20.01.

Fr.20.01.
Sa.21.01.
So.22.01.
Mo.23.01.
Di.24.01.
Mi.25.01.
Do.26.01.
Fr.27.01.
Sa.28.01.
So.29.01.
Mo.30.01.
Di.31.01.
Mi.01.02.
Do.02.02.
Fr.03.02.
Sa.04.02.
So.05.02.
Mo.06.02.
Di.07.02.
Mi.08.02.
Do.09.02.
Fr.10.02.
Sa.11.02.
So.12.02.
Mo.13.02.
Di.14.02.
Mi.15.02.
Do.16.02.
Fr.17.02.
Sa.18.02.

So.19.02.
Mo.20.02.
Di.21.02.
Mi.22.02.
Do.23.02.
Fr.24.02.
Sa.25.02.
So.26.02.
Mo.27.02.
Di.28.02.
Mi.01.03.
Do.02.03.
Fr.03.03.
Sa.04.03.
So.05.03.
Mo.06.03.
Di.07.03.
Mi.08.03.
Do.09.03.
Fr.10.03.
Sa.11.03.
So.12.03.
Mo.13.03.
Di.14.03.
Mi.15.03.
Do.16.03.
Fr.17.03.
Sa.18.03.
So.19.03.
Mo.20.03.

Mo.20.03.
Di.21.03.
Mi.22.03.
Do.23.03.
Fr.24.03.
Sa.25.03.
So.26.03.
Mo.27.03.
Di.28.03.
Mi.29.03.
Do.30.03.
Fr.31.03.
Sa.01.04.
So.02.04.
Mo.03.04.
Di.04.04.
Mi.05.04.
Do.06.04.
Fr.07.04.
Sa.08.04.
So.09.04.
Mo.10.04.
Di.11.04.
Mi.12.04.
Do.13.04.
Fr.14.04.
Sa.15.04.
So.16.04.
Mo.17.04.
Di.18.04.

Mi.19.04.
Do.20.04.
Fr.21.04.
Sa.22.04.
So.23.04.
Mo.24.04.
Di.25.04.
Mi.26.04.
Do.27.04.
Fr.28.04.
Sa.29.04.
So.30.04.
Mo.01.05.
Di.02.05.
Mi.03.05.
Do.04.05.
Fr.05.05.
Sa.06.05.
So.07.05.
Mo.08.05.
Di.09.05.
Mi.10.05.
Do.11.05.
Fr.12.05.
Sa.13.05.
So.14.05.
Mo.15.05.
Di.16.05.
Mi.17.05.

Do.18.05.
Fr.19.05.
Sa.20.05.
So.21.05.
Mo.22.05.
Di.23.05.
Mi.24.05.
Do.25.05.
Fr.26.05.
Sa.27.05.
So.28.05.
Mo.29.05.
Di.30.05.
Mi.31.05.
Do.01.06.
Fr.02.06.
Sa.03.06.
So.04.06.
Mo.05.06.
Di.06.06.
Mi.07.06.
Do.08.06.
Fr.09.06.
Sa.10.06.
So.11.06.
Mo.12.06.
Di.13.06.
Mi.14.06.
Do.15.06.
Fr.16.06

Fr.16.06.
Sa.17.06.
So.18.06.
Mo.19.06.
Di.20.06.
Mi.21.06.
Do.22.06.
Fr.23.06.
Sa.24.06.
So.25.06.
Mo.26.06.
Di.27.06.
Mi.28.06.
Do.29.06.
Fr.30.06.
Sa.01.07.
So.02.07.
Mo.03.07.
Di.04.07.
Mi.05.07.
Do.06.07.
Fr.07.07.
Sa.08.07.
So.09.07.
Mo.10.07.
Di.11.07.
Mi.12.07.
Do.13.07.
Fr.14.07.
Sa.15.07.

So.16.07.
Mo.17.07.
Di.18.07.
Mi.19.07.
Do.20.07.
Fr.21.07.
Sa.22.07.
So.23.07.
Mo.24.07.
Di.25.07.
Mi.26.07.
Do.27.07.
Fr.28.07.
Sa.29.07.
So.30.07.
Mo.31.07.
Di.01.08.
Mi.02.08.
Do.03.08.
Fr.04.08.
Sa.05.08.
So.06.08.
Mo.07.08.
Di.08.08.
Mi.09.08.
Do.10.08.
Fr.11.08.
Sa.12.08.
So.13.08.

August 2034 – Januar 2035

Mo.14.08.
Di.15.08.
Mi.16.08.
Do.17.08.
Fr.18.08.
Sa.19.08.
So.20.08.
Mo.21.08.
Di.22.08.
Mi.23.08.
Do.24.08.
Fr.25.08.
Sa.26.08.
So.27.08.
Mo.28.08.
Di.29.08.
Mi.30.08.
Do.31.08.
Fr.01.09.
Sa.02.09.
So.03.09.
Mo.04.09.
Di.05.09.
Mi.06.09.
Do.07.09.
Fr.08.09.
Sa.09.09.
So.10.09.
Mo.11.09.
Di.12.09.

Di.12.09.
Mi.13.09.
Do.14.09.
Fr.15.09.
Sa.16.09.
So.17.09.
Mo.18.09.
Di.19.09.
Mi.20.09.
Do.21.09.
Fr.22.09.
Sa.23.09.
So.24.09.
Mo.25.09.
Di.26.09.
Mi.27.09.
Do.28.09.
Fr.29.09.
Sa.30.09.
So.01.10.
Mo.02.10.
Di.03.10.
Mi.04.10.
Do.05.10.
Fr.06.10.
Sa.07.10.
So.08.10.
Mo.09.10.
Di.10.10.
Mi.11.10.

Do.12.10.
Fr.13.10.
Sa.14.10.
So.15.10.
Mo.16.10.
Di.17.10.
Mi.18.10.
Do.19.10.
Fr.20.10.
Sa.21.10.
So.22.10.
Mo.23.10.
Di.24.10.
Mi.25.10.
Do.26.10.
Fr.27.10.
Sa.28.10.
So.29.10.
Mo.30.10.
Di.31.10.
Mi.01.11.
Do.02.11.
Fr.03.11.
Sa.04.11.
So.05.11.
Mo.06.11.
Di.07.11.
Mi.08.11.
Do.09.11.
Fr.10.11.

Sa.11.11.
So.12.11.
Mo.13.11.
Di.14.11.
Mi.15.11.
Do.16.11.
Fr.17.11.
Sa.18.11.
So.19.11.
Mo.20.11.
Di.21.11.
Mi.22.11.
Do.23.11.
Fr.24.11.
Sa.25.11.
So.26.11.
Mo.27.11.
Di.28.11.
Mi.29.11.
Do.30.11.
Fr.01.12.
Sa.02.12.
So.03.12.
Mo.04.12.
Di.05.12.
Mi.06.12.
Do.07.12.
Fr.08.12.
Sa.09.12.
So.10.12.

Mo.11.12.
Di.12.12.
Mi.13.12.
Do.14.12.
Fr.15.12.
Sa.16.12.
So.17.12.
Mo.18.12.
Di.19.12.
Mi.20.12.
Do.21.12.
Fr.22.12.
Sa.23.12.
So.24.12.
Mo.25.12.
Di.26.12.
Mi.27.12.
Do.28.12.
Fr.29.12.
Sa.30.12.
So.31.12.
Mo.01.01.
Di.02.01.
Mi.03.01.
Do.04.01.
Fr.05.01.
Sa.06.01.
So.07.01.
Mo.08.01.
Di.09.01.

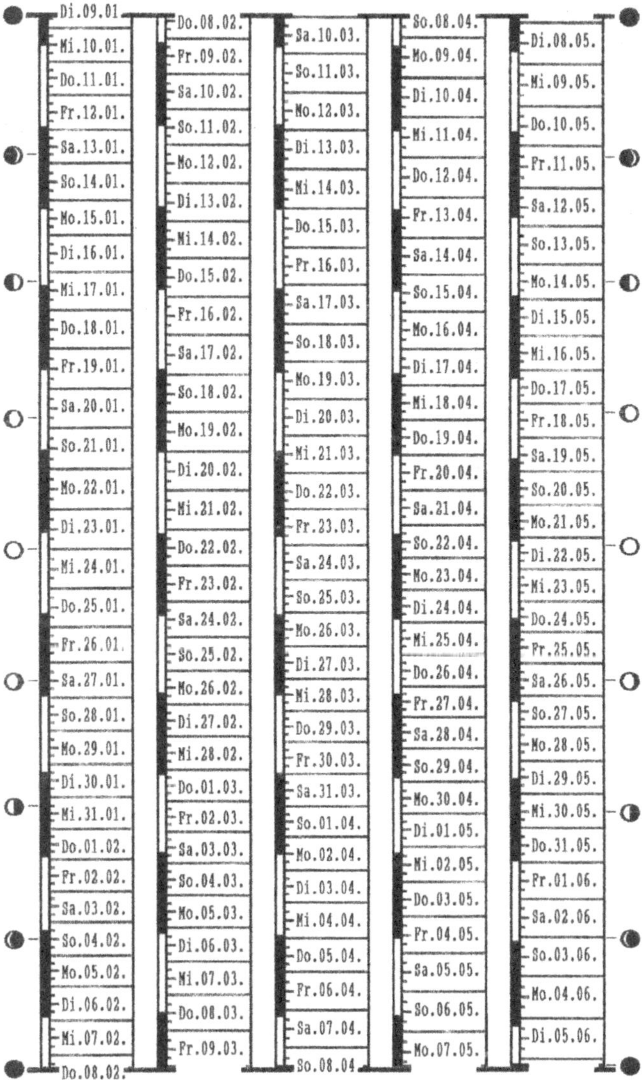
Di.09.01
Mi.10.01.
Do.11.01.
Fr.12.01.
Sa.13.01.
So.14.01.
Mo.15.01.
Di.16.01.
Mi.17.01.
Do.18.01.
Fr.19.01.
Sa.20.01.
So.21.01.
Mo.22.01.
Di.23.01.
Mi.24.01.
Do.25.01.
Fr.26.01.
Sa.27.01.
So.28.01.
Mo.29.01.
Di.30.01.
Mi.31.01.
Do.01.02.
Fr.02.02.
Sa.03.02.
So.04.02.
Mo.05.02.
Di.06.02.
Mi.07.02.
Do.08.02.
Do.08.02.
Fr.09.02.
Sa.10.02.
So.11.02.
Mo.12.02.
Di.13.02.
Mi.14.02.
Do.15.02.
Fr.16.02.
Sa.17.02.
So.18.02.
Mo.19.02.
Di.20.02.
Mi.21.02.
Do.22.02.
Fr.23.02.
Sa.24.02.
So.25.02.
Mo.26.02.
Di.27.02.
Mi.28.02.
Do.01.03.
Fr.02.03.
Sa.03.03.
So.04.03.
Mo.05.03.
Di.06.03.
Mi.07.03.
Do.08.03.
Fr.09.03.
Sa.10.03.
So.11.03.
Mo.12.03.
Di.13.03.
Mi.14.03.
Do.15.03.
Fr.16.03.
Sa.17.03.
So.18.03.
Mo.19.03.
Di.20.03.
Mi.21.03.
Do.22.03.
Fr.23.03.
Sa.24.03.
So.25.03.
Mo.26.03.
Di.27.03.
Mi.28.03.
Do.29.03.
Fr.30.03.
Sa.31.03.
So.01.04.
Mo.02.04.
Di.03.04.
Mi.04.04.
Do.05.04.
Fr.06.04.
Sa.07.04.
So.08.04
So.08.04.
Mo.09.04.
Di.10.04.
Mi.11.04.
Do.12.04.
Fr.13.04.
Sa.14.04.
So.15.04.
Mo.16.04.
Di.17.04.
Mi.18.04.
Do.19.04.
Fr.20.04.
Sa.21.04.
So.22.04.
Mo.23.04.
Di.24.04.
Mi.25.04.
Do.26.04.
Fr.27.04.
Sa.28.04.
So.29.04.
Mo.30.04.
Di.01.05.
Mi.02.05.
Do.03.05.
Fr.04.05.
Sa.05.05.
So.06.05.
Mo.07.05.
Di.08.05.
Mi.09.05.
Do.10.05.
Fr.11.05.
Sa.12.05.
So.13.05.
Mo.14.05.
Di.15.05.
Mi.16.05.
Do.17.05.
Fr.18.05.
Sa.19.05.
So.20.05.
Mo.21.05.
Di.22.05.
Mi.23.05.
Do.24.05.
Fr.25.05.
Sa.26.05.
So.27.05.
Mo.28.05.
Di.29.05.
Mi.30.05.
Do.31.05.
Fr.01.06.
Sa.02.06.
So.03.06.
Mo.04.06.
Di.05.06.

Juni 2035 – Oktober 2035

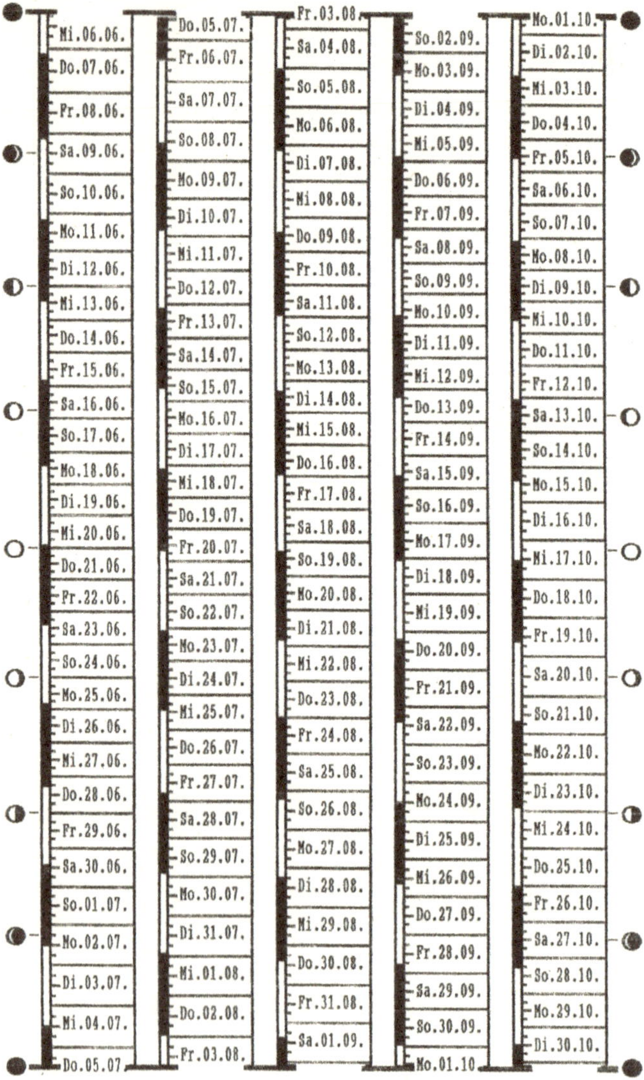

Mi.31.10.	Fr.30.11.	Sa.29.12	Mo.28.01.	Mi.27.02.
Do.01.11.	Sa.01.12.	So.30.12.	Di.29.01.	Do.28.02.
Fr.02.11.	So.02.12.	Mo.31.12.	Mi.30.01.	Fr.29.02.
Sa.03.11.	Mo.03.12.	Di.01.01.	Do.31.01.	Sa.01.03.
So.04.11.	Di.04.12.	Mi.02.01.	Fr.01.02.	So.02.03.
Mo.05.11.	Mi.05.12.	Do.03.01.	Sa.02.02.	Mo.03.03.
Di.06.11.	Do.06.12.	Fr.04.01.	So.03.02.	Di.04.03.
Mi.07.11.	Fr.07.12.	Sa.05.01.	Mo.04.02.	Mi.05.03.
Do.08.11.	Sa.08.12.	So.06.01.	Di.05.02.	Do.06.03.
Fr.09.11.	So.09.12.	Mo.07.01.	Mi.06.02.	Fr.07.03.
Sa.10.11.	Mo.10.12.	Di.08.01.	Do.07.02.	Sa.08.03.
So.11.11.	Di.11.12.	Mi.09.01.	Fr.08.02.	So.09.03.
Mo.12.11.	Mi.12.12.	Do.10.01.	Sa.09.02.	Mo.10.03.
Di.13.11.	Do.13.12.	Fr.11.01.	So.10.02.	Di.11.03.
Mi.14.11.	Fr.14.12.	Sa.12.01.	Mo.11.02.	Mi.12.03.
Do.15.11.	Sa.15.12.	So.13.01.	Di.12.02.	Do.13.03.
Fr.16.11.	So.16.12.	Mo.14.01.	Mi.13.02.	Fr.14.03.
Sa.17.11.	Mo.17.12.	Di.15.01.	Do.14.02.	Sa.15.03.
So.18.11.	Di.18.12.	Mi.16.01.	Fr.15.02.	So.16.03.
Mo.19.11.	Mi.19.12.	Do.17.01.	Sa.16.02.	Mo.17.03.
Di.20.11.	Do.20.12.	Fr.18.01.	So.17.02.	Di.18.03.
Mi.21.11.	Fr.21.12.	Sa.19.01.	Mo.18.02.	Mi.19.03.
Do.22.11.	Sa.22.12.	So.20.01.	Di.19.02.	Do.20.03.
Fr.23.11.	So.23.12.	Mo.21.01.	Mi.20.02.	Fr.21.03.
Sa.24.11.	Mo.24.12.	Di.22.01.	Do.21.02.	Sa.22.03.
So.25.11.	Di.25.12.	Mi.23.01.	Fr.22.02.	So.23.03.
Mo.26.11.	Mi.26.12.	Do.24.01.	Sa.23.02.	Mo.24.03.
Di.27.11.	Do.27.12.	Fr.25.01.	So.24.02.	Di.25.03.
Mi.28.11.	Fr.28.12.	Sa.26.01.	Mo.25.02.	Mi.26.03.
Do.29.11.	Sa.29.12	So.27.01.	Di.26.02.	Do.27.03.
		Mo.28.01.		

Danksagung

Für die Unterstützung beim Entstehen dieses Buches danken wir:

dem Computerspezialisten und Astrologen Rainer Witulski, welcher mit außerordentlicher, kreativer Intelligenz und viel Geduld immer wieder auf alle unsere Vorstellungen und Wünsche einging – er leistete großartige Arbeit,

und unserem Freund, dem Physiker Jens Nowack, der uns in wichtigen astronomischen Fragen beriet,

sowie für die Mitarbeit bei der grafischen Gestaltung: Peter Hüsch, Steffi Schulz und mehreren alten Meistern vergangener Zeiten,

und natürlich unseren Eltern für ihr Verständnis und ihre geistige Unterstützung bei der Verwirklichung dieses Buches,

sowie den Verlegern, die dieses Buch realisierten.

Bibliografie

(überarbeitet und ergänzt 1992)

Abel, E. L.: „Die geheimnisvollen Kräfte des Mondes", Heyne Verlag, München, 7. Aufl. 1986

Absolon, Amand: „Arbeitsorganisation im ASTRA-Forschungszentrum" in „Isobretatel", Bratislava, 1969

Amann, Karl Reinhard: „Das Buch der Mondregeln", Verlag Aquarius VIII, A Lustenau, ?. Aufl. 1986

Amato-Duex, Samsara: „Bewußt fruchtbar sein", Verlag H. Hugendubel, München, 6. Aufl. 1983

Appel, Walter A.: „Im Zeichen des Mondes", Goldmann Verlag, München, 1986

Appel, Walter A.: „Die Macht des Mondes – Wie man den Mondeinfluss testen und nutzen kann", Goldmann Verlag, München,1989

Arnold, Johanna: „Neue Hypothesen über den Eisprung", in „Naturheilpraxis", Ausgabe 6/1987, R. Pflaum Verlag, München

Baginski, Bodo J. / Sharamon, Shalila: „Reiki – Universale Lebensenergie", Synthesis Verlag, Essen, 10. Aufl. 1992

Baginski, Bodo J./Sharamon, Shalila: „Edelsteine und Sternzeichen", Windpferd Verlag, Aitrang, 19. Aufl. 1993

Bama, B.: „Beziehungen zwischen der Astronomie und der klassischen Astrologie", in „lsobretatel", Bratislava, 1969

Becker, Udo: „Lexikon der Astrologie", Herder Verlag, Freiburg, 1981 (ab 1984 auch als Taschenbuch im Goldmann Verlag, 2013 München)

Bilik, Stanislaw: „Der Computer löst Dr. Jonas Probleme", in „Isobretatel", Bratislava, 1969

Bischer, Karl H.: „Kalendergefäße", Heko Verlag, Dannstadt, 1985

Blume, Angelika: „Verhüten oder Schwangerwerden", Rowohlt Verlag, Reinbek, überarb. Neuausgabe 1997

Budapest, Zsuzsanna E.: „Herrin der Dunkelheit, Königin des Lichts", Verlag Hermann Bauer, Freiburg, 1. Aufl. 2006

Cousto, Hans: „Die Kosmische Oktave", Synthesis Verlag, Essen, 2004

Cousto, Hans/Pauschel, Matthias: „Orpheus Handbuch – Die Wirkung der Rhythmen unserer Erde auf Körper, Seele und Geist“, Verlag Simon & Leutner, Berlin, 1. Aufl. 1991

Dobsa, Dr. med. Istvan: „Astrologische Diagnose schwer zu diagnostizierender Krankheiten“, in „Isobretatel“, Bratislava, 1969

Döring, Prof. Dr. med. Gerd K.: „Empfängnisverhütung – Ein Leitfaden für Ärzte und Studenten“, Verlag Georg Thieme, Stuttgart, 9. Aufl. 1983

Döring, Prof. Dr. med. Gerd K.: „Die Temperaturmethode zur Empfängnisverhütung“, Thieme, Stuttgart, 10.überarb. Aufl. 1989

Dubrov, Prof. A. P., (Mitglied der Akademie der Wissenschaften, UdSSR): „The geomagnetic Field and Life-Geomagnetobiology“, Aufl. 1978

Farsky, Dr. H.: „Durchbruch in natürlicher Geburtenregelung – Neue Entdeckung – Konkurrenz der Pille“, Selbstverlag, CH Zürich, (ohne Jahresangabe, ca.1980)

Filbey, John & Peter: „Astronomie für Astrologen“, M&T Edition Astrodata, CH Zürich,1986

Fleischer, A.: „Vorgeburtliche Geschlechts-Erkennung durch Astrologie“, Baumgartner Verlag, Schnega-Waipke, 1958

Fleischer, A.: „Vorgeburtliche astrologische Geschlechtsbestimmung“, Baumgartner Verlag, Schnega-Waipke, 1978

Fortune, Dion: „Mondmagie – Das Geheimnis der Seepriesterin“, Marabuch Smaragd Verlag, Neuwied, Neuauflage 2017

Gabriel, Ingrid: „Kosmische Einflüsse auf unsere Gartenpflanzen – Sterne beeinflussen Wachstum und Gesundheit der Pflanzen“, Falken Verlag, Niedernhausen, 1986

Glowanow, L.: „Rhythmus des Lebens und Rhythmus des Kosmos“, in „Isobretatel“, Bratislava, 1969

Graf, Michael H.: „Das natürliche Sonnen- und Mondkalender System“, Eigenverlag, (ohne Ortsangabe), 1990

Gulas, S.: „Astrologie und Wissenschaft“, in „Isobretatel“, Bratislava, 1969

Hand, Robert: „World Ephemeris for the 20th Century 1900 to 2000 at Midnight“, by Para Research, Rockport, USA, 1983

Heidelberg, Dr. Rainer: „Transzendentale Meditation in der geburtshilflichen Psychoprophylaxe“, Hannemann Verlag, Husum,1. Aufl.1981

Herrmann-Lisi, Christiane:“ Mondmacht“, Corona Verlag, Frankfurt M., 1. Aufl.1989

Hindrichs, Harald: „Prähistorische Kalenderastronomie“, Heko Verlag,Dannstadt,1. Aufl. 1983

Janosvova, Martina: „Und sie bewegt sich doch“, (Artikel über kosmobiologische Geburtenkontrolle/Astro-Medizin) in „Prawda“, Prag, 24.5.1968

Jonas, Dr. med. Eugen: „Einblicke in die Kosmobiologie - Natürliche Geburtenregelung“, Verlag Konfrontation AG, Zürich, 3. deutschsprachige Ausgabe 1982

Jonas, Dr. med. Bugen: „Natürlich - Einfach - Sicher ist die Kosmobiologische Methode - Natürliche Geburtenregelung“, in deutscher Sprache herausgegeben von Dr. H. Farsky, Zürich, (ohne Jahresangabe, ca.1982)

Jonas, Dr. med. Eugen: „Vorausbestimmung des Geschlechts eines Kindes“,(ohne Verlagsangabe), Prag, 1966

Jonas, Dr. med. Eugen: „Grundlagen der angewandten Astrologie“, in „Isobretatel“, Bratislava, 1969

Kocher, Kurt E.: „Die Teilung von Zeit und Raum in der Steinzeit“, Heko Verlag, Dannstadt, .2. Aufl. 1983

Kocher, Kurt E.: „Die Boreer, Söhne der Morgenröte - 30.000 Jahre Astronomie und ihre Symbole“, Heko Verlag, Dannstadt, 1. Aufl.1979

Maggio, Dr. med. G./Fontana M.: „Neue Hypothesen über den Eisprung“, in „Minerva Ginecolgica“, I Torino, 1/1986

Mesmer, Dr. med. Franz A./Pirosa, Alexander: „Der Kosmofaktor“, Helion Verlag, Zürich, 1982

Michelsen, Neil F.: „Ephemeris for the 20th Century at Midnight“, ACS-Publications Inc., California, USA, 1983

Miers, Horst E.: „Lexikon des Geheimwissens“, Goldmann Verlag, München, 3. aktualisierte Neuaufl.1997

Minarik, Stefan: „Entwicklungsperspektiven des ASTRA Forschungszentrums“, in „Isobretatel“, Bratislava, 1969

Mitosenka, J.: „Die Enzyklika >Humanae Vitae< und die Entdeckung von Dr. Jonas“, in „lsobretatel“, Bratislava, 1969

Niggli, Arthur: „Saat- und Pflanztage nach Mondstand und Sternzeichen“, Arthur Niggli Verlag, Heiden, 1989

Nissim, Rina: „Naturheilkunde in der Gynäkologie“, Orlanda Frauenverlag, Berlin, 10.überarb. und erw. Aufl. 1998

Nofziger, Margaret: „Natürliche Geburtenkontrolle“, Verlag H. Hugendubel, München, 17. Aufl. 1995

Nofziger, Margaret: „Fruchtbarkeit selbst bestimmt“, Verlag H. Hugendubel, München, 3. Aufl. 1989

Ostrander, Sheila/Schroeder, Lynn: „PSI - Die Geheimformel für wissenschaftliche Erforschung und praktische Nutzung ...“, Scherz Verlag, München, 17. Aufl. 1983, (später als Taschenbuch im Moewig Verlag, Rastatt, 2. Aufl. 1985)

Ostrander, Sheila/Shroeder, Lynn: „ABC - Astrological Birth Control“, Prentice Hall, New Jersey, USA, 1972

Paungger, Johanna/Poppe, Thomas: „Vom richtigen Zeitpunkt - Die Anwendung des Mondkalenders im täglichen Leben“, Verlag H. Hugendubel, München, 1. Auflage Jubiläumsausgabe, 2016

Rechnitz, Prof. Dr. med. Kurt: „Die Bedeutung der Mondphasentheorien für die Empfängnisregulierung“, in „lsobretatel“, Bratislava,1966

Rejdak, Dr. med. Zdenek: „Astrologische Geburtenkontrolle“ in „Signal“, Nr. 35, Prag, 1968

Rejdak, Dr. med. Zdenek: „Wissenschaftliche Astrologie und Psychotronik“, in „Isobretatel „, Bratislava, 1969

Ridder-Patrick, Jane: „Praktische Astro-Medizin“, Edition Astrodata, Wettswil, 1. deutsche Aufl. 1992

Rosenblum, A. & J.: „Geburtenkontrolle im Einklang mit der Natur“, Verlag H. Hugendubel, München, 1. dt. Aufl. 1991

Rubin, F.: „The Lunar Cycle in Relation to Human Conception and the Sex of Offspring“, in „Astrological Joumal“, USA, 9.4.1968

Sementowsky-Kurilo, Nikolaus von: „Der Mensch griff nach den Sternen – Astrologie in der Geistesgeschichte des Abendlandes", Verlag W. Classen, Zürich/Stuttgart, 1970

Seymour, Dr. Percy: „Funktioniert Astrologie wirklich? Beweise der Wissenschaft", Zweitausendeins, Frankfurt, 2. Aufl. 1997

Starck, Marcia: „So heilt der Kosmos", Windpferd Verlag, Aitrang, 2. Aufl. 1992

Szabo,Ivan: „Astrologie in der Slowakei und im ASTRA-Institut" in „lsobretatel", Bratislava, 1969

Thorwald, Jürgen: „Macht und Geheimnis der frühen Ärzte", Verlag Droemer-Knaur, München, Taschenbuch 10.Aufl. 1993

Thun, Maria: „Aussaattage 2021 -aus der Konstellationsforschung", Verlag M. Thun, Biedenkopf, 2021 (erscheint jährlich mit aktuellen Daten für jeweils ein Jahr)

Thun, Maria: „Hinweise aus der Konstellationsforschung", Verlag M. Thun, Biedenkopf, 8. Aufl.1994

Thun, Maria/Heinze, Hans: „Anbauversuche über Zusammenhänge zwischen Mondstellungen im Tierkreis und Kulturpflanzen", Verlag Freies Geistesleben, Stuttgart, 3. Aufl. 1979

Vemy, Dr. med. Thomas/Kelly, John: „Das Seelenleben des Ungeborenen", Zweitausendeins, Frankfurt, 29. Aufl. 1992

Walter, Dr. med. J./Hoffmann, Dr. med. K. O. K.: „Partnerschaftliche Empfängnisregelung", Hippokrates Verlag, Stuttgart, 1. Aufl. 1986

Watson, Lyall: „Geheimes Wissen" (Supernature), Fischer Taschenbuch Verlag, Frankfurt M., 5. unverä. Aufl. 2001

Wokasek, Z.: „Möglichkeiten der Anwendung von Dr. Jonas Voraussagen über Empfängnistage und Geschlechtsvorbestimmung", in „Isobretatel" Bratislava, 1969

Anmerkung: Die Angaben von Veröffentlichungen aus dem Tschechischen wurden zum besseren Verständnis ins Deutsche übertragen.

Liebe Leserin, lieber Leser,

wenn Ihnen dieses Buch gefallen hat,
würden wir uns sehr über eine positive
und authentische Bewertung freuen.
Rezensionen sind ein wichtiges
Feedback für uns und ein wertvoller Lohn
für unsere Arbeit.

Bewerten Sie direkt über
www.windpferd.de
oder
auf der Website Ihrer
Lieblingsbuchhandlung.

Vielen Dank,

Weitere Schätze aus dem Windpferd Verlag

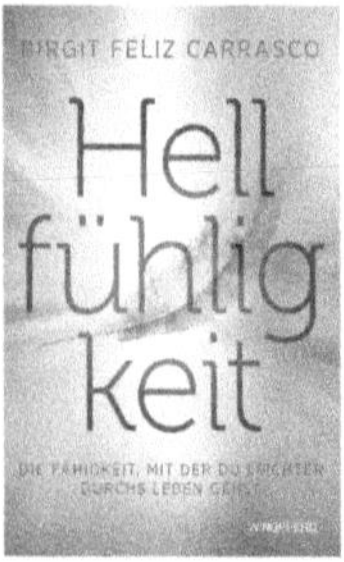

Birgit Feliz Carrasco

Hellfühligkeit

Hellfühligkeit ist eine Fähigkeit, die wir alle besitzen und die nicht nur wenigen Menschen vorbehalten ist.
Sie ermöglicht uns über die greifbare Welt hinaus zusätzlich auch die feinstoffliche Welt wahrzunehmen, und also auch bisher nicht Sichtbares zu sehen, zu hören und zu fühlen.
Die erfahrene Heilpraktikerin Birgit Feliz Carrasco versteht es, dieses Thema ganz bodenständig und alltagsnah mit zahlreichen Übungen und Meditationen zu vermitteln.

ISBN 978-3-86410-392-6

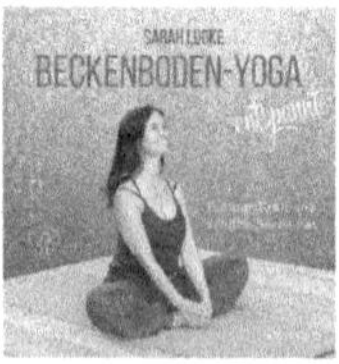

Sarah Lucke

Beckenboden-Yoga

Beckenboden-Yoga richtet sich an Frauen und Männer, die ihr körperliches Wohlbefinden, sowie ihre Sinnlichkeit und Lebensfreude durch ein ganzheitliches Wahrnehmungs-
raining steigern möchten. Ob pränatal, postnatal, nach einer OP oder in den Wechseljahren – mit »Mula Bhanda« (Wurzelverschluss) kommt wieder Schwung in die Tiefenmuskulatur. Ein aktiver gesunder Beckenboden ist eine wichtige Stütze für sämtliche Yoga-Asanas. Wenn wir diesen Körperteil aktivieren, können sich Rücken und Gelenke optimal ausrichten, körperliche sowie psychische Blockaden lösen sich und unser sexuelles Empfinden wird neu beseelt. Entspannung und Stabilität im Beckenboden ergänzen sich optimal durch das ganzheitliche Übungsprogramm.

ISBN 978-3-86410-325-4